神経伝導検査テキスト

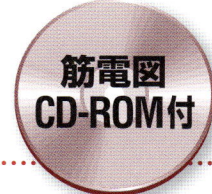
筋電図 CD-ROM付

栢森 良二 著

医歯薬出版株式会社

This book was originally published in Japanese
under the title of :

SHINKEIDENDOKENSA TEXT KINDENZU CD-ROM TSUKI
(Textbook of Nerve Conduction Study)

KAYAMORI, Ryoji
　Professor, Department of Rehabilitation Science,
　Teikyo University School of Medicine

© 2012　1st ed.
ISHIYAKU PUBLISHERS, INC.
　7-10, Honkomagome 1 chome, Bunkyo-ku,
　Tokyo 113-8612, Japan

序

　著者は1979年に，テキサス大学サンアントニオ校リハビリテーション医学科で臨床フェローの研修を行った．そこでは外来診療のなかで神経伝導検査と針筋電図による電気診断学が圧倒的に大きな割合を占めていたが，これらの臨床検査手技は日本では経験していなかった．5つの外来診察室にはMedelec社製のMS-6筋電図機器が備え付けられていた．この機器を使い，自分の左上下肢を被検肢として記録電極を置き，右手にもった刺激器で末梢神経を刺激して誘発電位を導出することによって神経伝導検査を自習した．針筋電図も同様に，自分の上下肢を被検肢として，針電極の刺入部位を学習した．

　1980年にアイオワ大学神経内科電気生理学部門に移り，臨床フェローを継続することができた．これには，米国海軍病院でのローテーティングインターン，サンアントニオ校での臨床フェローを修了しており，さらに木村　淳先生のご尽力が大きく，アイオワ州医師会からの免許証をもらうことができた．ここでは午前中の脳波検査，午後からの針筋電図検査，夕方から山田　徹先生のもとで多発性硬化症をはじめとした神経疾患の体性感覚誘発電位，脳幹聴覚誘発電位，視覚誘発電位の臨床応用を行った．とりわけ，木村先生の研究されていた顔面神経障害に対する電気的瞬目反射（アイオワ大学では，ポントグラム pontogram—脳幹橋部の病変検索ができることからこのように呼ばれていた）を学ぶことができた．

　1981年からは新潟県立六日町病院リハビリテーション科に勤務した．ここでは新潟大学から整形外科医の先生方が派遣されており，手の外科で扱う絞扼障害の電気診断学の依頼が多く，局在性神経障害の症例を十二分に経験することができ，学位論文を書くこともできた．透析専門医，内科，外科からは意識障害など中枢性神経系症例の脳波や誘発電位の依頼が多く，アイオワ大学で学んだ中枢性神経系の電気生理学的検査の知識を生かすことができた．

　本書は，神経伝導検査を学習しようと思っている初学者が，著者が行ったように，自分の左上下肢を被検肢として，末梢神経刺激による誘発電位導出を自習できるように，第1部では写真入りで記録電極設置部位や刺激部位を掲載した．第1部第5章では帝京大学神経内科の畑中裕己先生の症例を借用した．

　第2部の波形分析は，導出された波形から基礎にある病態が脱髄か軸索変性かの鑑別を行うものである．また，末梢神経学では針筋電図所見の解釈を割愛

することができず，第2部第2章の「針筋電図の基礎」の項目に，5症例の針筋電図を掲載することにした．日本光電工業社製の EMG Player ソフト使用について開発者の佐野　仁氏，藤田吉之氏，さらに木村　淳先生の使用許可をいただいた．また第2部第1章のギラン・バレー症候群の波形は千葉大学神経内科の桑原　聡先生の論文から全面的に借用した．

　第3部では，著者がこれまで経験した症例を掲載した．これらの症例は，毎年開催される日本臨床神経生理学会，筋・末梢神経電気診断技術向上委員会が主催する「医師のための筋電図・神経筋電気診断セミナー」や慶應大学リハビリテーション医学教室が主催する「臨床筋電図・電気診断学講習会」で著者が講演しているものである．

　文献は巻末に記載しているが，本書で使用した図表については主に西村書店から発行している著者が翻訳した教科書から改変して利用したものが多い．また，第1部第3章「顔面神経の伝導検査」，第2部第3章「神経変性と再生」で掲載した図は，『顔面神経麻痺のリハビリテーション（医歯薬出版）』から引用している．

　本書が神経伝導検査や筋電図を学ぼうと志している人々の一助となれば望外の喜びである．

2012年7月

栢森良二

神経伝導検査テキスト
筋電図 CD-ROM 付
CONTENTS

序 3

第1部

基礎技術編 9

第1章　上肢の伝導検査 10
❶ 複合筋活動電位の記録電極設置部位の確認 10
❷ 正中神経のSNAPとCMAPの導出 10
　感覚線維伝導検査／10
　運動線維伝導検査／12
　肘刺激／12
　伝導速度の算出／12
　遠位部伝導速度の算出／13
　正中神経伝導検査のステップアップへの挑戦／13
　正中神経の解剖／16
❸ 尺骨神経の手関節と肘刺激によるSNAPとCMAP 18
　感覚線維伝導検査／18
　運動線維伝導検査／19
　肘刺激／19
　基準値／19
　尺骨神経伝導検査のステップアップへの挑戦／19
　尺骨神経の解剖／20
　技術的コメント／22
❹ 浅橈骨神経 22
　SNAP導出／22
　技術的コメント／23
　母指から導出されるSNAP／23
　橈骨神経の解剖／23
　橈骨神経伝導検査のステップアップへの挑戦／25

第2章　下肢の伝導検査 28
❶ 腰神経叢 28
　大腿神経／29
　伏在神経／29
　外側大腿皮神経／30

❷腰仙骨神経叢 …………………………………………………………………… 31
　　坐骨神経／31
　　脛骨神経／32
　　内側足底神経／34
　　外側足底神経／34
　　総腓骨神経／35

第3章　顔面神経の伝導検査 …………………………………………… 40
❶直接反応によるCMAP ………………………………………………………… 40
❷電気的瞬目反射 ………………………………………………………………… 41

第4章　後期応答 ………………………………………………………………… 43
❶H反射の導出 …………………………………………………………………… 43
❷F波 ……………………………………………………………………………… 44
❸A波 ……………………………………………………………………………… 45
❹多発ニューロパチー …………………………………………………………… 47

第5章　神経筋接合部の伝導検査 ……………………………………… 48
❶シナプス後疾患 ………………………………………………………………… 48
❷シナプス前疾患 ………………………………………………………………… 50

第6章　その他の神経伝導検査 ………………………………………… 51
❶副神経の伝導検査 ……………………………………………………………… 51
❷横隔神経の伝導検査 …………………………………………………………… 51

第2部　誘発電位の波形分析の基礎 …………………………………… 55

第1章　神経伝導の基礎 ……………………………………………………… 56
❶静止膜電位 ……………………………………………………………………… 56
❷イオンチャネル ………………………………………………………………… 57
❸活動電位 ………………………………………………………………………… 57
❹不応期 …………………………………………………………………………… 58
❺活動電位の伝導 ………………………………………………………………… 59
❻容積導体電位 …………………………………………………………………… 59
❼近傍電場電位と遠隔電場電位 ………………………………………………… 61
❽神経線維の分類 ………………………………………………………………… 63
❾誘発電位のパラメータ ………………………………………………………… 64
❿誘発電位パラメータへの影響因子 …………………………………………… 65
⓫刺激強度と誘発電位の閾値 …………………………………………………… 65

⑫ 脱髄と交差刺激 ······ 66
⑬ 生理的持続時間依存性位相相殺現象 ······ 67
⑭ 脱髄による波形変化 ······ 67
⑮ 軸索変性による波形変化 ······ 68
⑯ 活動電位の異常と臨床症状 ······ 68
⑰ 絞扼性神経障害と脱髄性神経障害 ······ 69
　　無症候性DMニューロパチーの診断／69
　　ギラン・バレー症候群の伝導検査／70

第2章　針筋電図の基礎 ······ 74
❶ 運動単位 ······ 74
❷ 針筋電図 ······ 75
❸ 随意収縮時の活動 ······ 75
❹ 動員パターンと大きさ原理 ······ 76
❺ 運動単位電位とパラメータ ······ 77
❻ 安静時の活動 ······ 78

第3章　神経変性と再生 ······ 80
❶ 骨格筋と表情筋の相違 ······ 80
❷ 表情筋の役割 ······ 80
❸ ヘルペス顔面神経炎 ······ 83
❹ 神経変性 ······ 83
❺ 顔面神経における軸索断裂と神経断裂の鑑別 ······ 84
❻ 神経突起の指向性と回復時間 ······ 85
❼ 顔面神経麻痺の臨床的評価 ······ 87
❽ 顔面神経麻痺の機能予後と回復曲線 ······ 89

第3部　臨床から学ぶ ······ 91

第1章　正中神経障害 ······ 92
❶ 手根管症候群 ······ 92
❷ 円回内筋症候群 ······ 103
❸ 前骨間神経症候群 ······ 105
❹ 腕神経叢炎 ······ 105

第2章　尺骨神経障害 ······ 108
❶ 肘部尺骨神経障害 ······ 108
❷ ギヨン管症候群 ······ 118

第3章　橈骨神経障害 ……………………………………………………………… 119
- ❶ 土曜日の夜の麻痺 ……………………………………………………………… 119
- ❷ 松葉杖麻痺 ……………………………………………………………………… 120
- ❸ 後骨間神経症候群 ……………………………………………………………… 120
- ❹ 手錠麻痺 ………………………………………………………………………… 122
- ❺ 橈骨神経麻痺の治療 …………………………………………………………… 122
- ❻ 手の変形の鑑別 ………………………………………………………………… 123

第4章　腕神経叢障害 ……………………………………………………………… 126
- ❶ 腕神経叢損傷 …………………………………………………………………… 126
- ❷ 分娩麻痺 ………………………………………………………………………… 127
- ❸ リュックサック麻痺 …………………………………………………………… 127
- ❹ 胸郭出口症候群 ………………………………………………………………… 128

第5章　下肢の神経障害 …………………………………………………………… 130
- ❶ 下垂足の鑑別 …………………………………………………………………… 130
- ❷ ALSの電気診断基準 …………………………………………………………… 130
- ❸ ダッシュボード損傷 …………………………………………………………… 132
- ❹ 後足根管症候群 ………………………………………………………………… 132
- ❺ 腰神経叢損傷と大腿神経障害 ………………………………………………… 132
- ❻ 腰部脊柱管狭窄症 ……………………………………………………………… 134

付録CD-ROM　筋電図波形の読み方 ……………………………………………… 137

参考文献 ………………………………………………………………………………… 142

索　引 …………………………………………………………………………………… 145

付録CD-ROMの使い方 ……………………………………………………………… 巻末

第1部 基礎技術編

　第1部の目的は神経伝導検査技術の習得である．外来検査でもっとも頻度が高い検査は，正中神経と尺骨神経の運動神経伝導検査と感覚神経伝導検査である．これができれば，多くの疾患の検査をカバーすることができる．さらに浅腓骨神経，腓腹神経の感覚神経伝導検査，脛骨神経F波を施行することで，多発ニューロパチーなどさらにより多くの疾患に応用することができる．

　顔面神経および表情筋は，上下肢の支配神経や骨格筋とは構造および機能的に大きく異なっていることから，第3章として独立させている．

1章 上肢の伝導検査

> **目標**
> 1. 正中神経の手関節と肘刺激による CMAP と SNAP を導出することができる．
> 2. 正中神経の手関節と肘刺激による F 波を導出することができる．
> 3. 尺骨神経の手関節と肘刺激による CMAP と SNAP を導出することができる．
> 4. 尺骨神経の肘部インチング法による CMAP を記録することができる．
> 5. 浅橈骨神経の手関節刺激による SNAP を導出することができる．

1 複合筋活動電位の記録電極設置部位の確認

運動神経線維を刺激して支配筋から導出される誘発電位は，複合筋活動電位（compound muscle action potential：CMAP）あるいは M 波（muscle＝筋から導出されることから）と呼ばれている．この CMAP を導出する方法は，通常，筋腱-筋腹（tendon-belly）法である．活性電極（Grid 1：G_1）を筋腹に，基準電極（Grid 2：G_2）を筋腱に設置する．最初に記録電極設置部位と表面解剖のおさらいから始める．

正中神経支配筋—短母指外転筋はどこか？
（図 1-1-1-a）

尺骨神経支配筋—小指外転筋はどこか？
（図 1-1-1-a）

脛骨神経支配筋—母趾外転筋，小趾外転筋はどこか？（図 1-1-1-b）

腓骨神経支配筋—短趾伸筋はどこか？
（図 1-1-1-c）

2 正中神経の SNAP と CMAP の導出

[感覚線維伝導検査]
● 記録電極の設置

感覚神経活動電位（sensory nerve action potential：SNAP）の導出にはリング電極が便利である．活性電極（G_1：黒色のリング電極）を示指の中手指節（MP）関節の遠位部に巻き，基準電極（G_2：赤色のリング電極）を示指遠位指節骨上に設置する．もちろんリング電極でなく，運動神経伝導検査の時に用いる脳波用の皿電極でもよい．できれば電極間距離を 3～4 cm 離したほうが SNAP の振幅は大きくなる．CMAP の導出には，活性電極を短母指外転筋の筋腹中央に，基準電極を短母指外転筋腱停止部の母指 MP 関節部に設置する（図 1-1-2）．

● 刺 激

逆行性表面刺激を，手関節遠位皮線から 3 cm で長掌筋と橈側手根屈筋腱との間で実施する．運動線維の刺激も同様の部位で行う．神経幹の神経線維をすべて刺激する必要があるために，最大上

> **メモ 1-1-1**
>
> **CMAP と SNAP のフィルタ設定**
>
> 生体信号を適切に導出するには，較正で振幅の大きさ，潜時あるいは掃引スピードとフィルタの範囲が重要である．
>
> **生体電気信号の特性**
>
> | 記録系 | 振幅の大きさ（mV） | フィルタの範囲（Hz） |
> |---|---|---|
> | 脳波 | 0.001～0.10 | 0.02～100 |
> | 心電図 | 0.02～5.0 | 0.3～30 |
> | 針筋電図 | 0.003～2.0 | 3～10,000 |
> | SNAP | 0.01～0.10 | 30～3,000 |
> | CMAP | 2.0～20.0 | 3～10,000 |

第1部 基礎技術編

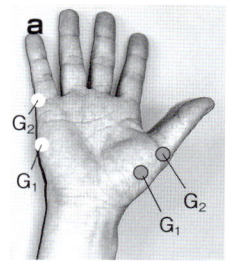 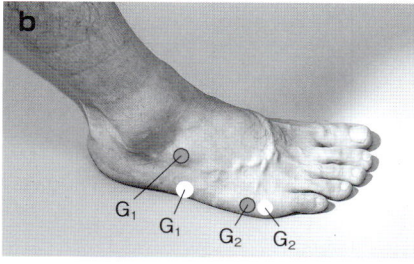 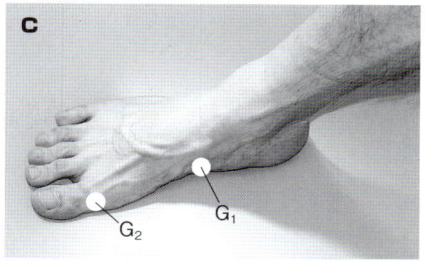

図 1-1-1 記録電極設置部位と表面解剖
a：短母指外転筋は母指球筋の外側に位置しており，筋腹は母指を外転してこれを確認して G_1 を置き，筋腱に G_2 を設置する．小指外転筋は小指球筋の最外側に位置しており，G_1 を筋腹に，筋腱に G_2 を設置する．
b：短趾伸筋は外果の前方 2 cm で筋の隆起があり，ここに G_1 を置き，小趾基節骨の付け根に G_2 を設置する．あるいは G_1 より 3 cm ほど遠位部に設置する．小趾外転筋は外側足底縁に G_1 を置き，小趾基節骨付け根に G_2 を設置する．
c：母趾外転筋は足底内側縁の中央の筋腹に G_1 を置き，母趾基節骨付け根に G_2 を設置する．

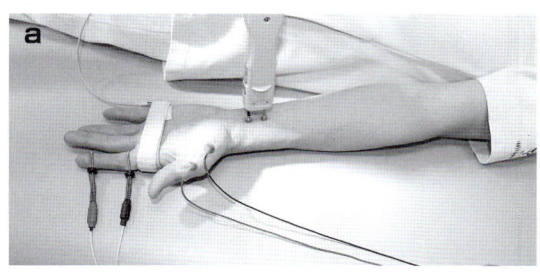 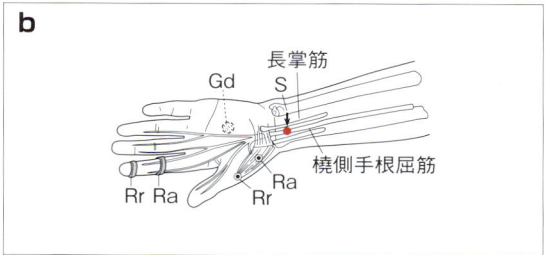

図 1-1-2 正中神経の手関節刺激（a）と SNAP と CMAP の記録（b）
Rr：記録電極-基準電極（recording-reference electrode），Ra：記録電極-活性電極（recording-active electrode），Gd：アース（ground electrode），S：刺激（stimulation）を表している．Ra と Rr の距離は 3～4 cm がよい．

表 1-1-1 フィルタと較正の設定

	感覚線維	運動線維
フィルタ	20～3,000 Hz	20～10,000 Hz
較正	20 μV, 2 msec	2～5 mV, 2 msec

（supramaximal）刺激強度で刺激する必要がある．最大強度の 10～20％強度を最大上刺激という．この刺激強度ですべての神経線維の電気刺激を保証するものである．

●フィルタと較正

SNAP は，低周波フィルタ 20 Hz から，高周波フィルタ 3,000 Hz にする．較正：2 msec，20 μV で，刺激強度：0.2 msec 矩形波，10～20 mA を使用する（**表 1-1-1**）．振幅の大きさによって較正は 10～50 μV に変更する．

CMAP は，低周波フィルタ 20 Hz，高周波フィルタ 10,000 Hz にする．較正：2 msec，2～5 mV，刺激強度：0.2 msec 矩形波，20 mA を使用する．振幅の大きさによって較正を 1～10 mV に変更する．神経障害に伴って閾値が上昇している場合には，刺激を 30～40 mA に強くする必要がある．また，F 波など後期応答の記録では較正を 5 msec に変更する．

●アースの設置

刺激電極と記録電極との間に設置する．**図 1-1-2** では手掌遠位部に設置しているが，これは手掌刺激による SNAP を導出するためのものである．

11

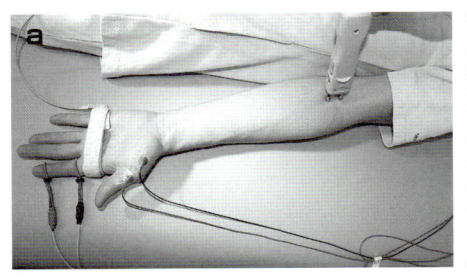 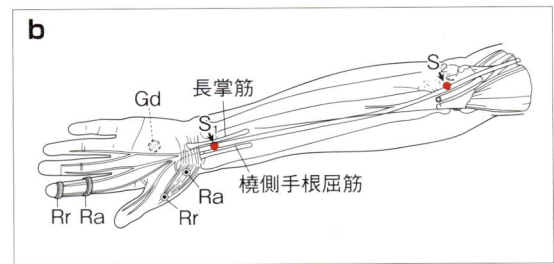

図 1-1-3 正中神経の肘刺激（a）と CMAP と SNAP の記録（b）

[運動線維伝導検査]
●記録電極の設置

皿記録電極を短母指外転筋に，リング電極を示指に設置し，それぞれ CMAP と SNAP を導出する．CMAP は活性電極（active electrode：黒色）を筋腹に，基準電極（reference electrode：赤色）を筋腱部に設置する．なおアースは緑色で表される．

SNAP では活性電極を MP 関節の少し遠位部に，基準電極を DIP（遠位指節間）関節あるいは活性電極より 3〜4 cm 遠位部に設置する．

●刺 激

正中神経は手関節で混合神経となっているために，感覚線維と運動線維ともに同じ部位で刺激する．手関節遠位皮線より 3 cm 近位部にマイナス（−）電極を置き，神経に沿ってプラス（＋）電極を中枢側に置く．長掌筋と橈側手根屈筋腱との間に刺激電極を強く押しつけて正中神経を刺激する．SNAP 導出には，刺激強度：0.2 msec 矩形波，15〜20 mA ほどである．CMAP では直径が感覚線維より細く，比較的閾値が高いことから 20〜25 mA の強度を使う．ニューロパチーなどがある症例では，刺激を強くする必要がある．正中神経の感覚線維と運動線維の閾値が異なることから，CMAP と SNAP は別々に導出することを勧める．

●基準値

正中神経 SNAP の基準値は潜時 2.84 ± 0.34（3.5）ms, 振幅 38.5 ± 15.6（19.0）μV である．カッコ内は 2SD であり，基準値の上限あるいは下限を表している．

正中神経 CMAP の基準値は潜時 3.34 ± 0.32（4.0）ms, 振幅 7.0 ± 3.0（3.5）mV である．

本書では，基準値に関してはとくに断りがないかぎり Kimura, J.：Electrodiagnosis in Diseases of Nerve and Muscle：Principles and Practice, ed 3, Oxford, 2001 に依っている．

[肘刺激]

肘で正中神経刺激を行う．肘の上腕二頭筋腱尺側で上腕動脈の脈拍を触れ，この部位に刺激電極マイナスを置き，その中枢側にプラスを強く押し当てて刺激する（**図 1-1-3**）．

刺激強度は 0.2 msec 矩形波，20 mA ほどである．ニューロパチーなどがある症例では，刺激強度を強くする必要がある．

●基準値

基準値は SNAP の潜時 6.46 ± 0.71（7.9）ms, 振幅 32.0 ± 15.5（16）μV, CMAP の潜時 7.39 ± 0.69（8.8）ms, 振幅 7.0 ± 2.7（3.5）mV である（**図 1-1-4**）．

[伝導速度の算出]

手関節と肘部刺激間の距離を，どのくらいの時間を要したかを表すものが伝導速度である．

図 1-1-4 の症例では，手関節と肘部との刺激間隔は 165 mm である．SNAP では潜時差は（4.28 − 2.12）= 2.16 ms であることから，感覚神経伝導速度は 165 mm/2.16 ms = 76.38 m/s になる．運動神経伝導速度は 165 mm/（5.52 − 2.88）= 2.64 ms =

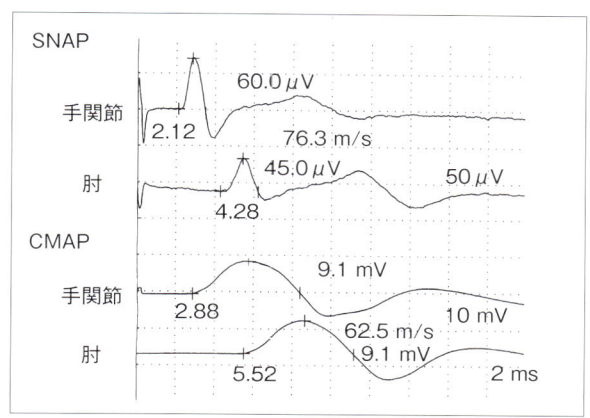

図1-1-4 正中神経の手関節と肘刺激によるSNAPとCMAP

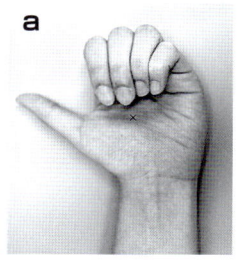
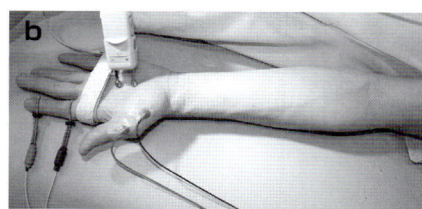
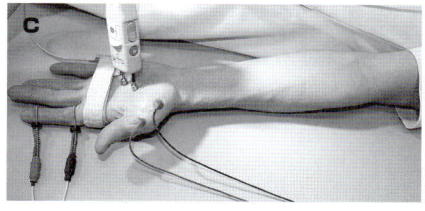

図1-1-5 手掌刺激
 a：刺激部位の同定．手指のIPとMP関節を屈曲位にして，中指尖端が指し示す部位に刺激陰極をおく．
 b：SNAP導出．刺激陰極が末梢側にきている．
 c：CMAP導出．刺激陰極が中枢側にきている．

62.5 m/sとなる．

[遠位部伝導速度の算出]

SNAPは示指皮膚上の感覚受容器から直接記録している．手関節から示指までの距離130 mmに2.12 msの時間を要したことから，感覚神経伝導速度も130 mm/2.12 ms＝61.3 m/sと算出することができる．

これに対して，運動神経伝導検査において手関節を刺激して短母指外転筋からCMAPを導出しても，80 mmの距離を2.88 msで除した27.8 m/sは正中神経運動線維の伝導速度を反映していない．これは，運動線維から神経筋接合部の伝導時間に，さらに神経線維が筋に入る運動点から記録電極までの筋線維伝導時間が加算されているため

である．このため，運動神経伝導速度は距離と遠位潜時からは算出できない．つまり，運動線維の遠位潜時2.88 msのなかには，手関節から短母指外転筋までの神経伝導時間＋神経筋接合部伝導時間＋運動点から表面活性記録電極までの筋線維伝導時間の3つの成分が入っている．正中神経運動線維伝導速度を算出するには，前述したように手関節と肘部の2点で刺激して導出したCMAP潜時差で伝導距離を除した値を算出する必要がある．

[正中神経伝導検査のステップアップへの挑戦]

手関節と肘刺激を行い正中神経のSNAPとCMAPを導出することができたら，次の手技の

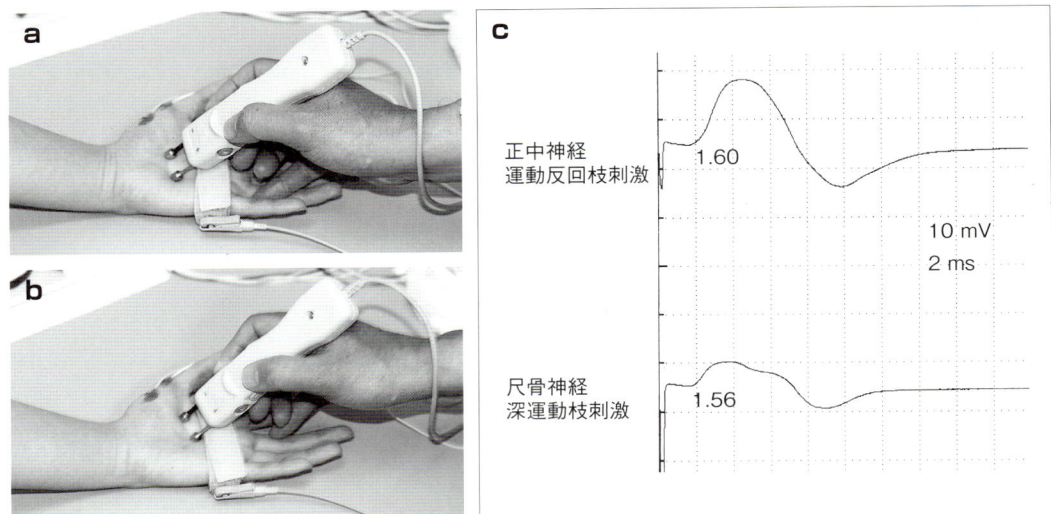

図 1-1-6 手掌における正中神経運動反回枝と尺骨神経深運動枝の刺激
a, b：尺骨神経深運動枝は正中神経運動反回枝より 1 cm 遠位深部を走行し，母指球筋の一部を支配している．
c：CMAP 導出．

ステップアップに挑戦する．

●手掌刺激

①刺激部位の同定

手指の IP（指節間）関節，MP（中手指節）関節を最大限屈曲位にして，中指尖端部が手掌刺激の一応の目安になる（**図 1-1-5**）．

②正中神経の手掌刺激による SNAP と CMAP の記録

SNAP 導出では陰極を末梢側に，陽極を中枢側にして示指から導出する．これに対して，CMAP では陰極刺激電極を中枢側に，あるいは陰極と陽極が水平になるように設置して刺激する．

③留意点

手根管症候群を診断する際に，手関節と手掌刺激を行い，この手掌分節での伝導異常を検出することが不可欠である．

正中神経運動反回枝の 1 cm 遠位深部を尺骨神経深運動枝が走行している．この深運動枝は母指球筋のなかの母指内転筋と短母指屈筋内側半分を支配している（**図 1-1-6**）．手根管症候群で正中神経が重度軸索変性に陥り，短母指外転筋が萎縮している症例では，正中神経の閾値が上昇しているために，刺激が強くなり 30 mA ほどになると尺骨神経深運動枝への交差刺激が起こり，正中神経 CMAP が導出されず，むしろ尺骨神経 CMAP が導出されてしまう．

●腋窩と Erb 点刺激による記録

正中神経高位病変の検出に，腋窩あるいは Erb 点刺激による CMAP や SNAP の導出が必要なことがある．これらの部位では 30 mA 以上の刺激強度が必要で，しかも尺骨神経や橈骨神経も並走しているために，短母指外転筋や示指からの CMAP や SNAP 導出波形を観察し，少しずつ移動しながら至適刺激部位を探す必要がある（**図 1-1-7**）．

●第 2 虫様筋-骨間筋潜時差法

記録電極 G_1 を示指中手骨中央内側に，G_2 を示指 PIP（近位指節間）関節に設置する．手関節で正中神経を刺激すると第 2 虫様筋から CMAP が導出され，尺骨神経を刺激すると第 1 掌側骨間筋から CMAP が導出される（**図 1-1-8**）．この潜時差が 0.5 ms 以上であると正中神経の伝導遅延と診断が可能である．

正中神経主要枝は手関節の屈筋支帯を通過し

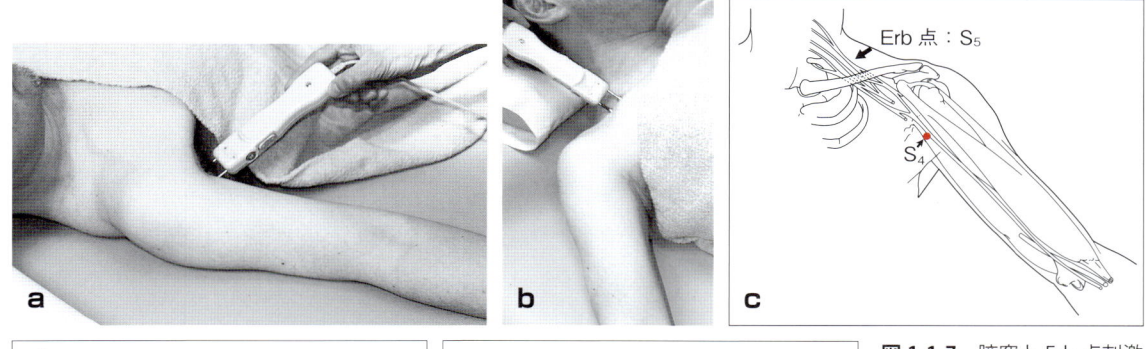

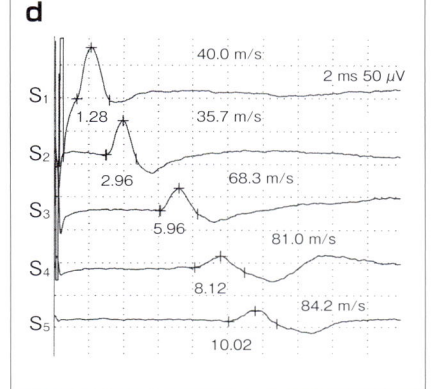
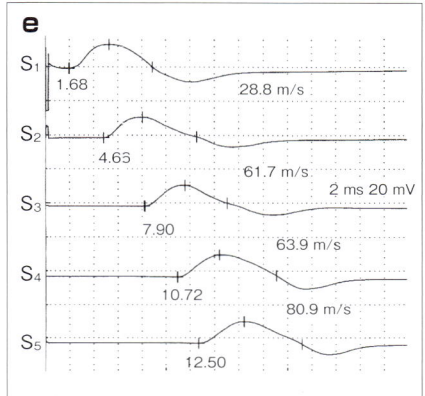

図 1-1-7 腋窩と Erb 点刺激
a：右腋窩と，b：Erb 点での刺激を行っている．正中，尺骨，橈骨神経などが一緒に走行しているために，手や手指の反応と誘発電位を観察しながら，至適部位を刺激する．
c：S_4 腋窩刺激，S_5 Erb 点刺激をあらわしている．
d：正中神経の手掌，手関節，肘，腋窩，Erb 点刺激による SNAP．
e：正中神経の手掌，手関節，肘，腋窩，Erb 点刺激による CMAP．

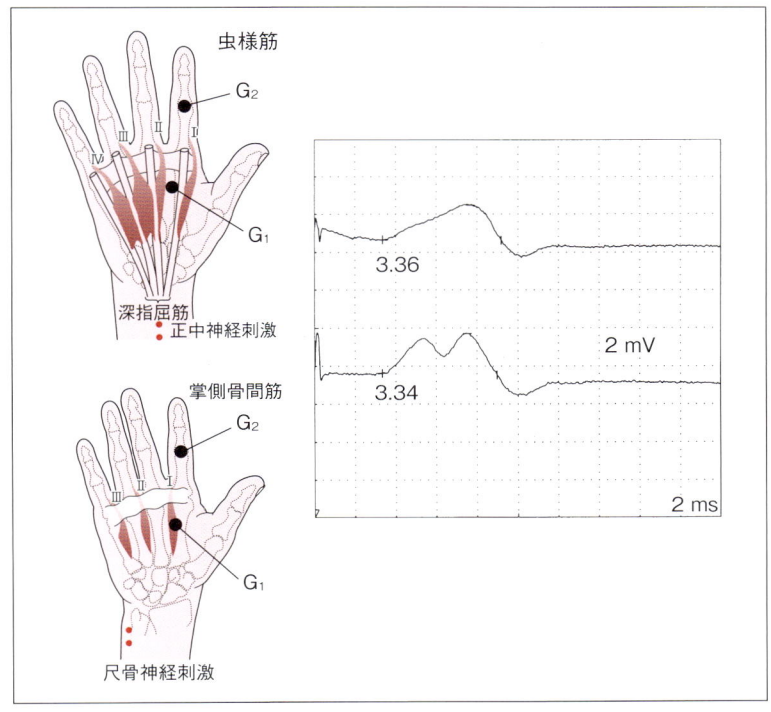

図 1-1-8 第 2 虫様筋-骨間筋潜時差法
記録電極 G_1 を示指中手骨中央内側に，G_2 を示指 PIP 関節上に設置する．

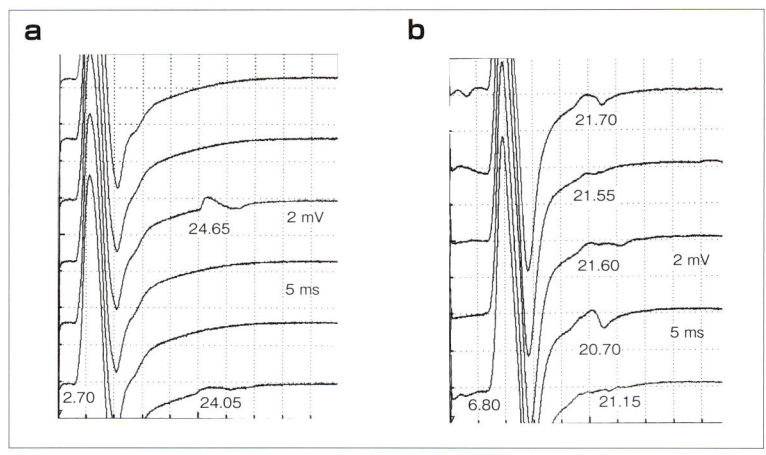

図 1-1-9 手関節刺激と肘刺激によるF波
　M波の潜時は手関節刺激（a）で 2.70 ms，肘刺激（b）では 6.80 ms であるが，F波の潜時は手関節刺激で最短潜時 24.05 ms で，肘刺激では最短潜時 20.70 ms とむしろ短縮する．正中神経刺激によるF波は短母指外転筋に多少の随意運動を加えないとほとんど導出されない．F波振幅はM波のわずか数％である．

て，横手根靱帯の遠位部で母指球筋を支配する反回枝と虫様筋Ⅰ，Ⅱ支配枝の2本に分かれている．横手根靱帯の端で反回枝は圧迫されやすく，短母指外転筋が著明な萎縮をきたす症例でも，虫様筋への分枝は比較的温存される．この利点を使い，とくに重度手根管症候群の診断にきわめて有用である．

●手関節刺激と肘刺激によるF波の導出

　F波には，前角細胞までの末梢神経全長経路が含まれることから，前角細胞の興奮性の評価に応用される他に，脱髄病変による伝導遅延の検出に有用である．

　正中神経の短母指外転筋からのCMAP導出と同様の手技を用いる．異なる点は，手関節あるいは肘刺激によるF波潜時は20〜30 msであることから，較正は5 ms，0.2〜1.0 mVを用いることである．刺激電極 G_1 と G_2 の位置を逆転させたほうがF波出現率は高くなる傾向がある（**図 1-1-9**）．

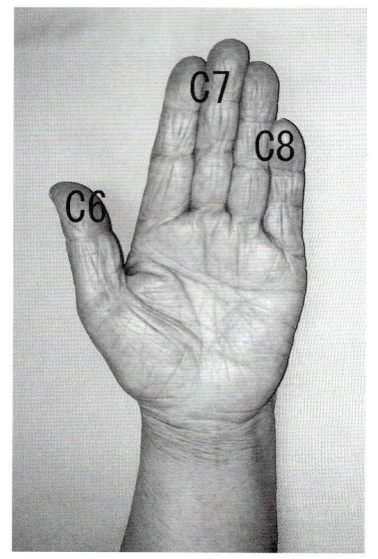

図 1-1-10 手指皮膚の神経根支配
　正中神経支配の手指掌側尖端皮膚は，母指 C_6，示指，中指は C_7，環指の外側半分は C_8 神経根が支配している．

[正中神経の解剖]
●感覚線維

　手掌外側部の皮膚を支配している．C_5，C_6，C_7，C_8 神経根由来で（**図 1-1-10**），腕神経叢外束

第 1 部 基礎技術編

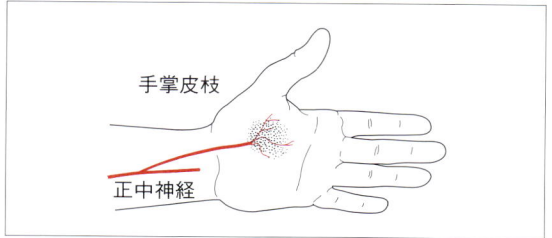

図 1-1-11 正中神経手掌皮枝
　手掌部の皮膚感覚は手関節近位部から分枝しており，横手根靱帯圧迫による手根管症候群の影響を受けない．

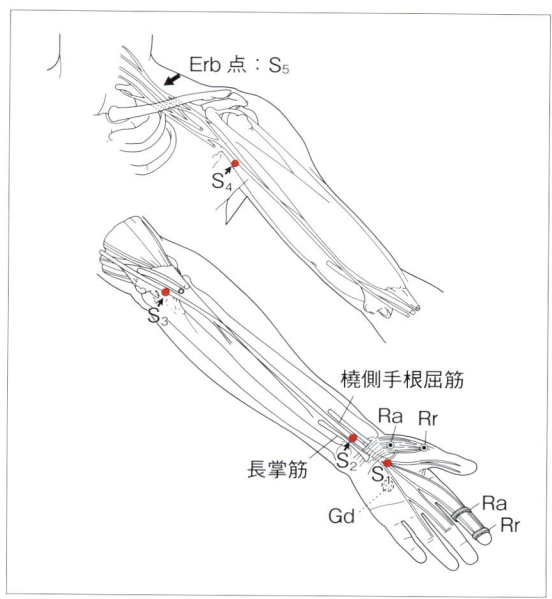

図 1-1-12 正中神経の走行
　正中神経は手掌，手関節，肘，腋窩，Erb 点の 5 つの部位で表在性に走行している．

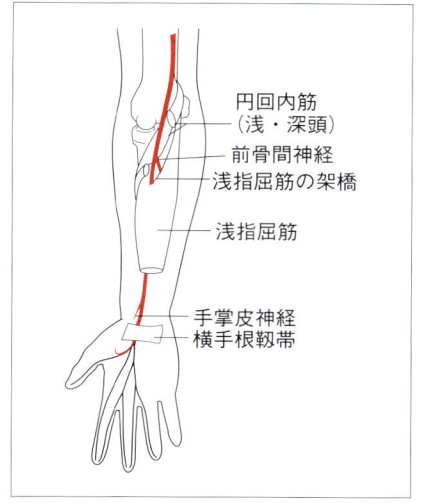

図 1-1-13 正中神経の円回内筋での通過
　正中神経は肘を通過すると円回内筋の浅頭と深頭の間を走行し，さらに浅指屈筋双頭間の膜性アーチの下を通過しており，この部位で前骨間神経枝を分枝している．この部位で絞扼される可能性もある．

と内束経由で正中神経を形成している．主要枝は前腕から横手根靱帯（屈筋支帯-手根管）の下を通過して手に到達している．

　手掌や母指球部の皮膚は，手関節近位部から分枝している正中神経手掌皮枝が支配している（**図 1-1-11**）．この手掌皮枝は手根管を通過していないことから，手根管症候群の際にはこの部位の皮膚感覚は障害されない．

　さらに主要枝として手根管を通過し，遠位部へ走行する感覚線維は，母指，示指，中指，環指外側半分の手掌面全体と指尖部背側部の皮膚を支配している．環指の外側半分の皮膚感覚は正中神経支配であり，内側部は尺骨神経支配であることに留意する．もし環指全体の感覚障害があれば，むしろ C_8 頸部神経根症の可能性を考える．

●**運動線維**

　正中神経は C_5，C_6，C_7，C_8，T_1 神経根由来で，腕神経叢外束と内束の線維から構成されている．前腕屈筋，回内筋，手内在筋を支配している．

　正中神経は，上腕では上腕動脈の外側を走行している烏口腕筋の付近で前方に交差して，肘窩ではその内側を走行している（**図 1-1-12**）．

　円回内筋に筋枝を分枝してから，前腕に入りこの筋の双頭間を通過する．さらに円回内筋を出て，浅指屈筋の双頭を結びつけた腱膜性アーチの下に入る（**図 1-1-13**）．この部位で正中神経は主要枝と前骨間枝の 2 つに分かれる．この分枝以前に，橈側手根屈筋，長掌筋，浅指屈筋に筋枝を出している．前骨間神経は純粋運動枝であり，第 1，2 深指屈筋，長母指屈筋，方形回内筋を支配している．

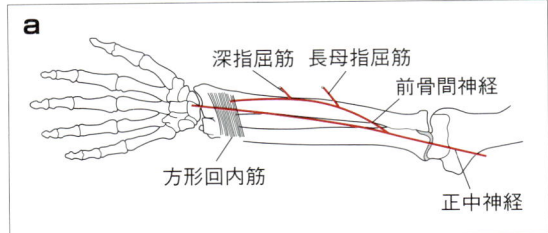
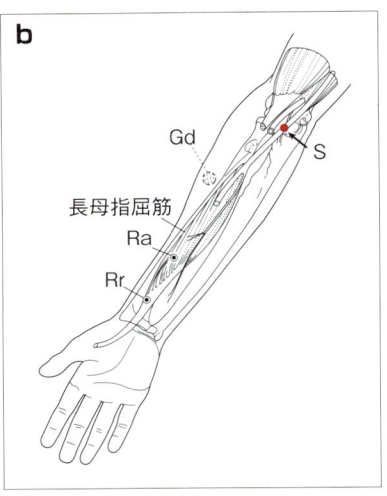

図 1-1-14 前骨間神経の走行（a）と伝導検査（b）
　前骨間神経は長母指屈筋，深指屈筋Ⅰ，Ⅱ，方形回内筋の4筋を支配する純粋運動枝である．皮膚感覚枝はないが，手関節の感覚機能を有している．

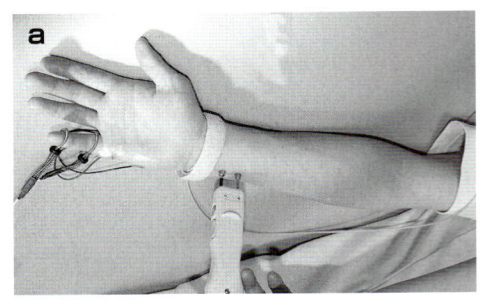
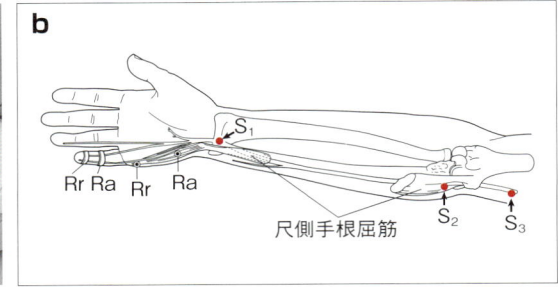

図 1-1-15 尺骨神経の手関節刺激による SNAP（a）と CMAP（b）の記録
　SNAP の記録には小指の上にリングあるいは皿電極を，CMAP は小指外転筋の筋腱-筋腹に記録電極を設置する．

　主要枝は手関節の屈筋支帯を通過して，横手根靱帯の遠位部で虫様筋Ⅰ，Ⅱの支配枝と母指球筋へいく反回枝の2本に分かれる．反回枝は短母指外転筋，短母指屈筋の外側半分，母指対立筋を支配している（**図 1-1-14-a**）．短母指外転筋に記録電極を設置した場合には，前骨間神経の伝導検査はできない．前骨間神経病変を疑ったら，記録電極を長母指屈筋に設置し，正中神経肘刺激をして（**図 1-1-14-b**），左右の CMAP を比較する．

③ 尺骨神経の手関節と肘刺激による SNAP と CMAP

[感覚線維伝導検査]
●記録電極の設置

　小指に活性電極と基準電極を3cm離して設置する．リング電極が便利であるが（**図 1-1-15-a**），小指が短い症例には皿電極を使用すると電極間距離を長く取ることができる．記録電極間距離が短いと，SNAP 振幅は小さくなる．また，刺激強度を強くすると，小指外転筋から CMAP が同時に混入する．

●刺　激

　手関節遠位皮線より3cmで，尺側手根屈筋の

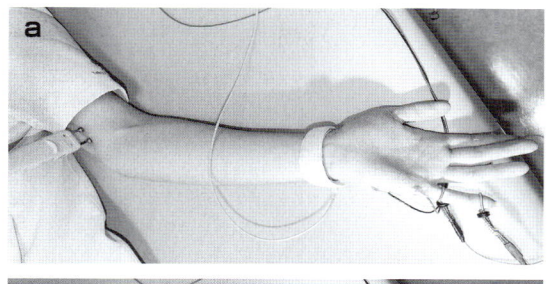
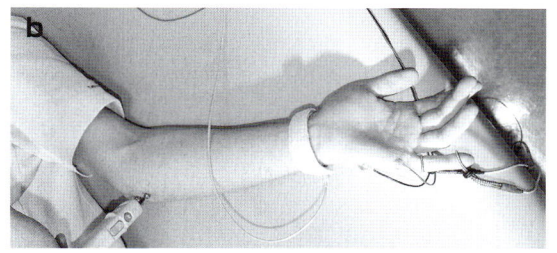
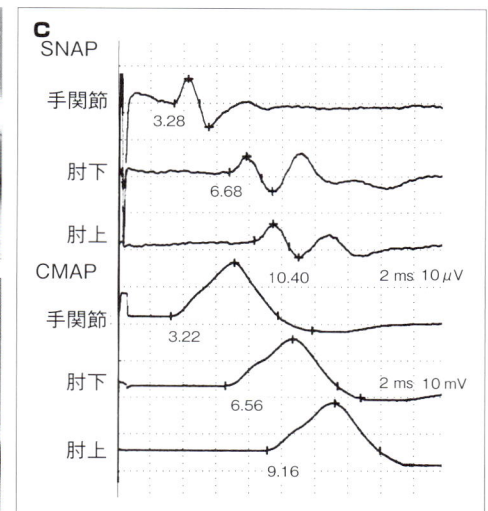

図 1-1-16 尺骨神経の肘上，肘下刺激
a：肘上刺激．b：肘下刺激．c：SNAP と CMAP．

内側あるいは外側で，逆行性表面刺激を行う．

●フィルタ

正中神経 CMAP および SNAP と同様である．感覚線維でフィルタ 20〜3,000 Hz，20 μV，2 msec であり，運動線維では 20〜10,000 Hz，2〜5 mV，2 msec である．

[運動線維伝導検査]
●記録電極の設置

小指外転筋の筋腹に活性電極を，筋腱の停止部の小指 MP 関節部に基準電極を設置する（**図 1-1-15-b**）．なお，尺骨深枝病変が疑われる症例では，第 1 背側骨間筋にも記録電極を設置する．

●刺　激

SNAP と同様に手関節遠位皮線より 3 cm，尺側手根屈筋腱の内側あるいは外側で，刺激電極を強く押し当てて尺骨神経を刺激する．

[肘刺激]

通常の尺骨神経伝導検査では，肘部神経溝で刺激を行う．肘部病変が疑われる症例では，肘下と肘上で刺激し，それぞれの波形を比較して伝導遅延や伝導ブロックの有無を調べる．

肘を 30°〜45° 屈曲位にしたほうが肘下，肘上刺激が容易になる．また後述するように，インチング法を行う時に上腕骨内側上顆と肘頭に目印をつけ，この 2 点を結んだ線と尺骨神経溝の交点を「0」点として，これより中枢側を＋（プラス），末梢側を−（マイナス）とする（**図 1-1-16**）．

刺激強度を強くすると，小指外転筋からの CMAP が混入する．通常，尺骨神経 SNAP が CMAP より先行する（**図 1-1-16-c** 参照）．

[基準値]

手関節刺激の SNAP 振幅は 35.0 ± 14.7 (18) μV，潜時 2.59 ± 0.39 (3.4) ms である．

肘下 28.8 ± 12.2 (15) μV，5.67 ± 0.59 (6.9) ms，肘上で 28.3 ± 11.8 (14) μV，7.46 ± 0.64 (8.7) ms である．

[尺骨神経伝導検査のステップアップへの挑戦]
●インチング法

インチング法は短分節刺激法で，神経走行に沿って 1〜2 cm 間隔で刺激し誘発電位を導出する方法である．尺骨神経を肘下と肘上で刺激する

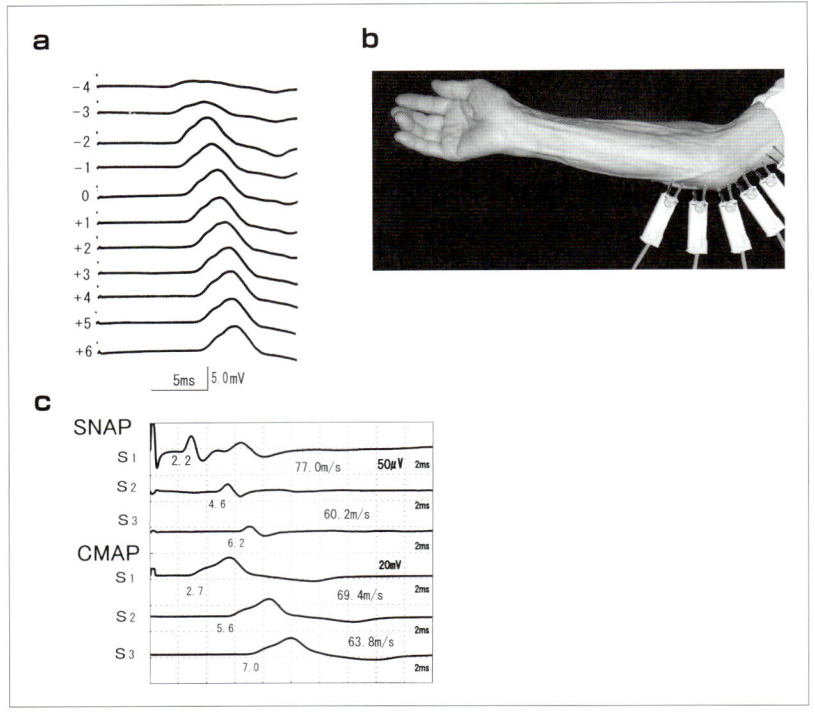

図 1-1-17 尺骨神経の肘部インチング法による CMAP 導出
　最下段は尺骨神経の手関節，肘下，肘上刺激による SNAP と CMAP を示している．
　a, b：肘部インチングの検査手技と導出 CMAP．
　c：従来の尺骨神経伝導検査の導出波形．刺激器は小児用を使っているが，大きな成人用でも刺激点における誘発電位を導出することができる．

ために，肘を 30°～ 45°屈曲位にして行うと容易である．この際に，肘頭と上腕骨内側上顆に目印を付けておく（**図 1-1-17**）．

[尺骨神経の解剖]

　尺骨神経は C_8, T_1 神経根由来で，腕神経叢内束からの主要延長枝である．もう 1 つの延長枝は正中神経内束頭（正中神経線維は腕神経叢の外束由来と内束由来があり，それぞれ外束頭と内束頭と呼んでいる）である．尺側神経には運動および感覚機能がある．尺側手根屈筋，環指と小指の深指屈筋，さらにほとんどの手内在筋を支配している．最遠位筋には第 1 背側骨間筋，母指内転筋，短母指屈筋深頭を含んでいる．感覚線維は肘（関節枝），小指球部（手掌皮枝），小指と環指内側半分あるいは中指内側半分までを含めた手背内側部

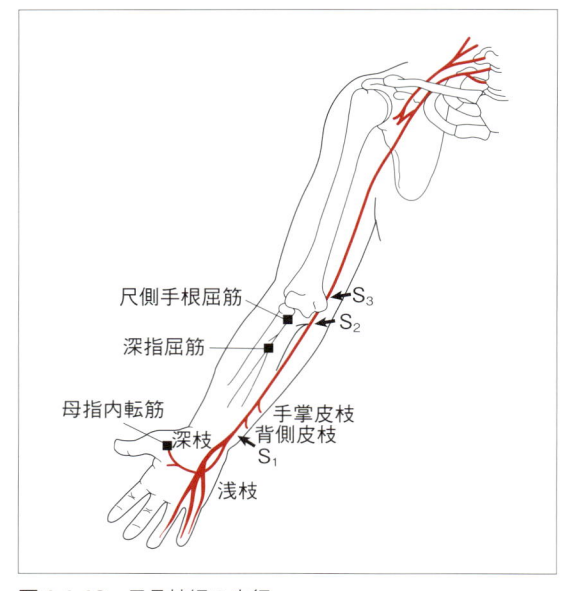

図 1-1-18 尺骨神経の走行
　尺骨神経は前腕中央で手掌皮枝を出し，さらに遠位部で手背内側を支配している背側皮枝を出している．

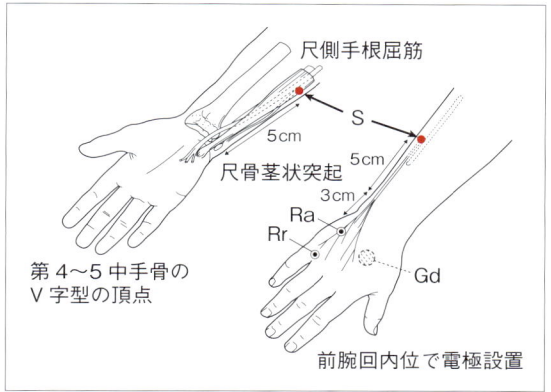

図 1-1-19　尺骨神経背側皮枝
　前腕を回内位して，尺骨と尺側手根屈筋腱との間で刺激する．尺骨に向かって強く圧迫する．20回ほど加算すると明瞭な反応が導出される．潜時は 2.0±0.3 ms，振幅は 20±6 μV である．

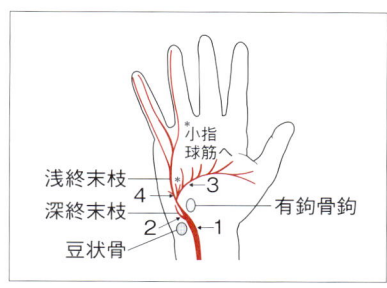

図 1-1-20　ギヨン管の解剖
　ギヨン管症候群の1型は豆鉤裂孔近位部での圧迫，2型は小指球筋枝の圧迫，3型は内在筋や母指球筋を支配している深枝の圧迫，4型は浅終末枝の圧迫症状である．頻度は3型＞1型＞2型＞4型の順である．

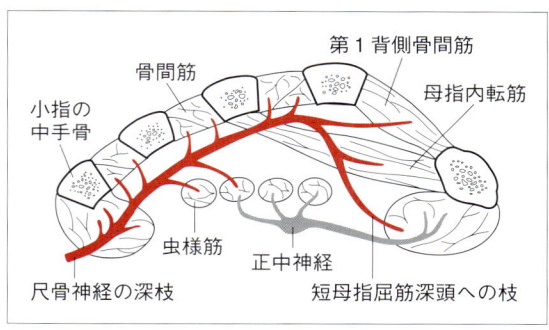

図 1-1-21　手内在筋の解剖
　手内在筋の正中-尺骨神経支配がある．母指球筋：短母指屈筋（尺骨―深頭，正中―浅頭），短母指外転筋（正中），母指対立筋（正中），母指内転筋（尺骨）から構成されており，小指球筋：短小指屈筋，小指外転筋，小指対立筋，短掌筋がある．
（佐藤達夫，坂本裕和：リハビリテーション解剖アトラス．医歯薬出版，2006 より）

（背側皮枝），小指と環指内側半分の手掌面（浅枝）などの皮膚に分布している（**図 1-1-18**）．

　上腕での神経走行は，中央部までは上腕動脈の内側に位置しており，次いで内側筋膜中隔を貫通し，さらに後方区画のなかに入っていく．尺骨神経は肘部ではじめて分枝を出している．まず関節枝を出し，次いで尺側手根屈筋や深指屈筋へ筋枝を出す．さらに前腕中央部からの分枝である手掌皮枝が小指球部掌側近位部の皮膚を支配し，背側皮枝は前腕1/3遠位部から分枝し小指球部と内側手指の背側皮膚を支配している（**図 1-1-19**）．

　肘では上腕骨内側上顆の後方を走行し，尺骨神経溝で触知可能になる．さらに後方から前腕前面に移動する際に尺側手根屈筋双頭間の弓状靱帯の下（肘部管 cubital tunnel／Osborne 靱帯）を走行する．尺側手根屈筋と深指屈筋との間では深部に位置し，前腕遠位部2/3では尺骨動脈の内側を走行している．手関節ではこの2つの筋腱間を浅層に走行している．豆状骨と有鉤骨鉤によって形成される豆鉤裂孔が Guyon（ギヨン）管である（**図 1-1-20**）．豆鉤裂孔を豆鉤靱帯が覆っている．豆鉤裂孔の中枢側で尺骨神経浅（終末）枝が分枝しており，裂孔中央部で小指球筋への運動枝が分かれ，さらにもっとも豆鉤靱帯で覆われた遠位部で深（終末）枝が分枝している．浅枝は短掌筋（起始は手掌腱膜の尺側縁，停止は手の尺側縁の皮膚である．おもな働きは，手掌腱膜を緊張させ小指球部の皮膚の皺をよせる）や，小指球部，小指，環指内側半分の皮膚を支配している．深枝は深部手掌腱膜裂に入り，手掌アーチに沿って走行し，多くの手内在筋を支配し，母指球部に入っていく（**図 1-1-21**）．手背近位部は背側皮枝によって支配されている．

　なお，手内在筋の虫様筋の起始は深指屈筋の腱

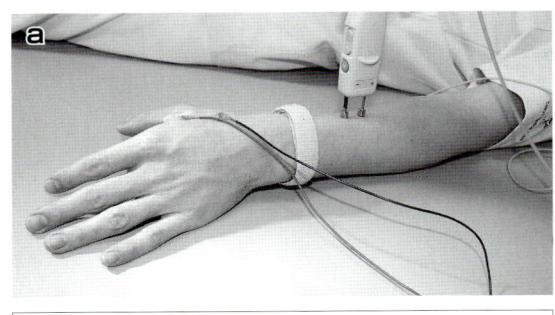
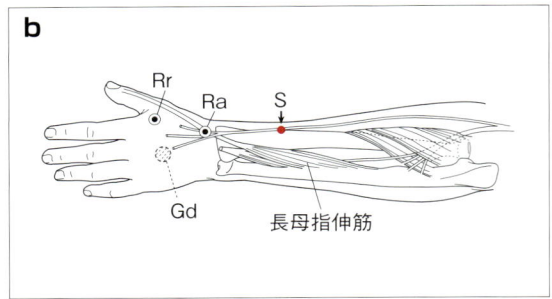
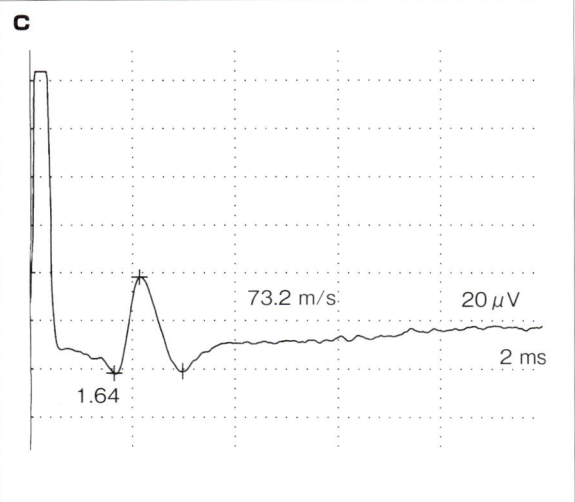

図 1-1-22 浅橈骨神経の SNAP 導出
a, b：記録電極を第1背側骨間部に置き，刺激を橈骨茎乳突起の上方7cmの橈骨背外側で実施する．
c：導出された浅橈骨神経 SNAP．

鞘側面で，停止は指背腱膜の橈側側索に付着している．

[技術的コメント]

肘下刺激を行うことはむずかしい．この部位では尺骨神経が屈筋群より深部にあるために，刺激が困難である．このために刺激強度や持続時間を長く（0.2→0.5 ms）したり，神経に向かって刺激電極を強く押しつけることが必要である．あるいは，まず浅層で触知可能な肘部で刺激し，続いて神経走行に沿って，刺激を少しずつ遠位方向に移動させていく．この際の誘発電位が，手関節刺激での反応波形と比べて，波形が同じで振幅も同程度ならば，最大上刺激反応が導出されていることになる．

肘上での刺激は，上腕二頭筋の「下」に刺激電極を入れるようにして実施するのがもっともよい．刺激が前方や後方に寄り過ぎないようにすることが大切である．

肘上や肘部での刺激によって，誤って正中神経誘発電位を導出してはならない．したがって，臨床反応を観察することが大切である．

肘部尺骨神経障害では前腕分節，肘分節と分節性の検査が必要で，手関節，肘下，肘上と3点で刺激している．しかし，多発ニューロパチーなどの検索の際には，肘下，肘上刺激を行う必要はない．手関節刺激と肘刺激−尺骨神経溝で尺骨神経が触知できる部位での刺激でよい．

④ 浅橈骨神経

[SNAP 導出]

浅橈骨神経は橈骨神経の終末枝で感覚線維である．手背外側 2/3，母指の付け根と外側手指 2本半の背側面の皮膚感覚を支配している．

上腕骨外側上顆の前方で，橈骨神経の深運動枝と分かれている．前腕遠位部 1/3 まで深部を走行し，腕橈骨筋腱上を走行しており，これを触知できる．

● 記録電極の設置

表面電極を使う．活性電極を長母指伸筋腱と短母指伸筋腱に囲まれた「嗅ぎタバコ入れ」（snuff box）に置き，基準電極はこれより3cm遠位部に設置する．ちょうどこの部位は第1および第2中手指節関節の中間部にあたる（**図1-1-22**）．

● 刺　激

表面刺激を橈骨茎乳突起の上方7cm（あるいは前腕遠位部1/3等分点）の橈骨背外側で実施する．

● 基準値

Downie & Scott（1967）らによると，振幅11.4（5～20）μV，潜時2.4（1.8～3.2）［8.4～16.6 cm］ms．リング電極で母指からのSNAPは，Kimuraでは13±7.5μV，58±6.0 m/s（13.8±0.4 cm）である．

● フィルタと較正

フィルタ：20 Hz～3,000 Hz，較正：2 msec，20 μV，刺激強度：0.1～0.2 msec 矩形波，10～15 mA

[技術的コメント]

長母指伸筋腱が嗅ぎタバコ入れの内縁になっている．この筋腱の手関節遠位部で浅橈骨神経を触知することができる．ここに活性電極を設置する．

浅橈骨神経の刺激には，低電位（10～15 mA），短持続時間（0.1～0.2 ms）の刺激を用いる．強い刺激では，正中神経の前骨間枝も同時に賦活されることがある．この場合，母指末節骨の軽い屈曲が観察される．しかし，前骨間神経は純粋運動枝であることから，橈骨神経SNAPの反応に影響を及ぼさない．

また，母指から記録を導出する場合には，強い刺激を加えると正中神経線維も同時に賦活されることがあり，これを橈骨神経SNAPと誤った解釈をすることがある．

この橈骨神経SNAPを有効に利用するために，①左右の橈骨神経SNAPを導出して健側と患側を比較し，②さらに同側正中神経SNAPと尺骨神経SNAPを同時に導出することによって，多発ニューロパチーの可能性や，橈骨神経の軸索変性あるいは伝導遅延などを推定することができる．

[母指から導出されるSNAP]

母指にリング記録電極を設置して，母指背側皮膚から浅橈骨神経SNAPを記録してもよい．しかし，振幅は一般に低振幅になる．リング記録電極では，正中神経を手関節で刺激して母指掌側皮膚から導出されるSNAPも導出される．正中神経と浅橈骨神経を手関節刺激して導出されるSNAP潜時差によって手根管症候群を診断することも可能である（**図1-1-23**）．

[橈骨神経の解剖]

橈骨神経は腕神経叢の最大の分枝である．後束からの延長線維で，C_5-C_8神経根由来である．上腕と前腕のすべての伸筋の神経支配を司っている．しかも，上腕と前腕の背側の皮膚（後上腕皮神経と後前腕皮神経）や手の背外側の皮膚（浅橈骨神経）の感覚を支配している．

腕神経叢から末梢神経に移行し，腋窩動脈の深

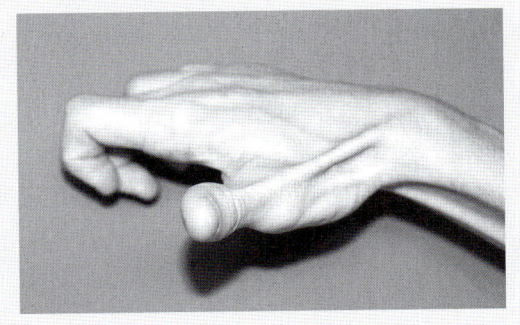

メモ 1-1-2

嗅ぎタバコ入れ（snuff box）

橈側境界が短母指伸筋で尺側境界が長母指伸筋である．この筋腱に囲まれた領域が「嗅ぎタバコ」入れである．

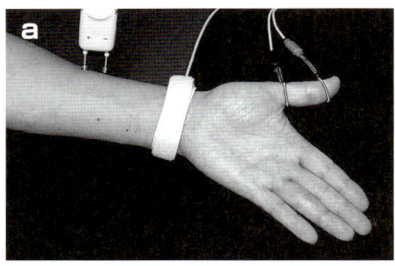
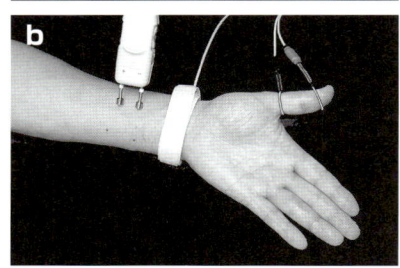
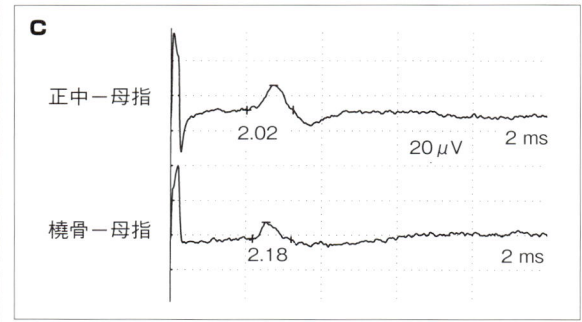

図 1-1-23 母指の SNAP 記録
a：リング記録電極を母指に設置して，手関節近位部の橈骨神経浅枝を刺激して，母指背側皮膚から SNAP を導出している．
b：リング記録電極を母指に設置して，手関節部で正中神経を刺激して，母指掌側皮膚から SNAP を導出している．
c：母指の SNAP 記録．

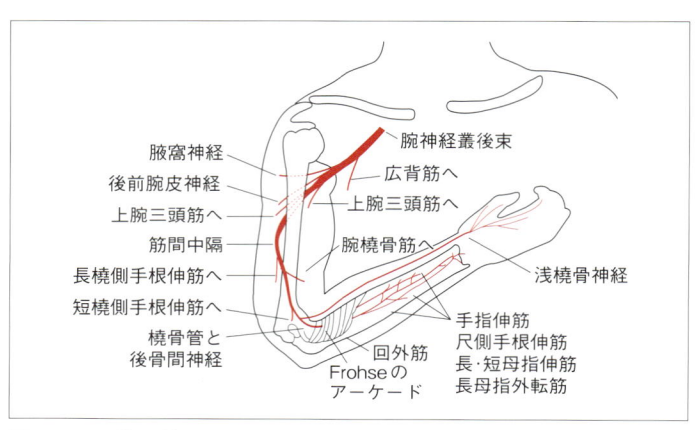

図 1-1-24 橈骨神経の走行

部を走行している．上腕では筋後方区画から上腕骨をラセン状に巻くように橈骨神経溝（ラセン溝，spiral groove）を通過している．さらに後前腕皮神経を分枝している．

上腕で橈骨神経は，上腕筋外側部，腕橈骨筋，長橈側手根伸筋へ運動枝を出している（外側筋枝）．肘上部で表在性になり，上腕骨外側上顆の前方で肘窩に達する．さらにこの上顆部で感覚枝の浅橈骨神経と運動枝の深枝あるいは後骨間神経の2つに分かれる．

後骨間神経は前腕後方区画筋を支配している．この神経からの感覚分枝はわずかに手関節に分布しているだけである．外側上顆部で2本に分かれた後に，後骨間神経は前方から橈骨頸部を取り巻くように後方に走行し，回外筋は通過していく．さらに前腕伸筋深部から骨間膜の後面に入っていく．回外筋を貫通する前に短橈側手根伸筋や回外筋へ分枝を出し，回外筋通過後に，残りの総指伸筋，小指伸筋，尺側手根伸筋，長母指外転筋，長・短母指伸筋，固有示指伸筋へ支配枝を出している（**図 1-1-24**）．

とくに，上腕骨と向かい合っている橈骨神経溝で神経損傷が生じやすい．さらに，外側上顆部で2分枝になる前に，橈骨管（radial tunnel）で橈

24

第1部 基礎技術編

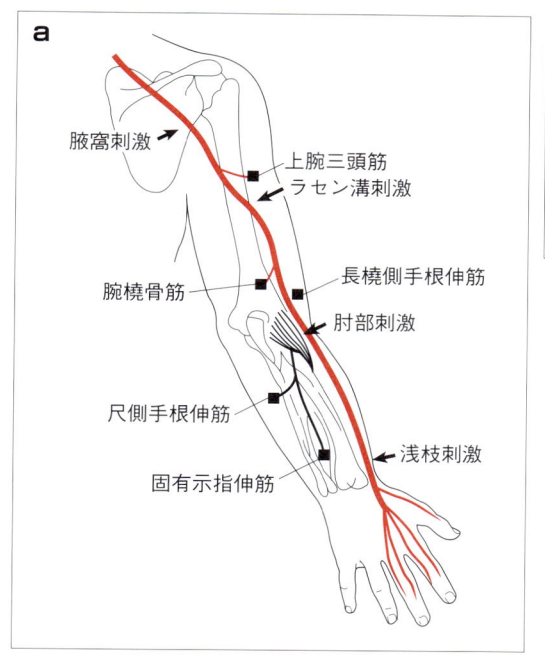
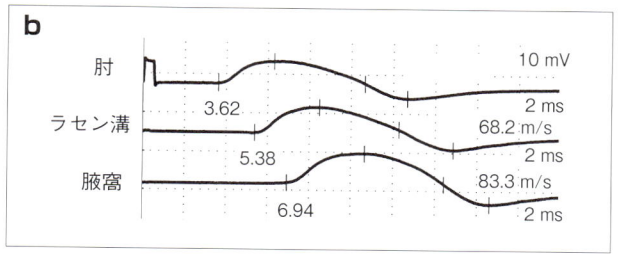

図 1-1-25 橈骨神経の走行（a）と CMAP（b）

骨頭の脱臼に伴って損傷されることがある．またまれに，後骨間神経が回外筋を通過する際に，線維性アーチであるフローゼのアーケード（arcade of Frohse）で絞扼されることがある．

[橈骨神経伝導検査のステップアップへの挑戦]

●橈骨神経運動枝
①記録電極の設置
　固有示指伸筋あるいは短母指伸筋に表面電極を設置する．表面電極では両筋からの CMAP が導出され，刺激電極の位置や強度によって CMAP 波形変化が生じることが多く，波形再現性に問題がある．これを解決するために固有示指伸筋か短母指伸筋に設置する記録電極として針電極を使うこともある．

②刺　激
　S_1：前腕部，S_2：肘部（腕橈骨筋と橈側手根屈筋との間に刺激電極を強く押し込む），S_3：ラセン溝部，S_4：腋窩部の4点で刺激が可能である．しかしラセン溝以外は，橈骨神経は深部を走行し

ているために，刺激電極を強く筋に押し当て，しかも刺激強度を 35～40 mA に上げなければならない（図 1-1-25）．
　健側と患側の前腕刺激を行い，CMAP の波形を比較して患側の振幅低下の程度を観察することも有用である．

③技術的コメント
　技術的にむずかしい検査である．橈骨神経が表在性になる部位が少なく，深部を走行していることから刺激強度を強くする必要がある．前腕部刺激をする場合には，記録電極と遠位刺激点がきわめて近距離になることから，アースをその中間部に設置する．上肢の肢位がとくに大切で，前腕を回内し，肘関節を完全伸展位に保つ．

●外側前腕皮神経
　外側前腕皮神経は筋皮神経の終末感覚枝である．C_5, C_6 神経根由来で腕神経叢外束を経由している．前腕から手関節までの外側掌側面の感覚を支配している．筋皮神経の走行は上腕二頭筋の外縁で表在性になる．採血時によく使われる肘静脈の外側縁を走行しているために，何度か採血針

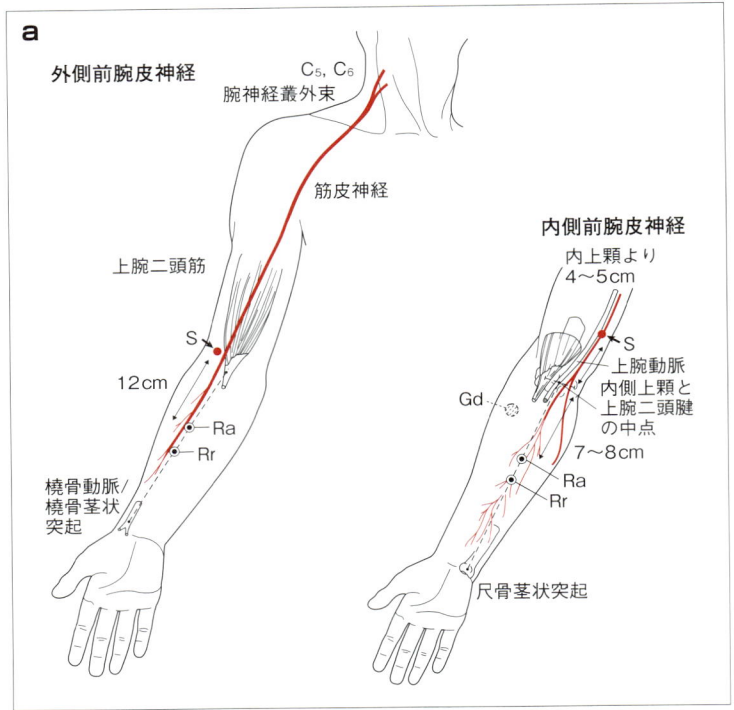

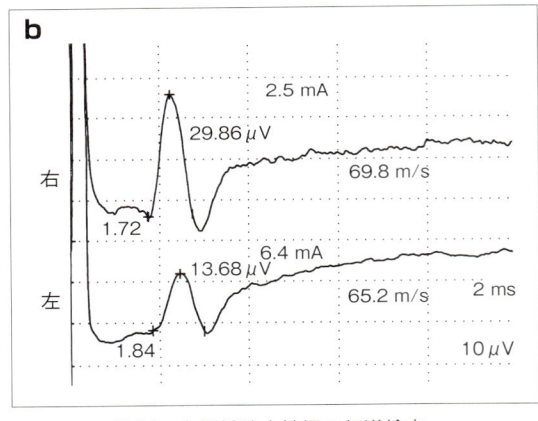
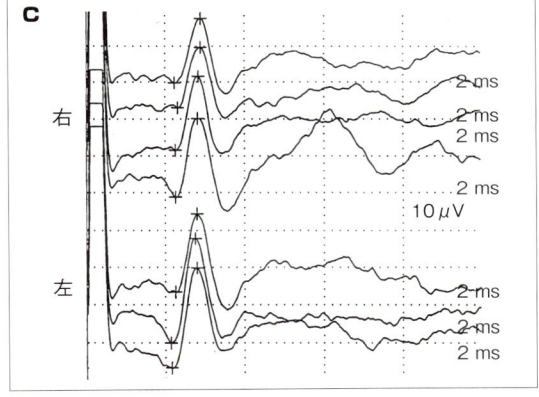

図 1-1-26　外側・内側前腕皮神経の伝導検査
　a：外側前腕皮神経はきわめて表在性であり，刺激強度は 5 mA 程度で SNAP を導出することができる．
　b：外側前腕皮神経の伝導検査．肘静脈での採血時に左外側前腕皮神経が損傷された可能性があり，伝導検査を実施した．患側 SNAP 振幅が少し低下していた．
　c：6 カ月後の外側前腕皮神経 SNAP．6 カ月後には左右差がなくなっていた．

を刺していると損傷することがあるので注意を要する（**図 1-1-26**）．また，腕神経叢外束損傷の際に SNAP 振幅低下が確認される．

●内側前腕皮神経

　内側前腕皮神経は C_8，T_1 神経根由来で腕神経叢内束を通過している．内束から正中神経内束頭が分枝したり，内束が末梢尺骨神経に移行していく以前に，内側前腕皮神経は分枝している．純粋感覚枝であり，上腕前面，前腕内側から手関節にかけて皮膚感覚を支配している．小指，環指の感覚障害が手関節遠位皮線より近位部へ及んでいた場合には，尺骨神経病変ではなく，C_8，T_1 神経

根症を疑う．

　腋窩動脈前方を走行し，上腕尺側で上腕動脈の内側に入っている．上腕遠位部1/3で2つに分かれている．太い前枝は前腕掌面の尺側半分から手関節までの皮膚感覚を支配している．もう一方の尺側枝は内側上顆の前方から背側に走行しており，前腕背面の尺側半分の皮膚感覚を支配している．

　上腕内側上顆より4〜5 cm近位部で，上腕動脈の内側で刺激をする．記録は内側上顆と上腕二頭筋腱とを結んだ線分の中点から，尺骨茎状突起に下ろした直線上に表面記録電極を設置する．G_1を内側上顆より7〜8 cm遠位部に置く（図1-1-26a参照）．潜時は1.9 ± 0.2 ms，振幅は14.7 ± 4.7 μVである．

2章 下肢の伝導検査

目標
1. 脛骨神経の足関節と膝窩部刺激による CMAP を導出することができる．
2. 脛骨神経の足関節刺激による F 波を導出することができる．
3. 腓骨神経の足関節，膝下，膝上刺激による CMAP を導出することができる．
4. 腓腹神経の SNAP を導出することができる．
5. 内側・外側足底神経の SNAP を導出することができる．

実用的な下肢伝導検査の対象は，脛骨神経，腓骨神経，腓腹神経に限定される．ステップアップ手技として，浅腓骨神経 SNAP，伏在神経 SNAP，さらに内側・外側足底神経 SNAP がある．そのほかの大腿神経，外側大腿皮神経，坐骨神経の伝導検査には，単極針電極による刺激手技が使われる．下肢の筋力低下や筋萎縮が原因の場合や，病変分布，機能予後の確認に対しては，伝導検査よりむしろ針筋電図による検査が有用な症例が多い．

1 腰神経叢

下肢筋を支配する神経は，L_2〜S_3 の神経根前枝から構成される腰神経叢と，腰仙骨神経叢に由来している（**図 1-2-1**）．

腰神経叢は，L_2〜L_4 の神経根前枝から構成されており，大腿神経，閉鎖神経，外側大腿皮神経の3本の主要神経を形成している（**図 1-2-2**）．大腿神経は腸腰筋，縫工筋，大腿四頭筋（大腿直筋，外側広筋，中間広筋，内側広筋），恥骨筋を支配している．閉鎖神経は薄筋，長・短内転筋，

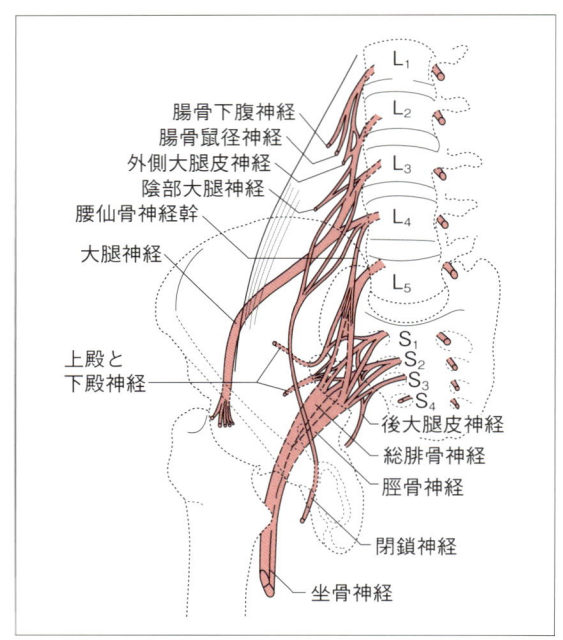

図 1-2-1　腰神経叢と腰仙骨神経叢の分枝

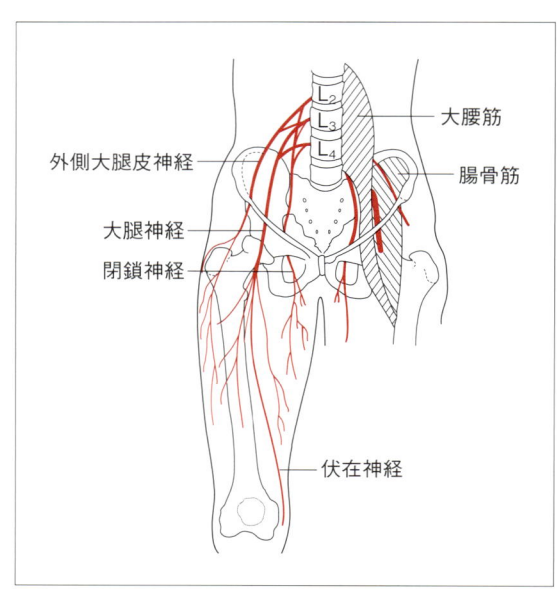

図 1-2-2　腰神経叢とその分枝

第 1 部　基礎技術編

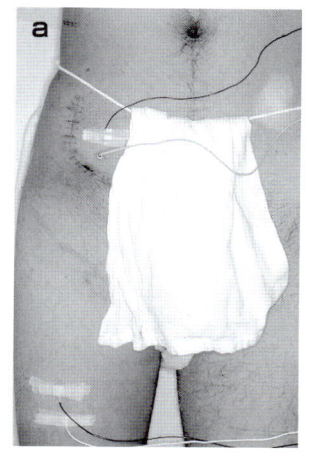
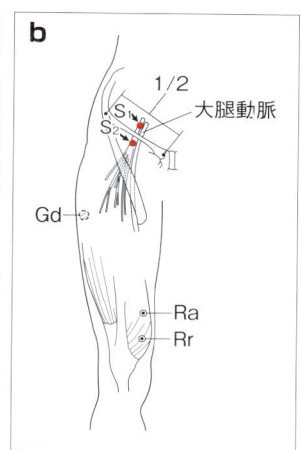
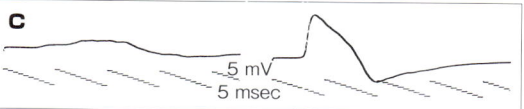

図 1-2-3　大腿神経の伝導検査
　記録電極は内側広筋か大腿直筋に設置する．
　a：鼠径部外科的手術後に右大腿神経麻痺をきたした．手術創より近位部で針電極による神経近傍（near-nerve）刺激で，大腿直筋から CMAP を導出している．肥満や鼠径部術後であっても，針電極刺激では弱い刺激強度で CMAP を容易に導出できる．
　b：通常，皮膚の上から鼠径靱帯を挟んで S_1，S_2 で刺激を行い，内側広筋から CMAP を導出する．
　c：患側と健側の CMAP を導出したものである．患側では低振幅であるが CMAP が導出されていることから，大腿神経は断裂していない．

大内転筋，外閉鎖筋を支配している．

［大腿神経］

　大腿神経の走行は，深部の大腰筋の外縁に現れ，大腰筋と腸骨筋との間を下行していく．その途中で腸骨筋へ分枝を出し，腹部から表在性に大腿三角に入る．前上腸骨棘と恥骨結節との中間部の鼠径靱帯中央部を通過している．大腿動脈より 1 横指外側を走行している（**図 1-2-3**）．鼠径靱帯下約 4～5 cm で大腿神経は 2 つに分かれる．前枝は大腿前面（中間皮枝，intermediate cutaneous branch）や大腿内側の皮膚（内側皮枝，medial cutaneous branch）の感覚を支配しており，さらに恥骨筋や縫工筋へも運動枝を出している．後枝は股関節や膝関節へ感覚枝を出し，あるいは伏在神経（saphenous nerve）として下腿内側からの皮膚感覚を支配している（**図 1-2-4**）．

［伏在神経］

　伏在神経は，大腿神経分枝のなかでもっとも太く長い分枝で，純粋感覚枝である．膝下，下腿前内側と後内側，さらに足部内側から母趾の付け根までの皮膚感覚を支配している．L_3，L_4 神経根前枝由来で，腰神経叢後枝から大腿神経を経由している．

　伏在神経は，鼠径靱帯から 4～5 cm 遠位部で大腿神経から分枝している．大腿動脈の前方を走行し，大腿の中 1/3 で外側から内側に移動してくる．大腿内側の大腿内転筋管（縫工筋下管あるいは Hunter 管とも呼ばれている）で縫工筋の深部を走行している．さらに，大腿骨内顆上方で筋膜を貫通し，縫工筋の後縁で表在性になり，縫工筋と薄筋腱との間を走行している．下腿では，脛骨の後縁を内側面に沿って下行していく．内果より 7 cm ほど近位部で，走行は前方に向かい，内果を横切っていく．さらに足の内側縁に沿って走行し，第 1 中足骨頭まで及んでいる．

●記録電極の設置

　表面電極を使う．刺激点から 15 cm 離れた脛骨内側縁に活性電極を置き，これよりさらに 3

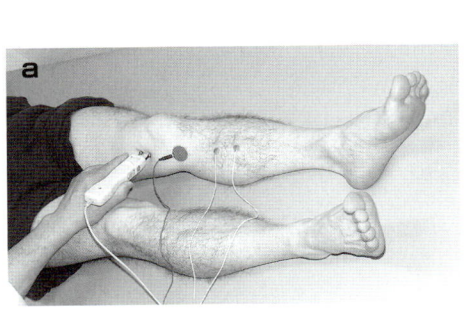
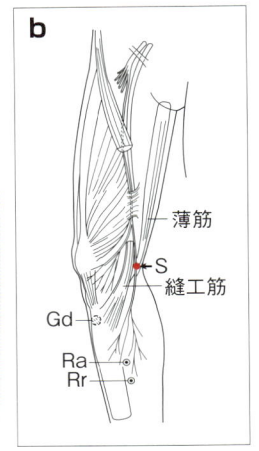
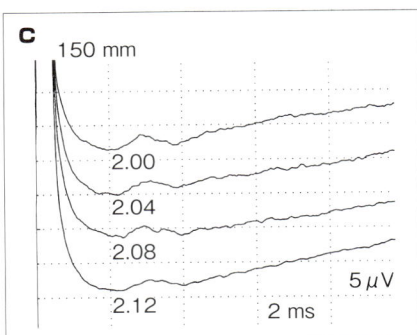

図 1-2-4 伏在神経の伝導検査
　a：記録電極を脛骨内側縁に設置して，膝内側面で刺激をしている．
　b：刺激部位は縫工筋腱と薄筋腱の間である．
　c：伏在神経SNAP．振幅はきわめて低いために加算が20〜30回必要である．

cm遠位部に基準電極を設置する．アースは刺激電極と記録電極との間に置く（**図1-2-4**）．

●刺　激

逆行性表面刺激を，わずかに屈曲位にした膝関節の内側面で実施する．刺激点は縫工筋と薄筋腱との間で，膝蓋骨下縁より1cmほど上部である．

●技術的コメント

記録電極を脛骨の真後ろに，内側から強く圧迫するようにしっかりとテープで固定する．肥満者では刺激点をみつけることがむずかしい．まず膝屈筋腱を膝関節内側後面で触知する．次いで，この前方に薄筋を触れ，さらに前に縫工筋を触知する．この2つの筋腱間で刺激をするのがよい．

刺激が前方すぎると，被検者は膝蓋骨部に感覚変化を訴える．感覚変化が下腿内側から足関節にかけて誘発されるまで，刺激電極の部位を調整する．隣接筋を直接刺激することもあるが，これによって感覚反応の記録は妨げられることはない．

記録電極を膝関節下部に設置したほうが，より遠位部の内果と前脛骨筋腱との間に設置して導出したSNAP振幅よりも大きい．

[外側大腿皮神経]

外側大腿皮神経は，L_2，L_3神経根前枝由来であり，大腿神経とともに走行している純粋感覚枝である．腹腔内深部から腰筋外縁に現れ，腸骨筋を斜めに下行し，前上腸骨棘に向かっている．鼠径靱帯の外側下を通過しており，皮下で縫工筋起始部に達している．この靱帯の遠位部で2分枝となり，前枝は大腿の前外側から膝までの皮膚を支配している．後枝は殿部下外側1/4から大腿中央部までの皮膚感覚を支配している．

●記録電極の設置

表面電極を前上腸骨棘と膝蓋骨外縁とを結んだ直線上に設置する．活性電極は前上腸骨棘より12〜15cm遠位部で，基準電極はこれよりさらに3cm遠位部に置く（**図1-2-5**）．

●刺　激

逆行性の表面電極あるいは針電極で鼠径靱帯上方，前上腸骨棘より1cm内側で刺激を行う．

●技術的コメント

針電極刺激のほうが記録導出は容易である．記録電極は環状電極を平たく帯状にすると広範な部位から反応を導出できる．

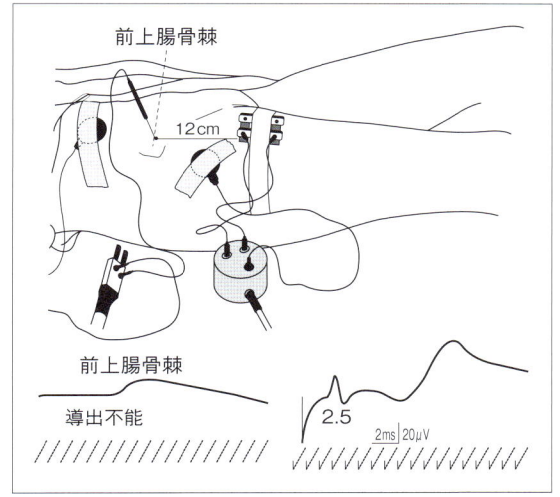

図 1-2-5　右外側大腿皮神経の伝導検査
(Butler, E.T., et al. : Normal conduction velocity in the lateral femoral cutaneous nerve. Arch. Phys. Med. Rehabil., 55 : 31, 1974 より一部改変)

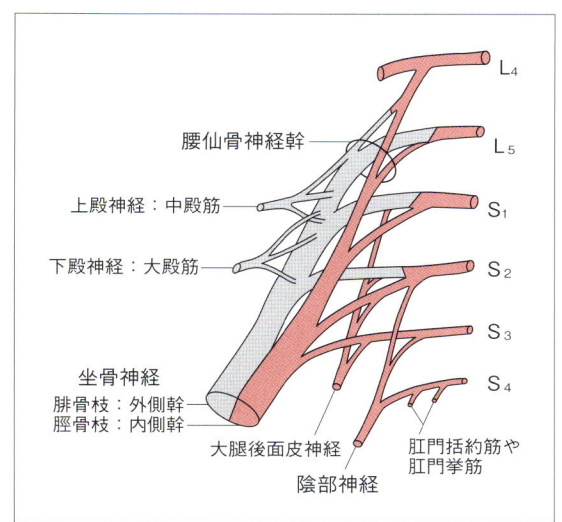

図 1-2-6　腰仙骨神経叢

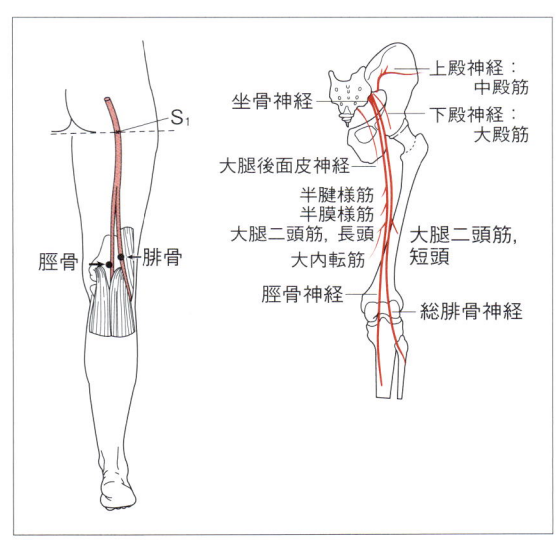

図 1-2-7　坐骨神経の走行

❷ 腰仙骨神経叢

　腰仙骨神経叢は L_4〜S_3 から構成されており，坐骨神経，上殿神経，下殿神経と大腿後皮神経，陰部神経，肛門筋への支配神経などの分枝がある（**図 1-2-6**）．上殿神経は L_4，L_5，S_1 に由来しており，中殿筋，小殿筋，大腿筋膜張筋を支配している．下殿神経は L_5，S_1，S_2 に由来し，大殿筋を支配している．

[坐骨神経]

　坐骨神経は，全身の神経のなかで最長で，L_4〜S_3 神経根由来であり，腰仙骨神経叢経由の線維から構成されている．運動線維は膝屈筋（ハムストリング）および膝下筋を支配している．感覚線維は下腿や足の内側面以外（これらは伏在神経支配領域である）の膝より下部の皮膚を支配している．

　坐骨神経は，後上腸骨棘から坐骨結節へ下ろした線分の1/3等分点にあたる大坐骨孔から，骨盤外の殿部に出ていく．大殿筋の深部から，外側下方に走行し，大転子と坐骨結節を結んだ線分の中点よりわずかに内側で，大腿二頭筋長頭の付着深部を通過し，大腿に入っていく．大腿では大腿二頭筋長頭や半膜様筋の深部を，中央線に沿って下行して，膝窩部に至るまで大内転筋の後方を走行している（**図 1-2-7**）．

　坐骨神経は，脛骨枝と総腓骨枝の2つの神経分枝が，膜組織によって1本にまとまっている．大腿の遠位部1/3の高さで2つに分かれる．しかし変異があり，もっと近位部で分枝することもある．

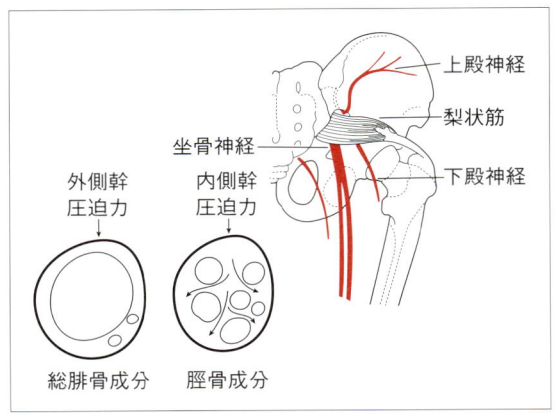

図 1-2-8 坐骨神経の神経束現象
　外側幹の総腓骨成分が脛骨成分より損傷されやすい．

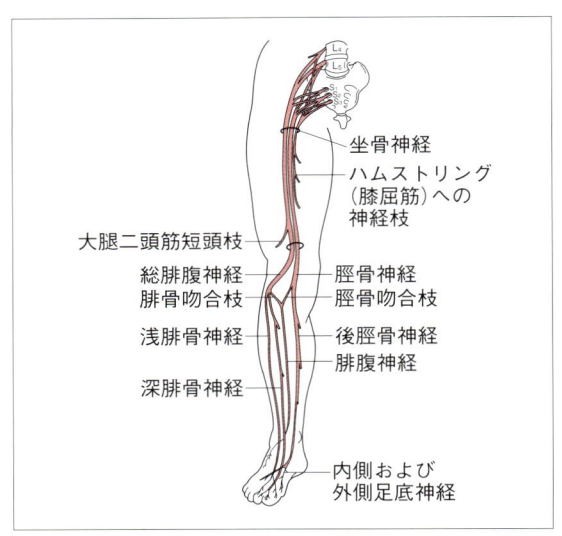

図 1-2-9 坐骨神経の分枝
　腓腹神経は脛骨神経と腓骨神経の 2 つの成分から成っている．

　大腿部で股関節へ感覚枝を分枝している．大腿二頭筋短頭のみが例外的に総腓骨枝によって支配されているが，その他の膝屈筋（ハムストリング：大腿二頭筋長頭，半膜様筋，半腱様筋）や大腿内転筋の一部は脛骨枝の支配を受けている．膝窩遠位部では，総腓骨神経と脛骨神経の 2 つの神経に分かれている．

　骨盤骨折，股関節脱臼，大腿骨骨折，殿部筋肉注射などによって坐骨神経が損傷されることがある．坐骨神経では脛骨神経分枝よりむしろ総腓骨成分の方がより損傷されやすいことが特徴である．Sunderland によると，総腓骨分枝の線維直径が太く，しかも神経束が少ない，さらに腓骨頭で固定されるために，総腓骨分枝が脛骨枝より損傷されやすいとしている（**図 1-2-8**）．

●刺　激

　殿部ひだの真下に長単極針電極を挿入し，坐骨神経を刺激して，腓骨神経支配遠位筋−短趾伸筋あるいは脛骨神経支配遠位筋−母趾外転筋で反応を導出する．しかし，一般に脛骨神経あるいは腓骨神経の伝導検査を別々に行い，針筋電図で大腿および下腿筋の検査から坐骨神経損傷の診断を行う．

[脛骨神経]

　坐骨神経は膝窩部で脛骨神経と腓骨神経の 2 つに分枝している．脛骨神経運動線維は下腿後方区画筋である腓腹筋，ヒラメ筋，膝窩筋，後脛骨筋，長趾屈筋，長母趾屈筋，足底筋などを支配している．感覚神経枝には，踵骨枝，内側足底枝，外側足底枝，腓腹神経などの分枝がある（**図 1-2-9**）．

　脛骨神経は，膝窩中央部を垂直に，浅層を走行している．この部位での神経は，膝窩動脈の上層を外側から内側へと走行している．膝窩部を出る際に，下腿後面の皮膚感覚を支配している腓腹神経を分枝している．下腿での走行は，浅層から深層に入っていき，腓腹筋とヒラメ筋との間を通過し，ヒラメ筋によって形成されている筋腱アーチの下を通り，最深層にある後脛骨筋後面と脛骨の間を下行していく．内果上部で再び表在性になり，内果後方とアキレス腱前方を走行している．さらに後足根管である屈筋支帯の下を通過して，終末枝である内側足底枝と外側足底枝に分かれて，足底面を支配している．もう 1 本の分枝である内側踵骨枝は，この屈筋支帯を貫通し，踵および足底内側面の皮膚感覚を支配している．

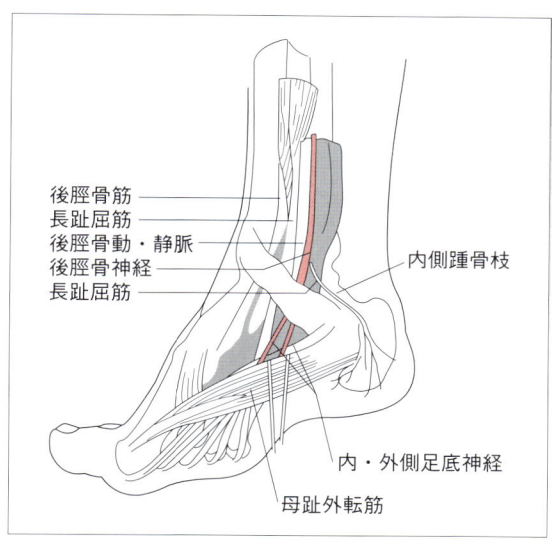

図 1-2-10 後足根管の解剖

脛骨神経は坐骨神経の1分枝であり，坐骨神経と同様な機序によって損傷される．骨盤骨折，股関節脱臼，大腿骨や脛骨骨折，Baker（ベーカー）囊腫など脛骨神経走行に沿った腫瘍などである．両側腓腹筋頭を結んでいる線維性バンドあるいはヒラメ筋起始部の筋腱アーチによって，脛骨神経は膝窩部で絞扼されることがある．

①後足根管症候群

足関節内果後方で脛骨神経が絞扼される．ここでは脛骨遠位端と踵骨を結んでいる屈筋支帯(laciniate/internal annular 靭帯とも呼ばれる）で覆われている（**図 1-2-10**）．症候は足底感覚障害と足内在筋の筋力低下である．踵を支配している内側踵骨枝は屈筋支帯の近位部より分枝しているために，踵の感覚は正常である．内側と外側足底神経分枝は，副あるいは肥厚した母趾外転筋によって絞扼されることもある．ときに，腓腹部あるいは大腿にまでおよぶ近位部への放散痛があり，さらにこの痛みは歩行や長時間の立位によって増悪し，夜間増悪もある．感覚障害は屈筋支帯への圧迫や足部外がえし強制によって増悪する．

②モートン病

脛骨神経の足底趾間枝は，中足骨頭間の深横中足支帯で絞扼されることがある．モートン病あるいはモートン中足痛と呼ばれている．とりわけ第3～4足趾間がもっとも頻度が高い．

●記録電極の設置

表面電極を使用する．活性電極は舟状骨粗面より少し下前方の母趾外転筋に設置する．あるいは外側足底枝を調べる場合には，第5中足骨頭の前方，足底寄りの小趾外転筋に設置する．基準電極は活性電極より遠位部の中足骨頭の近くに置く（**図 1-2-11**）．

●刺　激

表面刺激を使用する．内果後上方（S_1）で，近位刺激は膝窩部の皮線上，中央よりわずかに外側（S_2）で実施する．

●基準値

Kimuraの報告では，足関節刺激では $5.8±1.9$（2.9）mV，潜時 $3.96±1.00$（6.0）ms である．カッコ内はそれぞれ $-2SD$，$+2SD$ であり，これ以下あるいはこれ以上を異常と定義することができる．膝窩部刺激では $5.1±2.2$（2.5）mV，潜時 $12.05±1.53$（15.1）ms としている．足関節と膝窩部刺激による潜時差は $8.09±1.09$（10.3）ms で，伝導速度は $48.5±3.6$（41）m/s である．

●技術的コメント

被検者を腹臥位にした方が検査は容易である．しかし，体位交換がむずかしい症例では横臥位にする．

足関節刺激は，内果とアキレス腱との中間部で実施する．後足根管を含めるために，内果より少し近位部で刺激を行う．近位部刺激は膝窩中央部よりわずかに外側で実施する．

とくに近位部刺激の際に，電気的および臨床的に反応を観察することが大切である．脛骨神経への刺激は，足部底屈が確認される．これに対して，足部の背屈や外がえしが観察された場合，腓骨神経が刺激されていることになり，刺激部位の確認が必要である．

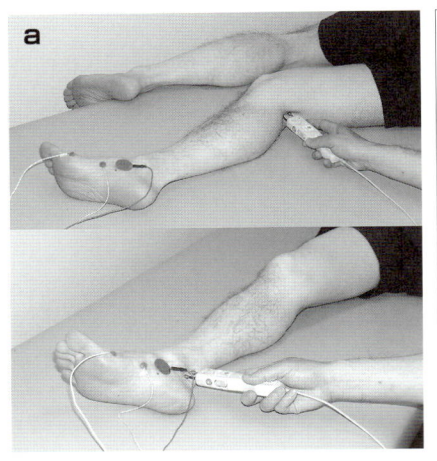
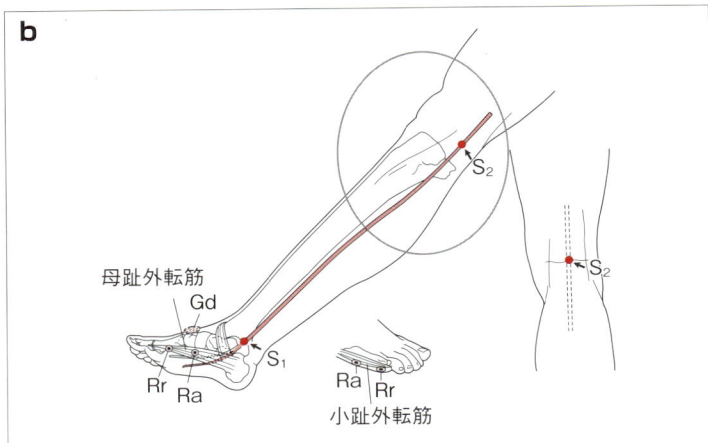
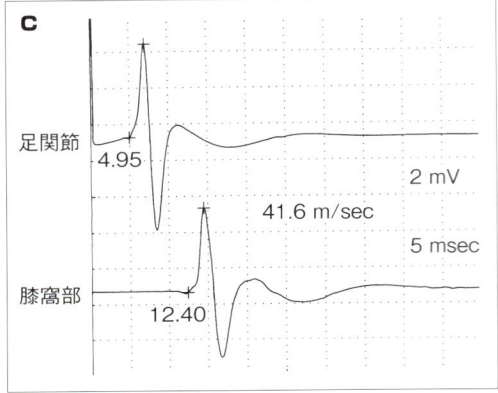

図 1-2-11 脛骨神経
 a：足関節と膝窩部での刺激．S_1 は内果後方とアキレス腱前方で刺激する．S_2 は膝窩部で刺激している．
 b：脛骨神経伝導検査．
 c：脛骨神経の CMAP．

[内側足底神経]

脛骨神経は屈筋支帯の下を通過し，2つの終末枝に分かれる．大きい方が内側足底神経であり，もう一方が外側足底神経である．L_5～S_2（S_3）神経根由来である．

手における正中神経と相似しており，内側筋（母趾外転筋，短趾屈筋，短母趾屈筋，第1虫様筋）や内側三趾半の皮膚（足底および足背）感覚を支配している．足根間関節や足根中足関節にも支配枝を出している．しかし，踵部の皮膚感覚はこの内側足底神経ではなく，同じ脛骨神経の踵骨枝の支配を受けている．

内側足底神経の走行は内側足底動脈と並走し，母趾外転筋の深部を通過している．屈筋支帯（後足根管）で絞扼障害を受ける．さらに副母趾外転筋や母趾外転筋の肥厚変化によっても，神経の絞扼損傷が起こりうる．

●記録電極の設置

内果後方で，屈筋支帯近位部，脛骨神経足関節刺激部に表面記録電極を設置する．

● SNAP の刺激（図 1-2-12-a，b，c）

逆行性表面刺激を足底のもっとも凹んだ部位を目標に，これより少し内側寄りに刺激する．

●基準値

刺激から記録部位まで 14 cm で，$3.02 ± 0.3$ ms，振幅 3.6 μV ほどである．

[外側足底神経]

内側足底神経と比べて細い（図 1-2-12-d）．L_5～S_2 神経根由来である．手における尺骨神経と相似している．ほとんどすべての足内在筋（短趾伸筋，そのほか内側足底神経以外の内在筋）と外

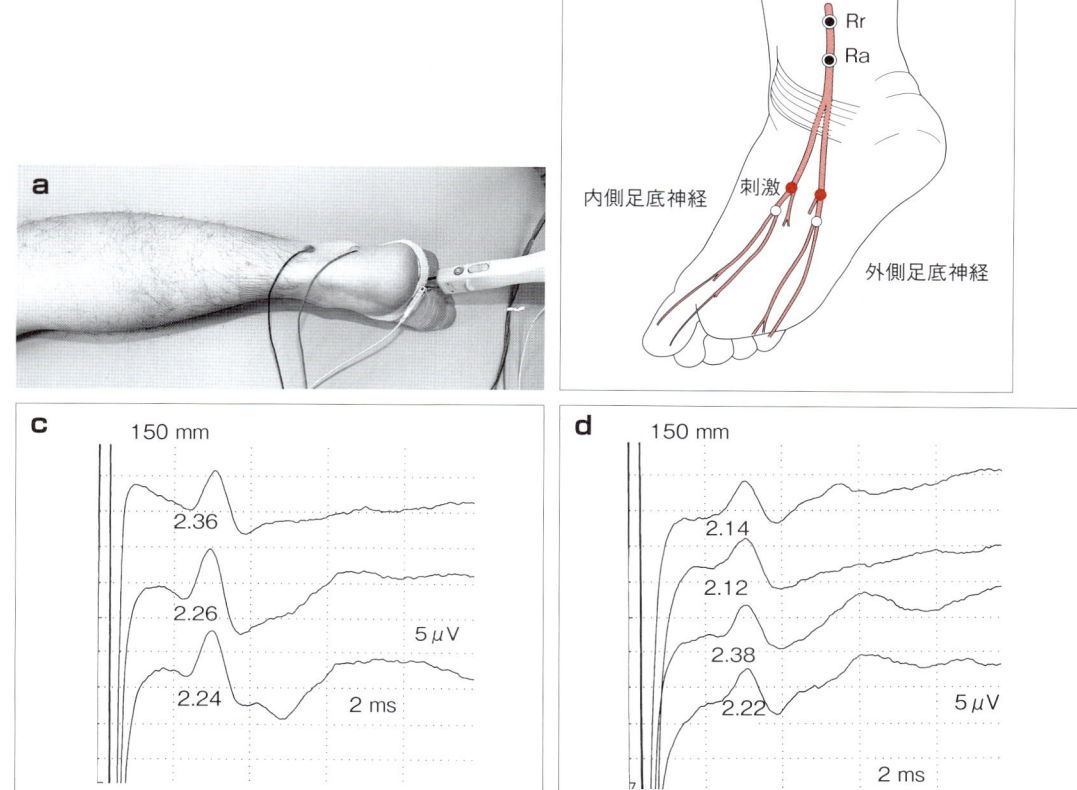

図 1-2-12 足底神経
a：内側足底神経 SNAP の導出．b：内・外側足底神経 SNAP の導出．c：内側足底神経 SNAP．
d：外側足底神経 SNAP．

側一趾半の皮膚感覚を支配している．足弓に沿って，外側足底動脈と並走し，短趾伸筋と足底方形筋との間を通過している．屈筋支帯，副母趾外転筋の肥厚性変化によって絞扼損傷を受ける．

[総腓骨神経]

総腓骨神経は $L_4 \sim S_2$ 神経根由来で，坐骨神経の2つの分枝の1つである．膝窩部で脛骨枝と分枝している．総腓骨神経は膝窩外側部を斜めに走行し，大腿二頭筋の内縁に至っている．さらに，二頭筋と腓腹筋外側頭との間を下行し，腓骨頭を巻くように走行している（**図 1-2-13**）．さらに，長腓骨筋の深部を通過し，浅枝と深枝の2つに分かれている．

腓骨神経は腓骨頭で外から損傷される頻度がもっとも高い．また，腓骨神経は長腓骨筋と腓骨遠位部のヒラメ筋とを結ぶ線維性アーチを通過しており，この強靱な三日月状バンドで絞扼されることがある．

通常，下肢を組むことで腓骨頭に圧迫が加わる．とくにかなり体重減少した患者で神経が損傷されやすい．意識障害で下肢外旋位にて臥床している場合も，同様に腓骨神経損傷による下垂足を呈する（**図 1-2-14**）．

新生児で腓骨神経損傷が生じることがある．これは出生時難産による腓骨頭での圧迫や膝窩部血腫が原因であり，外がえし筋である長・短腓骨筋の麻痺が起こり，ひいては内反足（club foot）の

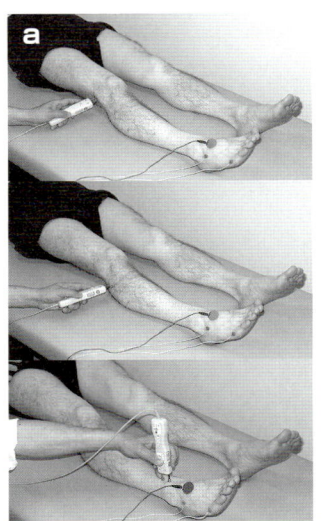
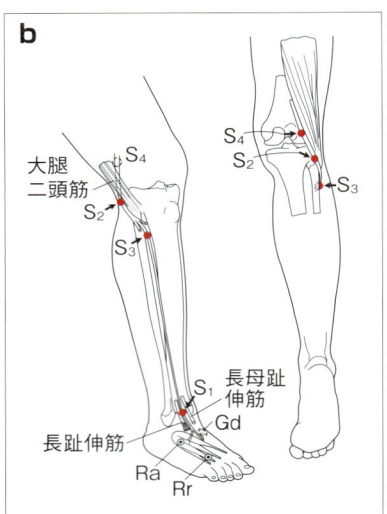
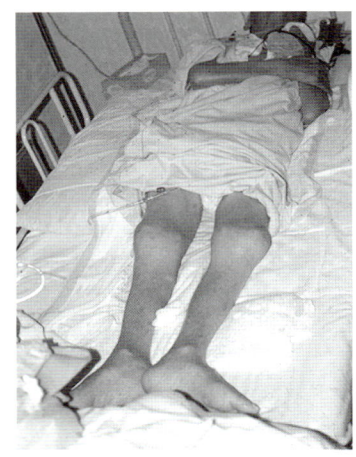

図 1-2-14 下肢外旋位による腓骨頭圧迫
　下肢を外旋位していると腓骨頭が圧迫され下垂足が出現する．

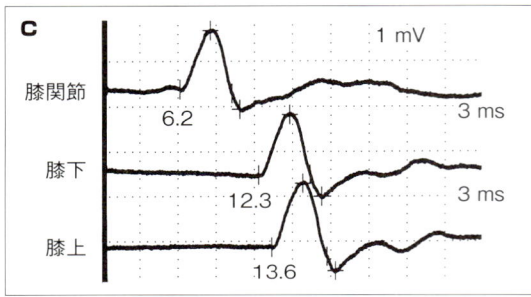

図 1-2-13　総腓骨神経伝導検査
　a：膝上，膝下，足関節で腓骨神経を刺激する．
　b：腓骨頭での病変が疑われる場合，腓骨頭を挟んで刺激（S_3，S_4）を行う．
　c：腓骨神経刺激による CMAP．

原因になる．

● 記録電極の設置

　表面電極を短趾伸筋の筋腹上に活性電極を，基準電極はこれより遠位部の筋腱上に設置する．

● 刺　激

　表面刺激を用いて，遠位刺激 S_1 は足関節の長趾伸筋と長母趾伸筋腱との間で行う．近位刺激は膝部で行う．通常，腓骨頭の上部後方 S_2 で刺激をする．腓骨頭での病変が疑われる場合，これより下部 S_3 と，膝窩部で外側膝屈筋の内側 S_4 で刺激する．

● 技術的コメント

　遠位刺激は両果のほぼ中央部で，前足根管上部で実施する．これより少し外側（長趾伸筋腱の外側）に移動したほうが，CMAP がより導出しやすいことがある．肥満の被検者や，浮腫があると足関節刺激による CMAP 導出はむずかしい．膝窩部での近位刺激では，臨床反応を観察することが大切である．誤って脛骨神経を刺激した場合，足部底屈，内がえしが生じる．

①深腓骨神経

　深腓骨神経は腓骨頭から下腿遠位部に向かって内側を走行し，長趾伸筋の深部に入り，この筋と前脛骨筋との間の骨間膜上を下行する．この間に前脛骨筋，長趾伸筋，第三腓骨筋，長母趾伸筋に分枝を出している．さらに足関節では伸筋支帯（前足根管）下を足背動脈の外側を走行し，さらに終末枝として内側枝と外側枝に分かれている．内側枝は足背部を走行し，第Ⅰ趾と第Ⅱ趾との間に終末する．外側枝は短趾伸筋を支配している．

＜前足根管症候群＞

　深腓骨神経が足関節背側の伸筋支帯下を通過する時に生じる．浮腫，骨折，足関節捻挫，窮屈な靴や強く結んだ靴紐などが関連している．通常，第1背側足趾間に限局した感覚障害があり，ときに Tinel 徴候が足関節にある．短趾伸筋の筋力低

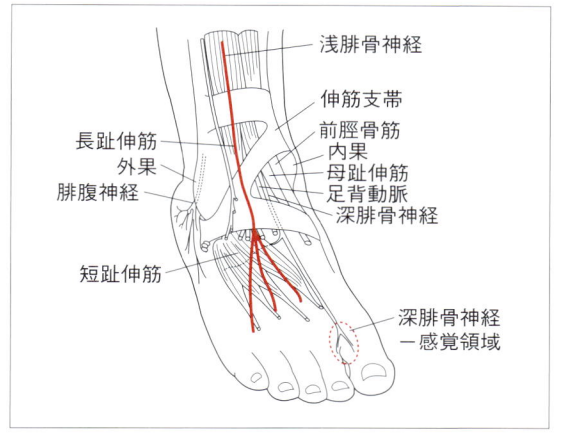

図 1-2-15 前足根管の解剖
深腓骨神経は伸筋支帯の下を通過しているが，浅腓骨神経は上を通過しているために，圧迫を受けない．

下や筋萎縮を伴う（**図 1-2-15**）．

②副深腓骨神経

通常，深腓骨神経支配である短趾伸筋が，浅腓骨神経から支配分枝が出ている症例がある．この神経破格は，近位刺激によるCMAPが，両果中間部での遠位刺激によるCMAP振幅より大きいことで疑われる．この神経破格は，外果後方を刺激することによって，短趾伸筋からCMAPを導出することができる．被検者の20～30%の高頻度で検出されるといわれている．両側性で，家族性にも関連していることから，優性遺伝が示唆されている．

副深腓骨神経を合併している症例に腓骨神経損傷が加わった場合，完全損傷にもかかわらず，短趾伸筋外側部が侵されないために「不全」麻痺になってしまう．逆に，浅腓骨神経の限局性損傷にもかかわらず短趾伸筋外側部も侵されることから，一見深腓骨神経も損傷されているような印象を抱いてしまう．このような破格の副深腓骨神経の存在を知っていれば，奇妙な所見を説明できる．外果後方を刺激することによって，この神経破格の存在を証明できる（**図 1-2-16**）．

③浅腓骨神経

総腓骨神経の1分枝で，L_4，L_5，S_1神経根由来である．運動線維は外がえし，底屈筋の長・短腓骨筋を支配しており，感覚線維は下腿遠位部の前外側および足背の皮膚を支配している．浅腓骨神経の走行は，下腿1/3遠位部の長腓骨筋と長趾伸筋との間の溝で表在性になる．深腓骨神経と異なり，浅腓骨神経は足関節伸筋支帯の浅層を通過し

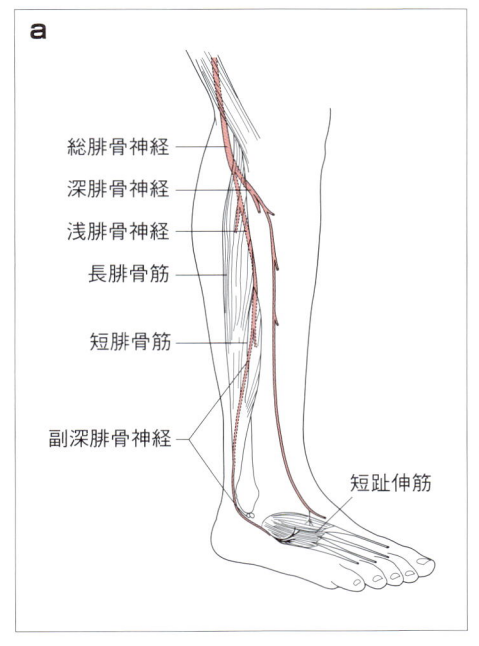

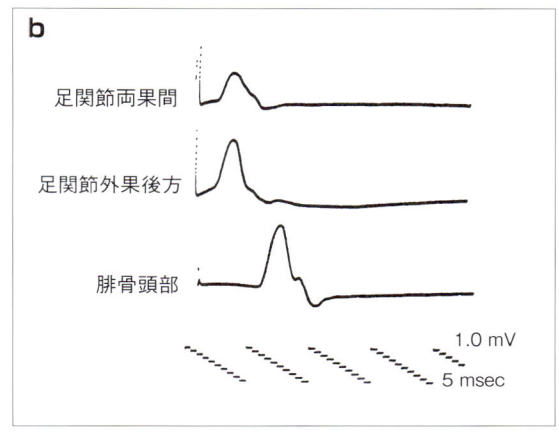

図 1-2-16 副深腓骨神経
腓骨神経を足関節両果間で刺激して短趾伸筋から導出されるCMAPが，腓骨頭刺激でのCMAP振幅より低振幅で，さらに足関節外果後方刺激で短趾伸筋からCMAPが導出された場合，破格の副深腓骨神経が存在している．
(Ma, D.M., Liveson, J.A.（柏森良二訳）：神経伝導検査ハンドブック．西村書店，1992 より引用)

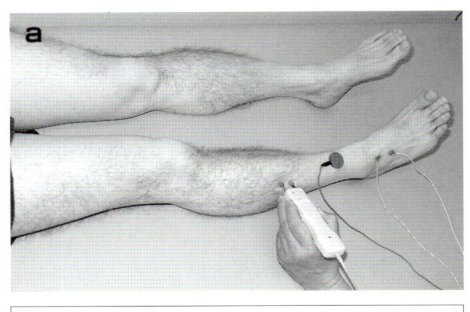

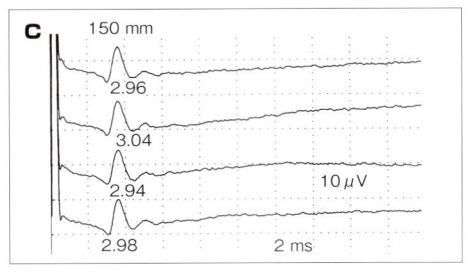

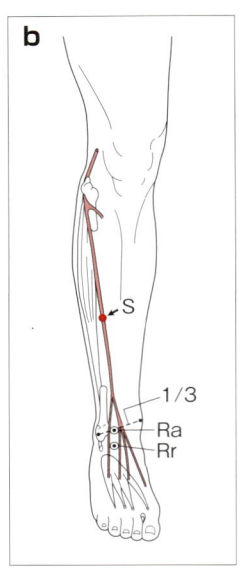

図 1-2-17 浅腓骨神経
　a：SNAP の記録刺激手技．
　b：浅腓骨神経の解剖．
　c：浅腓骨神経の SNAP．低振幅であり 10〜20 回ほど加算が必要である．

て足背に到着している．したがって，前足根管症候群では浅腓骨神経感覚枝は侵されない．通常，浅腓骨神経麻痺は総腓骨神経病変によって生じる．

<記録電極の設置>

表面記録を使用する．活性電極は両果を結んだ外側 1/3 等分点に設置する．基準電極はこれより 3 cm 遠位部に置く．

<浅腓骨神経 SNAP の刺激（**図 1-2-17**）>

逆行性表面刺激を，外果上端より 10〜15 cm 近位部の長腓骨筋の前方で実施する．

<基準値>

2.9±0.3 ms（頂点潜時），振幅 20.5±6.1 μV となっている．

DiBenedetto（1970）：潜時 2.24±0.49（1.4〜3.4）[6〜15 cm]，振幅 13（8〜25）μV

<技術的コメント>

記録電極 G_1 を長趾伸筋腱（中央線よりわずかに外側）に置くか，あるいは外果より 1 cm 前方に設置してもよい．刺激点は，記録部位より 10〜15 cm 近位部で，長腓骨筋の前方で，前脛骨筋の筋腹に隣接している．検者は手指で長腓骨筋腱に触れながら，後方から前方に移動すると浅腓骨神経を触知することができる．幾度か刺激を試みて，至適刺激部位を決める．腓骨前縁を目標として刺激を試みてもよい（図 1-2-15）．

④腓腹神経

腓腹神経は S_1，S_2 神経根由来である．2 つの神経枝によって形成されている．膝窩部下角で，脛骨神経から分枝している内側腓腹神経と，もうひとつは腓骨神経連絡枝の外側腓腹神経である．この 2 本の神経枝が吻合し，1 本の腓腹神経を形成している（図 1-2-9 参照）．純粋感覚神経で，下腿遠位部後外側と足外側から小趾の皮膚感覚を支配している（**図 1-2-18**）．

腓腹神経は，膝窩部から腓腹筋の双頭間溝を下行し，下腿遠位部 1/3 で表在性になり外果後方を通過し，足外側縁に至っている．

<記録電極の設置>

表面皿電極を使う．活性電極は果部の高さで，外果とアキレス腱との間に置き，基準電極はこれより 3 cm 遠位部に設置する（**図 1-2-19**）．

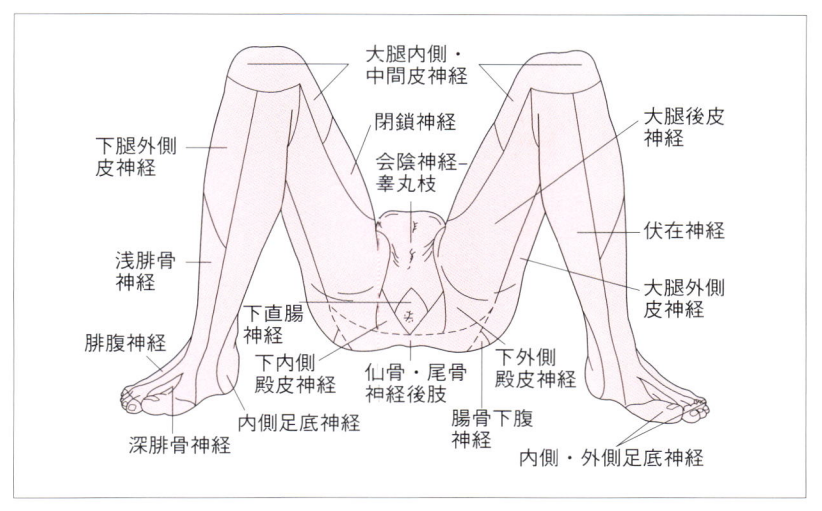

図 1-2-18　下肢の感覚支配領域

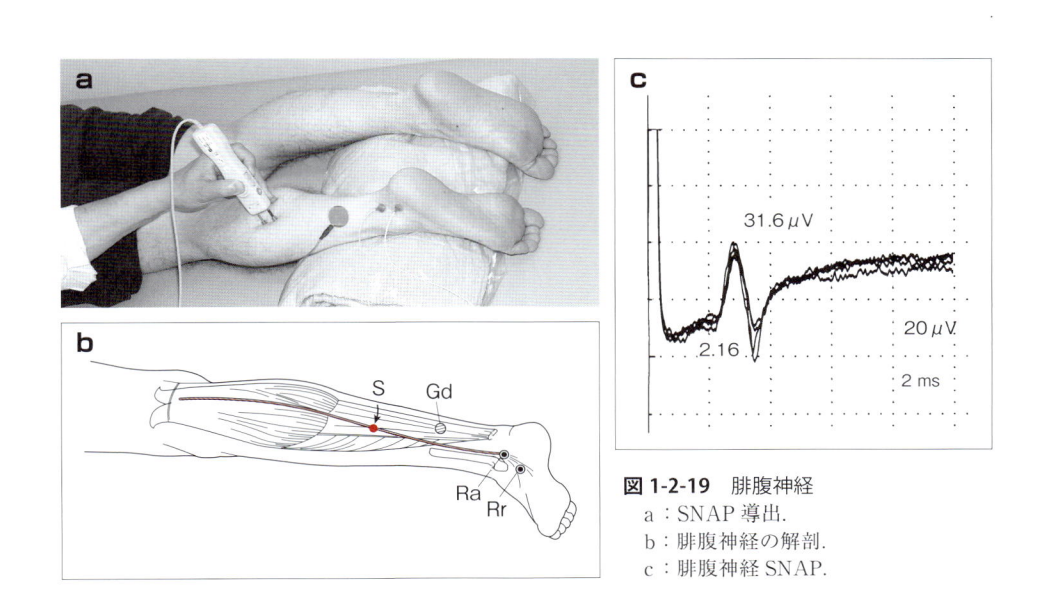

図 1-2-19　腓腹神経
a：SNAP 導出．
b：腓腹神経の解剖．
c：腓腹神経 SNAP．

<刺激>
　逆行性表在感覚刺激を，下腿遠位部 1/3 等分点付近，腓腹筋の筋腹下縁よりわずかに遠位部で，正中神経線外側で実施する．外果より 10～16 cm 近位筋で刺激する．

<技術的コメント>
　被検者を腹臥位にした方が検査しやすい．皿電極を記録電極として使う．むずかしい点は，刺激部位を決めることである．外果から 10～16cm 近位部で，下腿の後面，正中線外側を目標として刺激をする．この周辺を幾度か刺激し，至適部位を見つけ出す．刺激が腓腹神経に当たっていると，被検者は下腿後外側や足外側に放散する感覚変化を感じる．

<基準値>
　逆行性検査で 2.7 ± 0.3 ms，$20.9 \pm 8.0\ \mu V$，DiBenedetto（1970）の報告では潜時 2.27 ± 0.43 msec，振幅 $23.7 \pm 3.8\ \mu V$ である．

3章 顔面神経の伝導検査

> **目標**
> 1. 顔面神経を茎乳突孔で直接刺激し，表情筋から CMAP を導出することができる．
> 2. 三叉神経第1枝を眼窩上孔で刺激し，瞬目−顔面筋反射を導出することができる．

1 直接反応による CMAP

　神経伝導検査の原則は，病変を挟んだ近位部と遠位部で刺激し，筋からの誘発電位の波形を分析し，それが脱髄による伝導遅延なのか，伝導ブロックを含んでいるのか，さらに軸索変性があるのかを診断して予後を決めることである．顔面神経では，病変遠位部刺激は茎乳突孔での顔面神経の直接刺激である．この表情筋 CMAP（直接反応，direct response）振幅を患側/健側と比べた ENoG（エレクトロニューログラム，electroneurogram）によって，軸索変性の重症度を判定する（**図 1-3-1**）．神経障害においては表情筋が一様に損傷されない可能性があることから，頭蓋骨からの出口である茎乳突孔で顔面神経幹を刺激して，各表情筋の CMAP を導出して全体を把握することが望ましい．

●記録電極の設置

　茎乳突孔，刺激強度 37.4 mA 程度，左右眼輪筋と口輪筋に表面電極を設置する．さらに可能であれば，前頭筋や広頸筋にも記録電極を置くと情報量が多くなる．
　少なくとも左右の眼輪筋，口輪筋に表面電極を設置する．この設置部位は電気的瞬目反射の時に

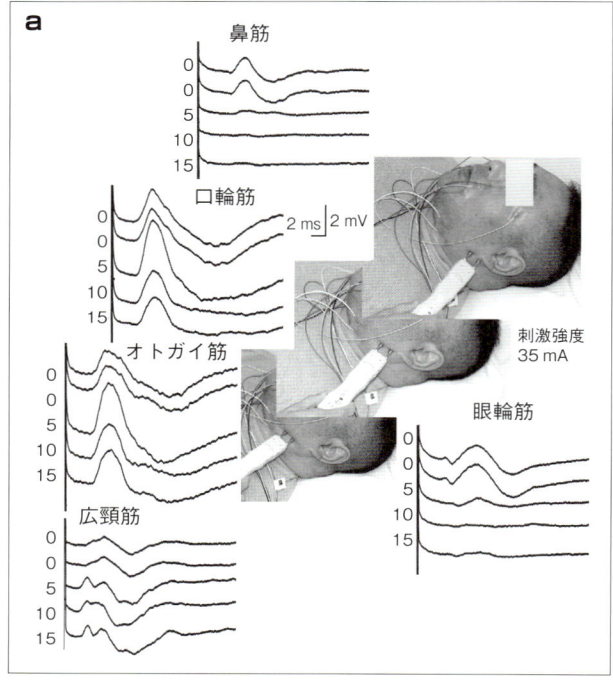

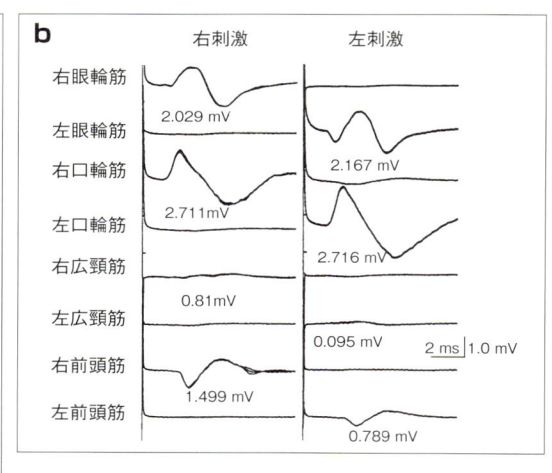

図 1-3-1 表情筋の CMAP
　a：茎乳突孔での顔面神経の直接刺激．刺激陰極を 5, 10, 15 mm と下行している．0 mm では上行枝を刺激しており，5 mm 下行部で下行枝を刺激している．
　b：正常 CMAP．必ずしも左右対称的ではないが，振幅比は 50% 以下になることはない．

も使用する．

●刺　激
茎乳突孔で顔面神経幹を 37.4 mA 程度の強度で刺激する．

●フィルタ
通常の骨格筋 CMAP と同様の 3～10,000 Hz で行う．

●留意点
表情筋の CMAP 導出時の留意点は2つある．1つは，顔面神経幹は茎乳突孔を出るとただちに上行枝と下行枝に分かれるために，神経幹全体を刺激したのか，上行枝あるいは下行枝を刺激したのか，眼輪筋と口輪筋からの CMAP 振幅の大きさで決める必要がある．もう1つは，茎乳突孔より少し下行した部位を刺激をすると副神経も交差刺激されて，広頸筋からの CMAP に胸鎖乳突筋や僧帽筋からの電位が混入して高振幅になることである．

❷ 電気的瞬目反射

病変遠位部刺激である茎乳突孔刺激による CMAP 導出に対して，顔面神経の近位部刺激による誘発電位は，側頭骨の神経管（Fallopian canal）内を走行していることから，三叉神経第1枝刺激による電気的瞬目反射（blink reflex）を用いる（**図 1-3-2 ～ 図 1-3-4**）．早期成分 R_1 の潜時と振幅を分析することになる．R_1 の経路は求心路が三叉神経で，橋で1～2個のシナプスを経由して，遠心路が顔面神経になる．このために三叉神経障害に対しても有用な診断法になる．

●記録電極の設置
左右の眼輪筋に表面電極を設置する．さらに迷入回路やその重症度を診断するために，両側口輪筋，広頸筋さらに前頭筋に表面電極を置く．これらは瞬目反射ではなく，顔面筋反射になる．

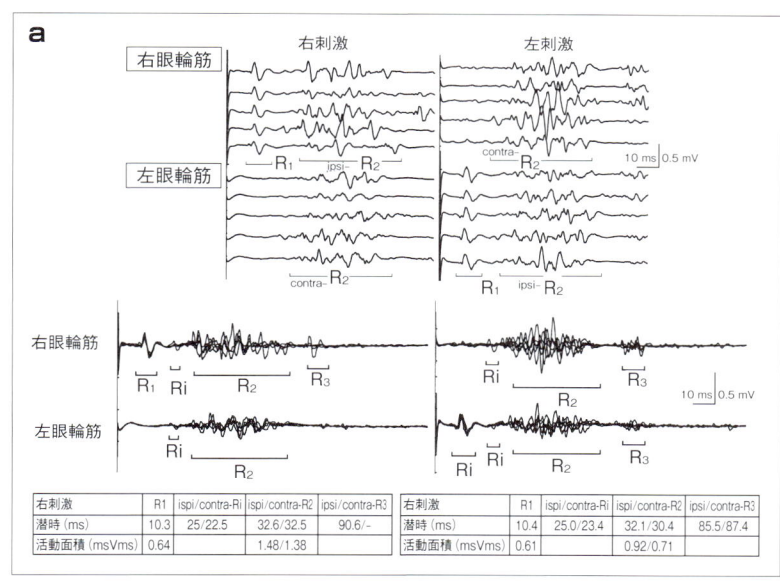

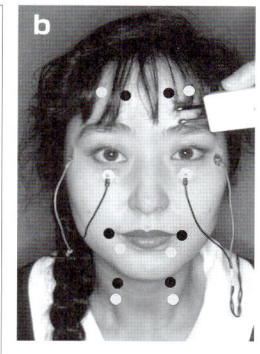

図 1-3-2　電気生理学的瞬目反射と顔面筋反射
　眼輪筋からの顔面神経の反射性反応は，三叉神経第1枝の眼窩上神経を刺激して，眼輪筋から誘発電位を導出している．
　a：電気生理学的瞬目反射．右と左に5回刺激を実施し，これを重ね合わせている．R_1 と R_2 の成分の潜時を測定する．この成分の間に Ri（intermediate，中間）が導出されることがあり，さらに潜時 80 ms の R_3 は皮質反射で痛みを自覚したときに出現する．
　b：電気生理学的瞬目反射と顔面筋反射．眼窩上孔に刺激電極で刺激をする．記録電極を，眼輪筋ばかりでなく口輪筋や広頸筋に設置し迷入回路の有無を検査する．

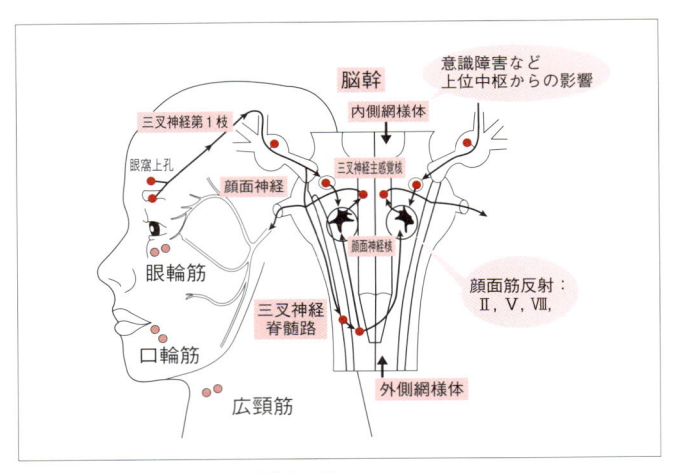

図 1-3-3 瞬目反射の解剖学的回路

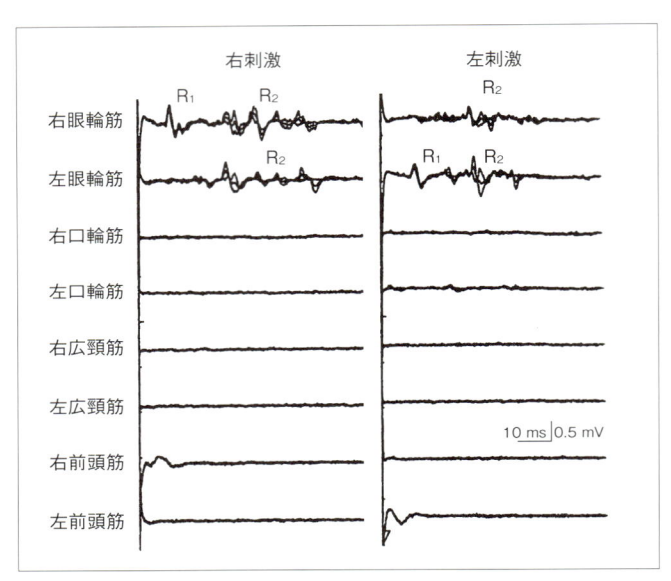

図 1-3-4 電気生理学的顔面筋反射の波形
　健常者では眼輪筋以外には誘発電位は導出されない．特発性あるいは顔面神経麻痺後の二次性片側顔面痙攣の症例では迷入回路があり，眼輪筋の誘発電位と同期して，他の表情筋からも誘発電位が出現する．

● 刺　激

　刺激部位は眼窩上孔で三叉神経第1枝の眼窩上神経を，刺激強度10 mAで刺激する．最近の筋電計には急速回復増幅器（fast recovery amplifier）が組み込まれていることから，眼窩上孔で刺激し，眼輪筋に設置した記録電極から誘発電位を導出できる．これが組み込まれていない機器では，眼窩上孔でプラス刺激電極で刺激すると安定した電位を導出することができる．

● フィルタ

　振幅は低くなるが，ローカットフィルタを50～100 Hzに上げると安定した電位が記録できる．ハイカットフィルタは3,000～5,000 Hzでもよい．

4章 後期応答

目標

1. 脛骨神経を膝窩部で刺激して，ヒラメ筋からH波を導出することができる．
2. 脛骨神経を足関節で刺激して，母趾外転筋からF波を導出することができる．
3. A波の3つの発生機序を説明できる．
4. 正中神経を手関節で刺激して，短母指外転筋からF波を導出することができる．
5. 無症候性糖尿病性多発ニューロパチーを神経伝導検査で診断することができる．

実用的な後期応答（late response）には，H波とF波がある．

H波は求心性感覚刺激による単シナプス運動反射である．内側腓腹筋やヒラメ筋から記録されるH波異常は，S_1神経根症を反映している．その他に，前角細胞の興奮性の評価，多発ニューロパチーの診断にも有用である．

F波は，最大上刺激による前角細胞の逆行性賦活による運動線維反応である．前角細胞までの上行路と下行路の運動神経線維を含むことから，この線維における脱髄病変数がより多くなるために，広汎性多発ニューロパチーの診断には不可欠な検査になる．

1 H反射の導出

H反射は，1918年にこれを報告したHoffmanの名前にちなんで付けられた単シナプス脊髄反射である．小児期では前腕でのH反射など多数の神経で導出されるが，成人になるとヒラメ筋–脛骨神経でのH反射に限定される．アキレス腱反射と相似している．反射求心路はⅠa線維で，脊髄では単シナプス介在でS_1前角細胞の遠心路に移行する．さらに反射神経線維は坐骨神経経由で，腓腹筋，ヒラメ筋，そのほかの脛骨神経支配筋へと分布している．

下腿中央のヒラメ筋上に記録電極を設置して，刺激電極を膝窩部でマイナス電極を中枢側に，プラス電極を末梢側に置き，脛骨神経を刺激する．感覚線維を刺激するには，0.2 msより0.5 msの刺激時間の長いほうが有効である．

S_1神経根（左右を比較する）や多発ニューロパチー（潜時の遅延）の有無の検索に用いられる．

●記録電極の設置

表面電極G_1を腓腹筋筋腹の下縁か内側ヒラメ筋に設置し，G_2はこれより遠位部に置く．

●刺激

脛骨神経を膝窩中央部で表面刺激し，刺激陰極を陽極より中枢側に設置する．

●技術的コメント

膝を軽く屈曲して，膝窩中央部に刺激電極を押し当てる．刺激時間が0.5 msと長く，しかも弱い刺激のほうが感覚神経線維を脱分極しやすく，H波を導出しやすい．徐々に刺激強度を増していく（図1-4-1）．

臨床反応を観察しながら，腓骨神経でなく，脛骨神経が刺激されていることを確認する．前者では足部背屈あるいは外がえしが生じ，後者では足の底屈，内がえしが観察される．

●F波との鑑別

H波は30 msecの長潜時反応で，F波との鑑別が必要である．弱い刺激強度で誘発され，最大振幅導出時には直接反応であるM波の振幅より大きい．刺激強度を高めていくとH反射の振幅は

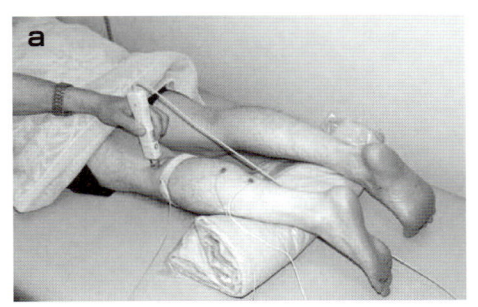

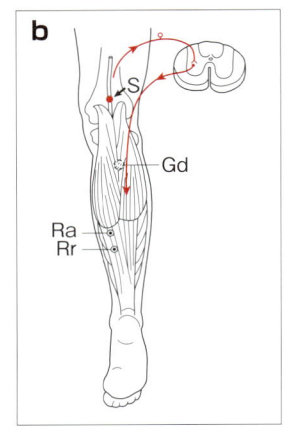

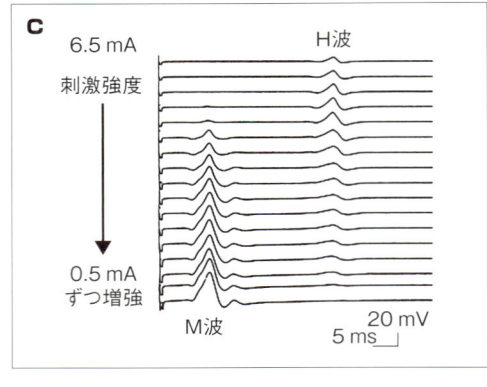

図 1-4-1　H波の導出と波形
　a：被検者を腹臥位にして，膝下部で脛骨神経を刺激する．陰極を末梢側にもってくる．
　b：記録電極をヒラメ筋上に設置する．
　c：刺激強度を 6.5 mA から 0.5 mA ずつ徐々に強くしている．刺激強度が 7.5～8.5 mA のときに H 波振幅がもっとも大きくなっている．さらに刺激強度を増していくと，H 波は消失し，M 波が徐々に大きくなっている．

むしろ低下していき，M 波の振幅の大きさと逆転していく（図 1-4-1）．H 反射が導出されている間，刺激強度を一定に保っていれば，H 反射も一定の形態を維持する．

これとは逆に，F 波は最大上刺激によってもっともよく導出される．F 波の振幅は M 波の振幅のわずか数％でしかない．さらに同一刺激に対しても，各掃引ごとに F 波の導出は一定せず，しかも振幅の大きさや潜時も変化する．

❷ F 波

長潜時反応あるいは後期応答（late response）である．H 反射と異なり感覚線維の介在はなく，運動線維の逆行性刺激によって前角細胞の一部が脱分極される．M 波支配線維の一部が脱分極され，M 波振幅の数％の F 波がもどってくる．各刺激に常に F 波が誘発されるとはかぎらず，むしろ導出されないことが多い．さらに潜時や振幅も変化する．

神経根を含めた神経最近位分節の伝導検査に有効であり，これらの部位の病変検査や，刺激伝導間距離が長くなることから，通常の末梢遠位部の神経伝導検査で明確にならないわずかな遅延も多くの脱髄病変を含むことによって異常は顕在化する．

●刺　激

正中神経，尺骨神経，脛骨神経など通常の末梢

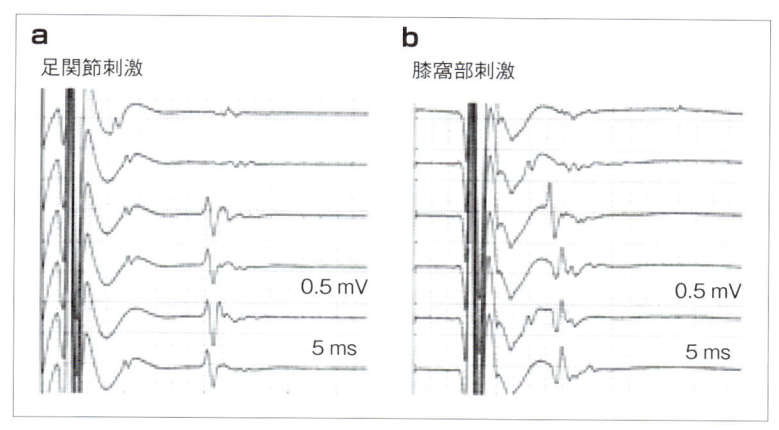

図 1-4-2 脛骨神経足関節と膝窩部刺激でのF波
刺激を足関節から膝窩部へ近位部に移動するとF波潜時は短縮する．

表 1-4-1 A波の病態の鑑別

	側副発芽	異所性放電／接触伝導
遠位部刺激	F波の後に出現する	F波の前，後で出現する
近位部刺激	潜時は短縮	潜時は短縮
波形	一定	一定
強力な刺激	消失する	消失しない
二重刺激	消失しない	消失する
反復刺激	消失する	1回/2発出現する
病変近位部刺激	消失しない	消失する

神経伝導検査を実施した後に，記録電極をそのままにして，較正を変更する．上肢のF波は潜時約25 ms，振幅200〜500 μV，下肢では潜時50 ms，振幅振幅200〜500 μVであることから，掃引速度5〜10 ms/区画，振幅200〜500 μV/区画とする．刺激陰極は中枢側にもってくるほうがF波出現率は上がる印象がある．

F波の振幅が導出されない場合，記録電極を設置している筋を少し随意収縮することによってF波導出が促通される（図1-1-9-a，b参照）．

F波導出は不安定で，各刺激に対してかならずしも誘発されるとはかぎらない．刺激に対して，何回反応が導出されるかの割合を出現率（persistence）という．F$_{AH}$（母趾外転筋でのF波）反応は100%近くの出現率である．上肢のF波出現率は70〜80%である．F波の最短潜時を決めるために少なくとも10〜16回刺激をして導出を試みる（**図1-4-2**）．

③ A波

とりわけ脛骨神経足関節刺激のF波検査で，3つの異なった小さな長潜時電位が導出されることが多い（**表1-4-1**）．まれに健常者で出現するが，基本的に末梢性ニューロパチーの存在を示唆している（**図1-4-3**）．

●A波の発生機序

3つの病態が提案されている（**図1-4-4**）．

a．神経再生による側副発芽（collateral sprouting）：遠位部刺激によって刺激インパルスは前角

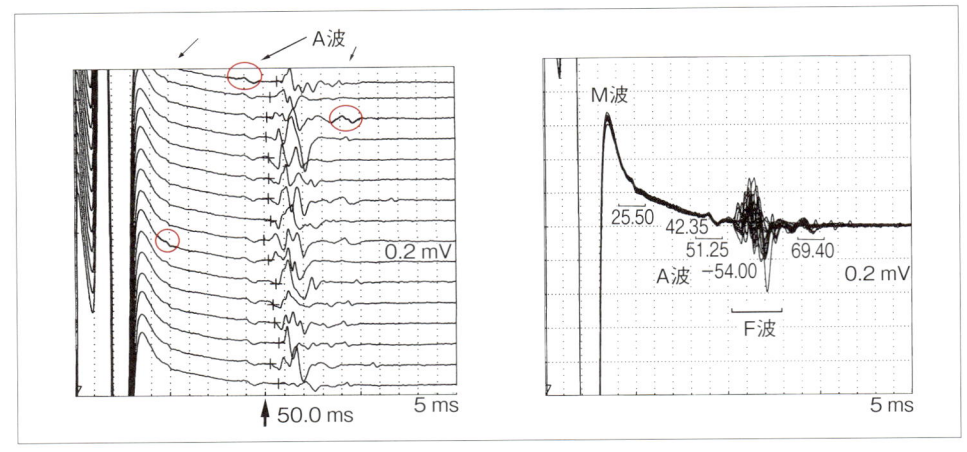

図 1-4-3 脛骨神経足関節刺激による誘発電位

DM ニューロパチーがあり，F 波潜時が 51.25 ms と遅延している．F 波の前に潜時 42.35 ms の A 波が出現している．その他の潜時 25.50 ms と 69.40 ms の電位は A 波かどうか不明である．

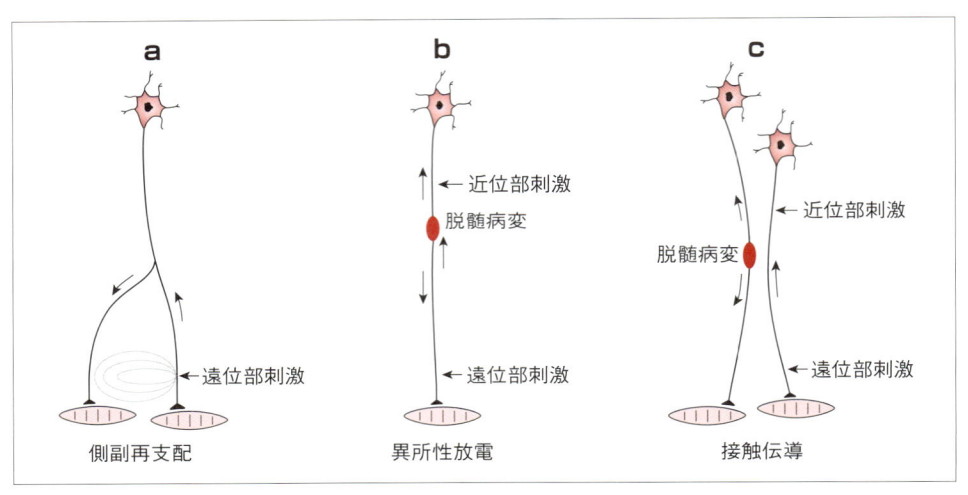

図 1-4-4 A 波出現の 3 つの病態

細胞に到着して逆行性に F 波が出現する前に迂回路を通り A 波が出現する．遠位部刺激の強度を増すことによって，側副発芽線維にもインパルスが伝わり，迂回路からのインパルスと衝突して A 波は消失する（**図 1-4-5**）．

b. 脱髄病変による異所性放電（ectopic discharge）：遠位部刺激による逆行性 F 波に続いて，脱髄病変から異所性放電が生じてもう 1 つの F 波に続発して A 波が出現する．この場合，近位部刺激や二重刺激によって衝突が起こることから，A 波は消失する．

c. 脱髄病変による接触伝導（ephaptic transmission）：脱髄病変のある線維に隣接している線維にもインパルスが生じて，逆行性 F 波の前後で A 波が生じる．近位部刺激や二重刺激によって衝突が起こり，A 波は消失する．

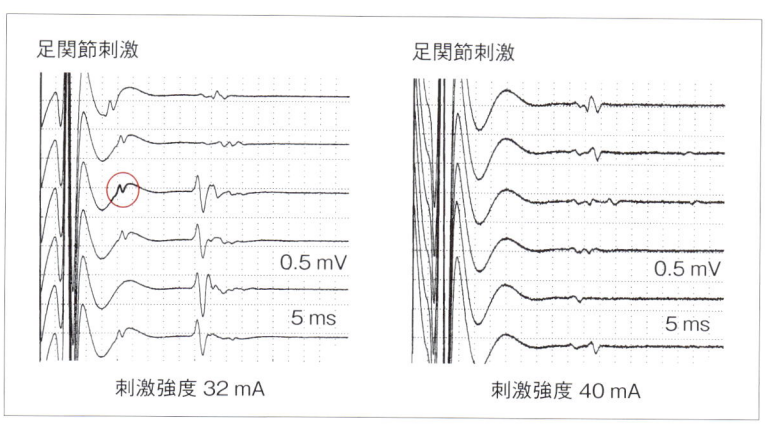

図 1-4-5 刺激強度の増強による A 波の消失
　F 波に先行している A 波は，刺激強度を 32 mA から 40 mA に増すと消失している．

表 1-4-2 Guillain-Barré 症候群の 2 つのタイプ

	脱髄型	軸索型
先行感染症	上気道炎	胃腸炎（Campylobacter）
脳神経障害	30〜40%	まれ（< 20%）
感覚障害	あり	なし
自律神経障害	交感神経亢進	少ない
腱反射	消失	ときに亢進
進行期間	平均 18 日	平均 10 日
回復	週単位で回復	2 つのパターン（急速型と遷延型）
標的分子	不明	ガングリオシド GM1, GD1a

❹ 多発ニューロパチー

●免疫性ニューロパチー

　Guillain-Barré（ギラン・バレー）症候群では，血液神経関門（blood-nerve barrier）の脆弱な部位である．遠位部神経終末，神経根，生理的圧迫部などで，抗体など大分子量物質が通過できないために病変が好発する．

　軸索型では脱髄型と比較して以下の特徴を有する（**表 1-4-2**）．①先行感染として胃腸炎が多い，②発症から症状のピークまでが短い，③脳神経障害の頻度が低く感覚神経は障害されない，④腱反射が亢進することがある，⑤血圧変動などの自律神経症状は少ない，⑥急速な回復と軸索変性による回復遷延の 2 つの回復パターンがみられる．

●無症候性 DM 多発ニューロパチー

　DM による症候がなくとも，以下の 3 つを無症候性ニューロパチーの診断基準として使っている．①脛骨神経-足関節刺激 F 波潜時 50 ms 以上，②腓腹神経 SNAP の振幅 16 μV 以下，③正中神経-手関節刺激 F 波潜時 30 ms 以上である．

5章 神経筋接合部の伝導検査

目標
1. 尺骨神経を手関節で3Hz最大刺激を行い，小指外転筋からCMAPを導出することができる．
2. 副神経を頸部で3Hz最大上刺激を行い，上部僧帽筋からCMAPを導出することができる．
3. 10秒間の随意運動によって，運動後促通現象と運動後疲労現象の有無を確認することができる．

運動神経の終末は，筋線維の終板（end-plate）と呼ばれる部分とシナプスを形成している．運動神経の軸索は，終板に近づくと髄鞘を失い枝分かれする．その先端に伝達物質であるアセチルコリン（ACh）を含む小胞がある．シナプス前膜にはCaイオンチャネルがあり，活動電位がこの部分に達し脱分極が起こるとCaイオンチャネルが開き，Caイオンの流入が起こる．これによりACh小胞と細胞膜との結合が促進し，AChが放出され，シナプス後膜のACh受容体に結合する．AChの受容体結合により，終板電位あるいは終板スパイク（end-plate potential/spike）が惹起され，この電位により筋細胞膜のNaイオンチャネルが開き，閾値に達すると筋活動電位が生じる．開くNaイオンチャネル数はAChの放出量により決まる（図1-5-1）．

シナプス前膜からのAChは，活動電位に関わりなく少量ずつ不規則に放出されており，小さな終板電位（minuature end-plate potential：MEPP）が惹起される．針筋電図では貝殻音（sea-shell noise）として導出される．

神経筋接合部疾患には，シナプス後疾患とシナプス前疾患の2つの主要疾患がある．反復最大上刺激によるCMAP振幅変化により鑑別する．

❶ シナプス後疾患

重症筋無力症は，シナプス後膜にあるACh受容体に対する抗体が介在する疾患で，神経筋接合部疾患のなかでもっとも頻度が高い．臨床的に運

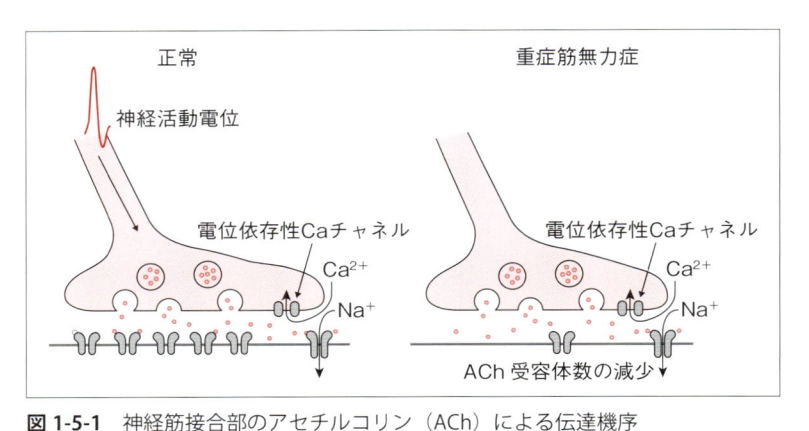

図1-5-1 神経筋接合部のアセチルコリン（ACh）による伝達機序
終板電位が閾値に達すると筋活動電位が生じる．また，ACh小胞から放出されたAChはコリンエステラーゼによってアセテートとコリンに分解され，再度，運動神経終末のACh小胞に取り込まれる．重症筋無力症ではシナプス後膜にあるACh受容体数が減少している．

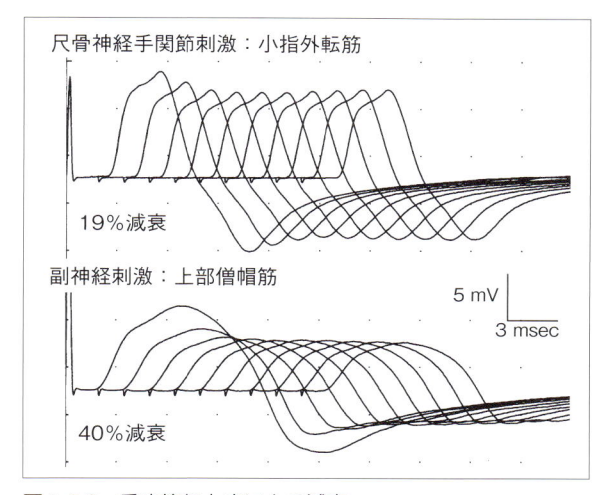

図 1-5-2 重症筋無力症による減衰
小指外転筋では第5 CMAPは第1 CMAP振幅と比べて19%の減衰がみられる．上部僧帽筋では40%減衰している．
（帝京大学神経内科 畑中裕己先生の厚意による）

動後の筋疲労と，安静によって急速に回復することが特徴である．

通常，陰性の脱分極で第一次貯蔵庫である終末小胞からAChが放出される．その後，シナプス間隙を横切り，筋線維終板上の受容体を賦活する．健常者では，必要な3〜4倍の受容体が安全因子としてある．この安全因子は3Hzの反復最大上刺激でも持続して維持されているが，第4〜6刺激までに放出されるACh量は50%ほどに減少する．健常者では，CMAPは一連の刺激に対応した振幅低下は起こらない．しかし，重症筋無力症ではCMAP振幅は減衰する．

重症筋無力症では，受容体部位の異常と安全因子の喪失があるために，筋線維の脱分極は起こらない．このために，CMAPから反応脱落が起こり振幅は減衰する．第5誘発電位までに10%以上の漸減が生じる．その後，反応はプラトーに達するか，あるいは増加する（**図 1-5-2**）．一定の筋収縮後，まず振幅は増加し（賦活/運動後促通，post-activation/exercise facilitation），その後に漸減が著明になる（賦活/運動後疲労，post-activation/exercise exhaustion）．

● **刺　激**

小指外転筋に記録電極を設置し，手関節で尺骨神経を3Hz反復最大上刺激する手技が簡便である．しかし，近位筋−副神経支配筋の僧帽筋，顔面神経支配筋の鼻筋の方が，重症筋無力症による減衰陽性率が高い．

● **留意点**

反復最大上刺激で，小指外転筋が動いて一見漸増したようにみえることがある（仮性促通，pseudofacilitation）．これを防ぐためにしっかり

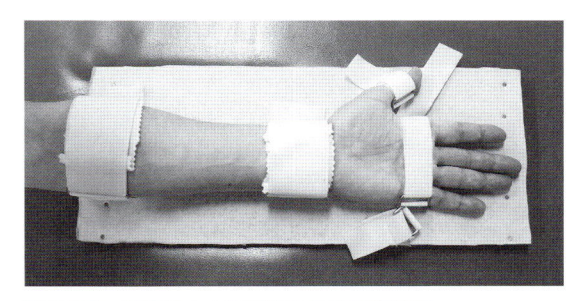

図 1-5-3　反復最大上刺激時の手の固定装置
刺激による筋長変化でCMAP振幅も変化するために，小指外転筋や短母指外転筋からのCMAP導出時には，手をしっかりと固定する．なお刺激時には手関節のマジックテープを緩めて使う．

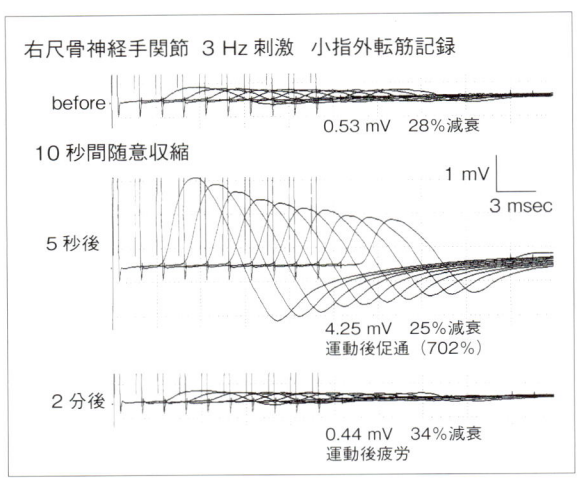

図1-5-4 Lambert-Eaton筋無力症候群の伝導検査
（帝京大学神経内科 畑中裕己先生の厚意による）

固定する必要がある（**図1-5-3**）．反復最大上刺激で漸減が生じるのは必ずしも重症筋無力症ばかりでなく，多くの疾患で起こる．とりわけ筋萎縮性側索硬化症（ALS）ではこの陽性率は高い．

反復最大上刺激を効果的に使うには，筋を暖めたり，3 Hzの低頻度刺激を使ったり，複数の神経刺激（小指外転筋，僧帽筋，鼻筋，三角筋など），とりわけ近位筋（僧帽筋，鼻筋など）からのCMAPを導出するとよい．

2 シナプス前疾患

Lambert-Eaton筋無力症候群（LEMS）やボツリヌス中毒では，AChのシナプス前放出が血中物質によって遮断されるために，誘発されるCMAP振幅はきわめて低くなっている．3Hz低頻度刺激で重症筋無力症と同様に漸減反応が出現する．重要なことは，10秒間の随意運動によって，CMAP振幅は200%以上著明に大きくなる点である．高頻度20〜50Hzの反復最大上刺激でも漸増が起こる．これらの現象は，Caイオンのシナプス前蓄積によって説明できる．この現象は，ボツリヌス中毒ではあまり著明でないことが特徴である．

●刺　激

小指外転筋に記録電極を設置して，手関節で尺骨神経を3 Hz反復最大上刺激する．最初にきわめて低振幅のCMAPが導出されるが，随意運動によってCMAP振幅が極端に増大することが特徴である（運動後促通）．さらにこのCMAP振幅増大は数分後に元の低振幅に戻り，さらに減衰が生じる（運動後疲労）（**図1-5-4**）．

6章 その他の神経伝導検査

目標
1. 副神経を頸部で表面刺激して，僧帽筋から CMAP を導出することができる．
2. 副神経を頸部で単極針電極を使い神経近傍刺激ができる．
3. 横隔神経を頸部で表面刺激し，活性電極を剣状突起に，基準電極を第 7～8 肋間に設置して横隔膜の遠隔電場電位を導出することができる．
4. 横隔神経を頸部で単極針電極を使い神経近傍刺激ができる．

本章では，重症筋無力症の診断の際に用いられる副神経刺激による僧帽筋 CMAP 導出と，筋萎縮性側索硬化症（ALS）など横隔神経麻痺の評価による横隔膜 CMAP について記述する．

① 副神経の伝導検査

副神経は脳神経第 11 神経であるが，その前角細胞は頭蓋外の C_1～C_5 の脊髄分節から起源しており，運動神経線維で，胸鎖乳突筋や僧帽筋を支配している．副神経の一部は C_2～C_4 神経根から直接枝が神経叢を作り，さらに僧帽筋を支配している．このように頭蓋外から起源している副神経線維は，大後頭孔から頭蓋内に入り，後頭骨部に至る．さらに，頸静脈孔からふたたび頭蓋外に出ていき背側に走行している．

次の 2 点を結ぶ直線上に神経走行をたどることができる．上部点は乳様突起と下顎角の中間点である．下部点は胸鎖乳突筋の後縁中央部のわずか上方である．さらに神経は鎖骨上 5 cm の上部僧帽筋の前縁にまでたどることができる．

副神経は胸鎖乳突筋を貫通し，その際に支配枝を出し，さらにその下を走行する．副神経は胸鎖乳突筋後縁中央部より少し上方で表在性になる．後頸部での走行は浅層にあり，僧帽筋に入るまで，わずかに深部筋膜や皮下組織に覆われている．

なお，水痘・帯状疱疹ウイルスの再活性化による Ramsay Hunt 症候群による顔面神経麻痺に合併して，頸静脈孔で舌咽，迷走神経，さらに副神経が侵されることが少なくない．

●記録電極の設置
表面電極で G_1（Ra：recording active）は上部僧帽筋上で，第 7 頸椎棘突起の外側約 9 cm の部位に置く．G_2（Rr：recording reference）はこれよりさらに 3 cm 外側に設置する（図 1-6-1）．

●刺 激
後頸三角筋で表面刺激をする．胸鎖乳突筋後縁中央より少し上方で刺激する．

●技術的コメント
乳様突起と胸骨上切痕との中間点（おおよそ甲状軟骨上部の高さ）で，胸鎖乳突筋の後縁で刺激する．この部位では，頸神経叢や横隔神経を刺激する可能性がある．頸神経叢の分枝はほとんどが感覚枝であるが，肩甲挙筋へも分枝を出している．横隔神経刺激ではシャックリ（吃逆）が出てくる．副神経が刺激された場合，僧帽筋収縮によって肩をすくめるような動作が生じる．

② 横隔神経の伝導検査

外傷による横隔神経損傷あるいは ALS による横隔膜機能障害に対して，横隔神経伝導検査が必要なこともある．

横隔神経は C_3，C_4，C_5，ときに C_2 や C_6 も含

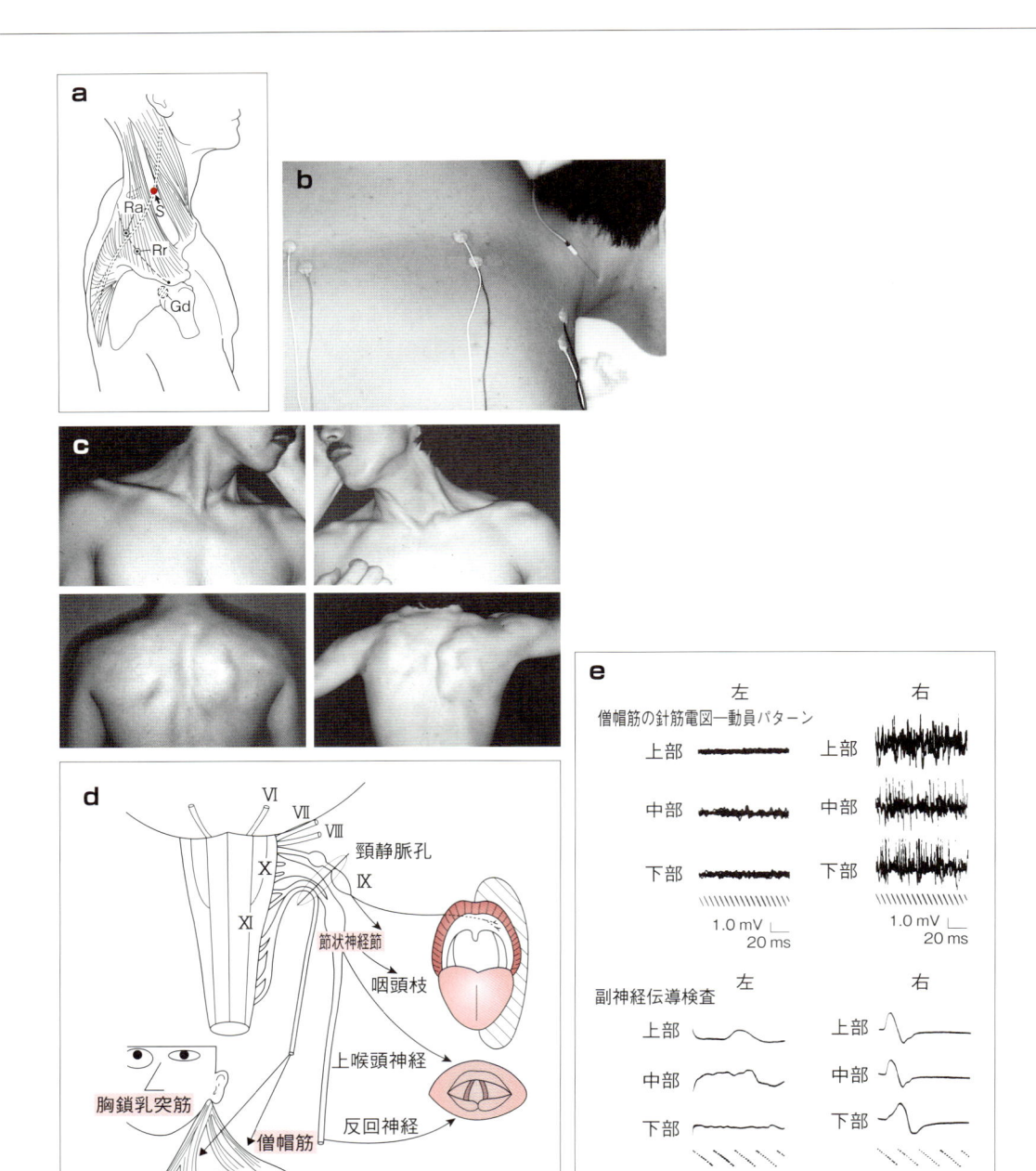

図 1-6-1　副神経伝導検査

　a：重症筋無力症の検査の際に上部僧帽筋に記録電極を設置し，胸鎖乳突筋後縁で表面電極で刺激をする．

　b：単極針電極による副神経伝導検査．副神経は表在性であるが，針電極刺激で 5～10 mA の刺激強度で，上部，中部，下部僧帽筋から CMAP を導出してもよい．

　c：頸静脈孔における副神経麻痺の症例．左胸鎖乳突筋と僧帽筋の萎縮が著明である．嗄声および左軟口蓋挙上不全を合併している．

　d：頸静脈孔における副神経麻痺の症例．

　e：副神経麻痺の伝導検査．上段は針筋電図による動員パターンである．左からは低振幅のわずかな MUP しか導出していない．右健側は完全動員パターンである．下段の神経伝導検査では，左患側の CMAP は潜時遅延があり，低振幅である．

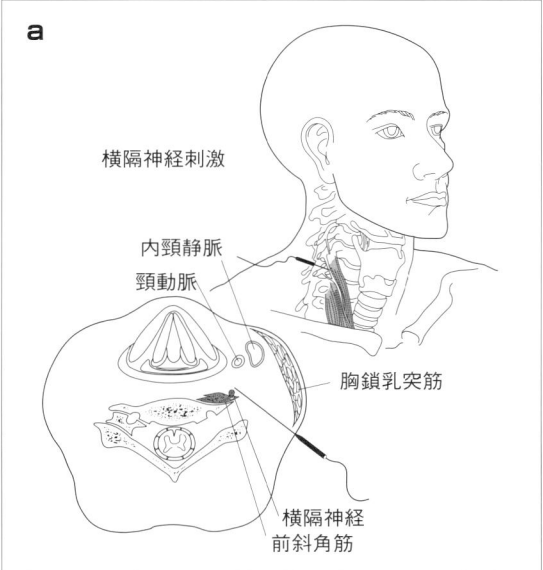

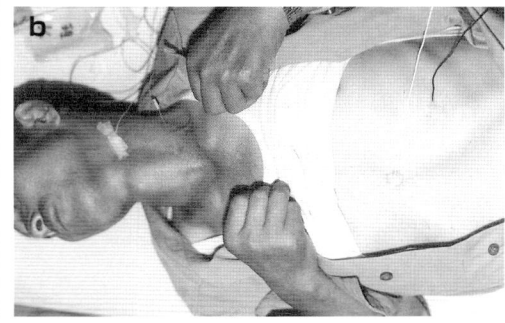

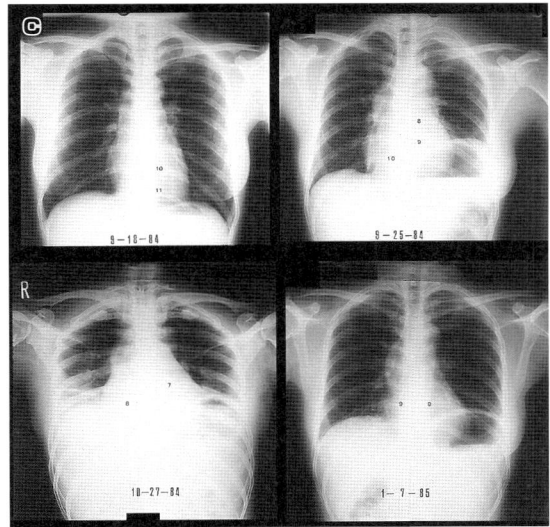

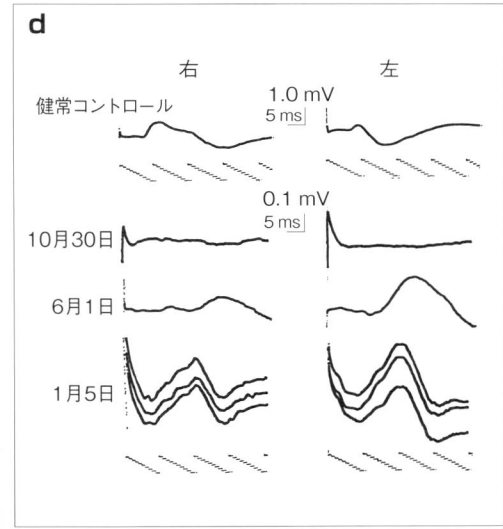

図 1-6-2　横隔神経の刺激
　a：針電極でなく表面電極刺激でも可能であるが，近傍を走行している副神経なども容易に刺激されてしまうので，臨床反応をみながら行う．針電極刺激では5〜10 mAで容易にCMAPが誘発される．
　b：横隔膜からのCMAP導出．剣状突起にG_1を，G_2を第7〜8肋間に設置する．
　c：両側横隔神経麻痺の症例．両側胸郭出口症候群の診断で，9月23日に左第1肋骨切除術を行った．さらに10月25日に右第1肋骨切除術を実施した．術後呼吸不全が出現した．術前9月18日の胸部X線では横隔膜レベルは第10〜11肋間にあった．8月25日胸部X線では左横隔膜は第8〜9肋間に挙上していた．呼吸困難の症状はなかった．10月27日胸部X線では両側横隔膜レベルは第7〜8肋間に挙上している．起坐呼吸状態であった．翌年の1月7日胸部X線で横隔膜は第9〜10肋間レベルに下降している．通常の日常生活動作は可能であるが，臥位性活動に呼吸苦が残っていた．
　d：両側横隔神経麻痺の経時的横隔膜CMAP．10月30日の伝導検査ではCMAPはほとんど導出されなかった．翌年の6月1日の検査では潜時遅延と低振幅のCMAPが導出されている．さらに翌々年の1月5日でも健常コントロールと比べて潜時遅延と低振幅が残っている．

んだ神経根前枝によって形成されている頸神経叢の1分枝である．原則的には，運動線維で，下部胸神経からの分枝とともに横隔膜を支配している．しかし，心臓や腹膜に感覚線維の一部を分枝している．

横隔神経の走行は，高位では前斜角筋の内側を横切っている．胸鎖乳突筋の下では，次の2点を結んだ直線上にたどることができる．上部点は甲状軟骨の上角の高さで，胸鎖乳突筋の前縁と後縁を結んだ中間点である．下部点は胸鎖関節の少し外側である．

さらに胸腔内に入り，胸膜縦隔洞部と心囊膜との間を通過し，横隔膜に到着している．左横隔神経のほうが右と比べて長く，浅層を走行している．

● **記録電極の設置**

表面電極を使用する．活性電極を剣状突起部に，基準電極を第7～8肋間部に設置する（**図1-6-2**）．この記録電極設置による横隔膜からの誘発電位導出は，横隔神経の近傍電場電位ではなく，遠隔電場電位の可能性が高い（第2部参照）．

● **刺　激**

表面刺激で鎖骨上部，胸鎖乳突筋の胸骨頭外側，鎖骨頭の内側部で実施する．

第2部 誘発電位の波形分析の基礎

　電気生理学の臨床応用である電気診断学の1つの目的は，病変部位を決定することである．さらに，その基礎にある神経生理学的病態と，その重症度を診断することである．そのために運動神経および感覚神経伝導検査と針筋電図が用いられる．

　神経伝導検査では，病変の近位部と遠位部刺激による誘発電位の波形分析が重要である．これによって，脱髄による伝導遅延あるいは伝導ブロックか，軸索変性かどうかの鑑別が可能である．針筋電図では安静時の異常自発電位の有無や，随意運動時における運動単位電位（MUP：motor unit potential）の振幅，持続時間，波形さらに動員パターンの分析によって病変の拡がり，神経原性か筋原性か，急性期か慢性期かなどの診断が可能である．

　第2部では誘発電位の波形分析の基礎について記述する．

1章 神経伝導の基礎

目標

1. 静止膜電位はNa$^+$透過性が低く，K$^+$の平衡電位と近似していることを学ぶ．
2. 細胞膜構造を理解して，2種類のイオンチャネルがあることを理解する．
3. 活動電位発生とイオンチャネル透過性の変化の関係を理解する．
4. 神経軸索における活動電位の伝導を説明することができる．
5. 脱髄によって伝導障害が生じる機序を説明することができる．
6. 容積導体電位の三相波を説明することができる．
7. 近傍電場電位と遠隔電場電位の相違を理解する．
8. 神経線維の種類と機能を説明することができる．
9. 誘発電位のパラメータへの影響因子を学ぶ．
10. 生理的持続時間依存性位相相殺現象とは何か説明することができる．
11. 脱髄による波形変化を述べることができる．
12. 軸索変性による波形変化を述べることができる．
13. 活動電位の異常と臨床症状との関連を学ぶ．

　神経系の情報伝達は，神経細胞より発した活動電位が末梢あるいは中枢に向かって伝導することによって果たされる．この活動電位を表面電極あるいは針電極を用いて記録することで，運動神経や感覚神経の伝導，運動単位や筋活動の分析に有用である．

　神経と筋組織は共通の生理学的特性をもち，いずれの細胞膜もその興奮性は静止膜電位の大小で決まる．電気的あるいは化学的刺激によって細胞膜に脱分極が起こり，これが閾値に達すると活動電位が生じ，興奮の伝導が始まる．

1 静止膜電位

　多くの人々の血中電解質のNa, Cl, Kイオン（それぞれNa$^+$，Cl$^-$，K$^+$）の正常値はそれぞれ135〜145 mEq/L, 98〜108 mEq/L, 3.5〜5.0 mEq/Lになっている．これらは細胞外液の濃度であるが，細胞内では，これらの濃度とは逆にK$^+$は高く，Na$^+$とCl$^-$は低くなっている．細胞膜にあるほとんどのイオンチャネルは閉じているが，K$^+$に対しては漏洩（ろうえい）チャネルがあり透過性が高くなっている．また，神経細胞や筋細胞では，細胞内の電位は細胞外に対して−70 mVであり，これが静止膜電位である（**図 2-1-1**）．なお，静止状態ではNaイオンの透過性が低いために，静止膜電位はKイオンの平衡電位に近似している．

　静止状態ではイオンの動きは全体として平衡を保っており，細胞内に流入するイオンと流出するイオンが等しい．細胞内外のイオンの移動には，濃度勾配と電気勾配の2つの要素が関与している．たとえば，静止状態の細胞外のNa$^+$濃度勾配も電位勾配も，細胞外から細胞内へのイオン流入が起こるはずである．しかし実際には，Na$^+$透過性は低くなっており，細胞膜イオンチャネルの調節機構が働いている．

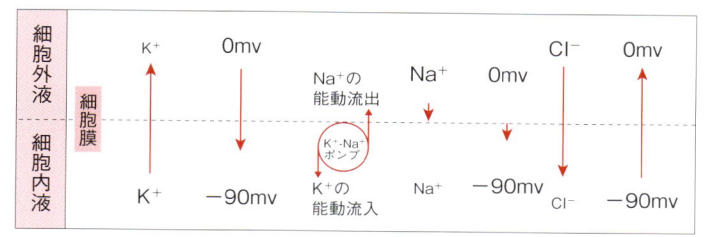

図 2-1-1　細胞内外の電解質平衡
細胞内の K^+ 濃度が高く，細胞外では Na^+，Cl^- 濃度が高くなっている．

2 イオンチャネル

　細胞膜はおもに脂質と蛋白質から構成されており，脂質の大部分はグリセリン分子を含むリン脂質である．リン脂質分子はリン酸基（極性球状頭部）1個と脂肪酸の炭素鎖（非極性尾部）2本からなっている．球状頭部は水溶性（親水性）で，尾部は非水溶性（疎水性）である．細胞膜の内外側表面は親水性の球状頭部が並んでおり，二重層を形成している．その内部は疎水性2本鎖が並んでいる．この二重層はイオンをほとんど通さず，非電導性である．膜電位が発生するためには，細胞膜をイオンが透過する必要があり，脂質二重層のところどころに，蛋白質でできたイオン通路であるイオンチャネルがはめ込まれている．

　このチャネルを通って細胞内外をイオンが移動する．イオンチャネルには2種類あり，1つは膜電位の変化によってゲートが開閉する電位作動性チャネルで，もう1つは特異的な化学物質と結合した時にゲートが開くリガンド作動チャネルである．

　イオンチャネルは細胞1個当たり数万ある．Na^+ チャネルや K^+ チャネルを通過できるイオンは選択的である．これらのイオンチャネルは，細胞膜の脱分極が一定の閾電位に達した時に開くことから，電位作動性イオンチャネルと呼ばれている（**図 2-1-2**）．

　リガンドとは受容体に結合する物質のことで，たとえば神経筋接合部で運動ニューロン終末から放出されるアセチルコリンがある．アセチルコリ

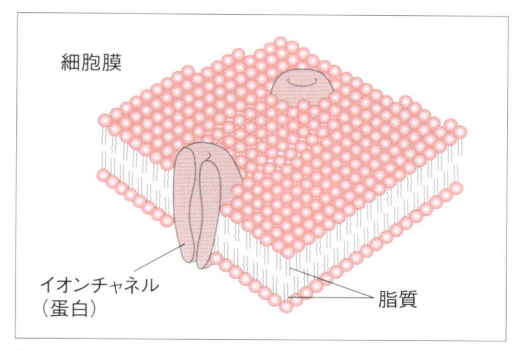

図 2-1-2　細胞膜構造とイオンチャネル

ンが筋細胞膜終板にある受容体に結合すると，Na^+ と K^+ の両方を通過させるイオンチャネルが開き，筋細胞膜の脱分極が起こり筋収縮を引き起こす．このように，特異的物質が受容体に結合することによってイオンチャネルが開くのが，リガンド作動性イオンチャネルである．

3 活動電位

　神経や筋では興奮が起こる．電気的，物理的，化学的刺激によってこれらの細胞が興奮を起こす時には，興奮部の膜電位は $-70\,mV$ から $+30\,mV$ へと急激に変化し，しかも速やかに元の静止膜電位レベルに戻る．この数 msec の間に起こる一過性の膜電位の変化を活動電位という．

　刺激強度が十分に強く閾（値）電位を越えていれば，容易に活動電位が発生する．ちょうど閾電位くらいの刺激強度では，時間的経過で電流強度が増して活動電位が惹起される場合もあり，ある

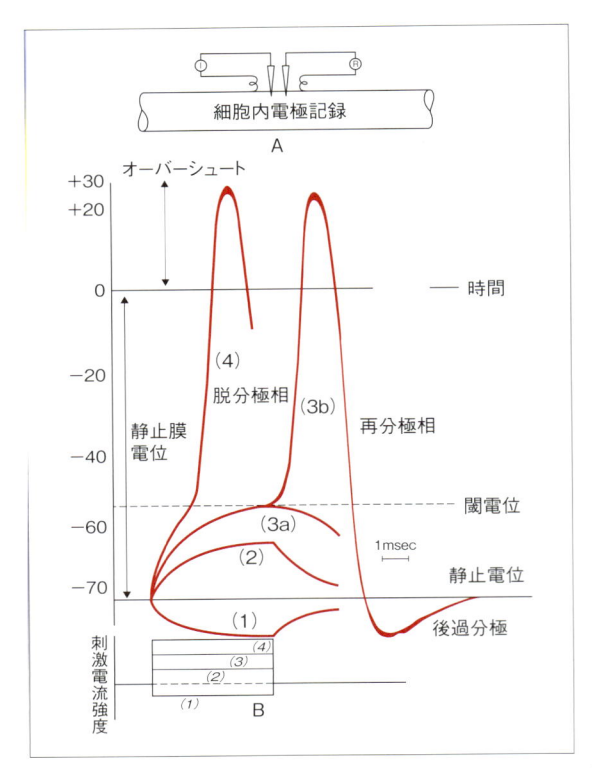

図 2-1-3　電気刺激による活動電位の発生

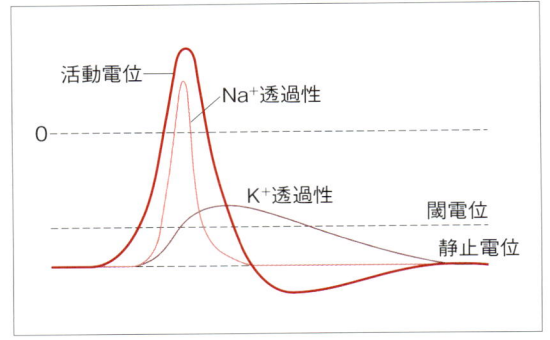

図 2-1-4　活動電位発生時のイオンチャネル透過性変化
　膜電位が脱分極に伴い－70 mV から電位が高くなると，Na^+ の膜透過性は上昇し，細胞内流入が増加する．この流入によって脱分極はさらに進行する．＋30 mV になると Na^+ イオンチャネルは閉鎖し，流入は阻害される．これに対して，K^+ チャネルは少し遅れて開き，細胞外へ流出が起こり，＋30 mV から－70 mV に向かって再分極が起こる．K^+ の透過性はゆっくりと持続するために，－90 mV ほどの過分極状態を経て，静止電位－70 mV に戻る．

いは周囲に電流が漏れて，むしろ電流強度減衰が起こり，活動電位が形成されないこともある．また，閾下刺激では活動電位は発生せず，局所電流にとどまる．刺激に伴う電流あるいは電圧強度は，刺激部位からの距離に応じて減衰する（**図 2-1-3**）．

　活動電位が－70 mV 静止膜電位から 0 mV になる方向に変化することを脱分極といい，細胞内部が外部に対してプラスになることを極性逆転あるいはオーバーシュートという．また，活動電位がその後，元の静止膜電位へ戻ることを再分極という．さらに，神経ではいったん静止膜電位よりマイナス方向に進んでから静止膜電位に戻るが，これを過分極と呼んでいる．

　膜電位が脱分極に向かうと Na^+ の膜透過性は上昇し，ふだん閉じている Na^+ チャネルが開く．また，Na^+ 細胞内流入が増加すると，さらに脱分極が進行する正の連鎖が成立する．

　膜電位が＋30 mV になると Na^+ チャネルが閉じ，さらなる Na^+ の流入は阻害される．これにわずかに遅れて，電位依存性 K^+ チャネルが開き，濃度勾配および電気的勾配が推進力となり K^+ 流出が始まり，再分極が起こる．この K^+ チャネルは膜電位の変化にすぐには応答せず，遅れて応答する．そのために，膜が十分再分極した後も K^+ の流出が続き，一時的に膜電位は通常の静止膜電位よりもさらに低い過分極状態になる（**図 2-1-4**）．

4　不応期

　この過分極の過程は，活動電位は不応期と呼ばれる刺激に反応しない期間である．不応期は Na^+ チャネルが不活性化状態となっているために生じる．活動電位が起こりはじめてから約 1 msec の間は，いかに強い刺激を加えても次の活動電位は起こらない．この時期を絶対的不応期と呼び，それに続く不応期は，閾刺激では活動電位を生じないが閾上刺激を加えると活動電位が生じる相対的不応期である．不応期は一方向への活動電位の伝

導を保証するものである．不応期がなければ原理的には活動電位は軸索の両方向へと伝導が可能である．しかし実際には，活動電位の伝導方向の後方は不応期となっているため,活動電位の「逆流」が起こらないようになっている．その後徐々に静止膜電位に回復する．

⑤ 活動電位の伝導

　神経細胞のように，長い軸索をもった細胞に活動電位が発生すると，細胞全体の膜電位が一挙に変わるのではなく，細胞の一部に起こった活動電位が軸索に沿って伝播する．これを興奮の伝導という．軸索の1カ所に電気刺激によって活動電位が生じると，興奮部ではNa^+が流入してプラスになり，その隣接部には膜の内から外へ向かう局所電位が流れる．膜電位が閾電位を越えて脱分極すると，そこに新しい活動電位が生じる．このように新しい活動電位が軸索上を次々に連続して起こることによって興奮は伝導する（**図 2-1-5**）．

　有髄線維では細胞膜の100倍の厚みのある髄鞘が絶縁体となっており，1 mmごとにランヴィエ絞輪があり細胞膜が露出している．このために，隣接しているランヴィエ絞輪に向かって跳躍するように電流が流れる（跳躍伝導）．この部位ではNa^+チャネルが高密度にあり活動電位が起こりやすくなっており，跳躍伝導を行っている．1 mmの絞扼間距離で，第1部の第1章でみてきたように，一般的に神経伝導速度50 m/sであると20 μsec を要することになる．

　有髄線維に脱髄が起こると，その部位で電流が漏洩するために，閾電位を越えて脱分極することができず伝導ブロックが生じる．ちょうど図2-1-3の3aの状態である．また，この閾値を超える際に時間を要すると伝導遅延が起こる．これはちょうど図2-1-3の3bの状態と一致している（**図 2-1-6**）．

⑥ 容積導体電位

　神経伝導検査では，記録電極を体表皮膚上に設置している．記録電極と電位発生源の間には,筋,皮下脂肪，皮膚，間質液などが介在している．これらは伝導媒質あるいは容積導体と呼ばれている．神経伝導検査は容積導体での電気現象を細胞外電極（P）により記録している．神経軸索の活動電位の，ここでは左から右へ進行する伝導を容積導体内で考えると，神経線維の直径a-bの距離は，Pから神経線維までの距離と比べるときわめて小さいことからP-a = P-bと考えることが

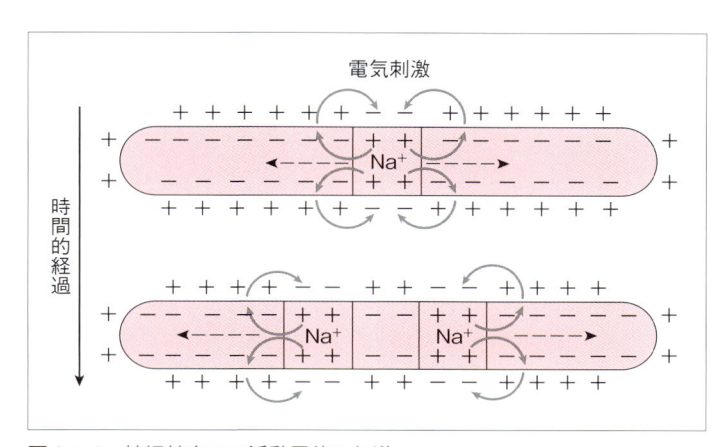

図 2-1-5　神経軸索での活動電位の伝導
　軸索の1カ所を電気刺激すると，両方向性に連続的に伝導が生じる．詳細は本文参照．

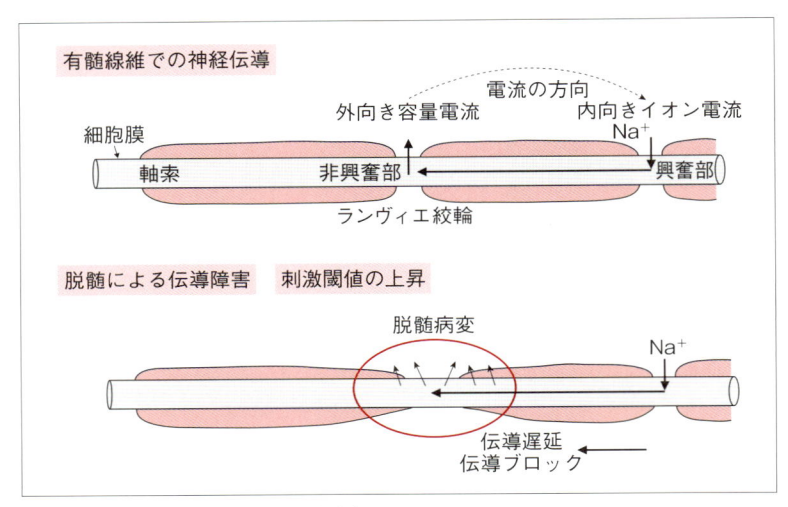

図 2-1-6 跳躍伝導と脱髄性伝導障害

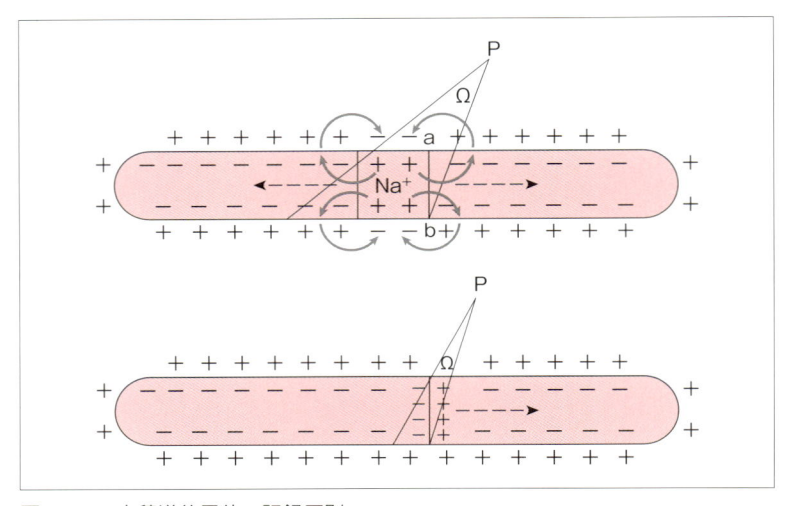

図 2-1-7 容積導体電位の記録原則
　容積導体での電気現象を皮膚上の細胞外電極（P）より，左から右へ進行する活動電位の伝導を考えると，神経線維の直径a-bはきわめて小さいことからPからaとPからbまでの距離はほぼ同じになり，立体角Ωによってできる陽性電荷波は，前面がプラスで後面がマイナスの双極子（電気二重層）が進行しているとみなすことができる．

でき，陽性と陰性の一対の電荷が一定距離を隔てて相対立している双極子の伝導と考えることができる．細胞外電極からみると，活動電位の伝導は立体角Ωによってできる陽性電荷波が左から右へ移動している（**図 2-1-7**）．

　細胞外のPで記録される電流変化は，活動電位の移動方向と記録電極の位置関係によって規定される．さらに，Na$^+$によりプラスに脱分極した活性部分は，再分極によってマイナス前線が後続することになる（**図 2-1-8**）．

　記録電極によって記録される容積導体電位の変化である波形は，**図 2-1-9**に示しているように，記録電極G$_1$にはまず第1双極子の陽性部をみることになる．次いで，再分極による第2双極子マ

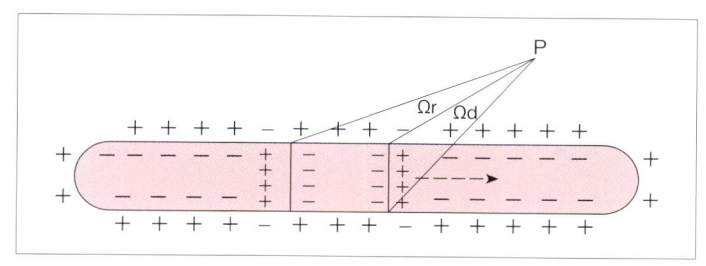

図 2-1-8 容積導体電位の波形記録

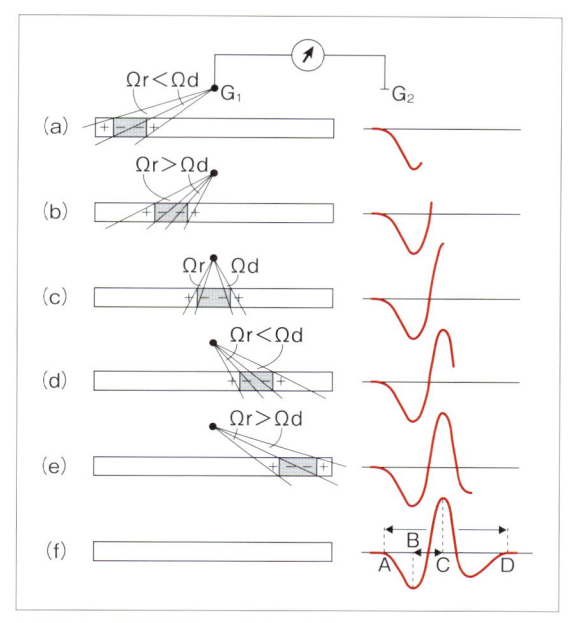

図 2-1-9 容積導体における三相波
脱分極と再分極を表す反対極性の一対の双極子が形成する三相波．記録電極 G_1 は活性部位の近くにあり，基準電極 G_2 は遠隔不活性部にある．

9c）．活動電位がさらに移動していくと，G_1 電極で記録される波形の陰性部分は減少し，むしろ第 2 双極子の陽性部分が入ってくる（図 2-1-9d）．Ωr が Ωd より大きくなり，再度極性が変化する（図 2-1-9e）．活性部分が G_1 電極よりはるかに離れてしまうと，波形の振れは基線に戻る（図 2-1-9f）．最後の陽性相のほうが，最初の陽性相と比べて，振幅は小さいが持続時間は長い．これは脱分極と比べて再分極のほうがゆっくりした時間経過をたどることを示している．このように記録された三相波は，A-B の振幅が陽性振幅であり，B-C の振幅が陰性振幅である．両者を合わせた A-C 振幅がピーク振幅（peak-to-peak）である．なお，脳波などを含めて電気生理学では，上向きを陰性（マイナス），下向きを陽性（プラス）と表記すると決めている．A-D は持続時間であり，B-C は立ち上がり時間を表している．

イナス前線をみることになる．この第 1 双極子となす立体角 Ωd（d：depolarization，脱分極）のほうが，第 2 双極子マイナス前線とのなす立体角 Ωr（r：repolarization，再分極）より大きく，下向きの陽性波になる（図 2-1-9a）．黒塗りの活性部分が G_1 に近接すると，この立体角の関係は逆転し，Ωd のほうが Ωr と比べて徐々に小さくなり，プラスからマイナス方向の上向きの波形になる（図 2-1-9b）．活性部分が G_1 電極の真下にきた時には，双極子の陰性部分のみをみるために，マイナス向きの波形はピークになる（図 2-1-

⑦ 近傍電場電位と遠隔電場電位

図 2-1-9 の記録法のように，記録活性電極 G_1 を比較的電位発生源の近くに置き，基準電極 G_2 をこれとは離れた遠隔不活性部に設置して導出される活動電位が遠隔電場電位（far-field potential）である．これに対して，G_1 と G_2 を電位発生源の近傍に設置して導出される活動電位は近傍電場電位（near-field potential）である．

第 1 部第 1 章でみてきたように，正中神経や尺骨神経を刺激して誘発活動電位を記録する時には，一対の記録電極を 3～4 cm ほど離して，神

経走行に沿った近傍に設置している．この双極記録法では，図2-1-9の三相波はG₁とG₂で同じ波形が記録される．ΩrとΩdの角度差はほとんどないために，2つの波形は双極記録電極（G₁-G₂）で相殺されることになる．この結果aとe部分はゼロになり，b，dの時間は短くなり，cの電極直下ではわずかに潜時差があるものの2つのマイナス電位は加算され大きな振幅になる．fの活性部分が記録電極よりはるかに離れると電位の振れは基線に戻る過程は同様である．結果的には，双極記録法では陰性－陽性の二相波が記録される．

第1部第6章の横隔神経刺激による横隔膜電位の導出では，横隔神経走行に沿った位置にG₁とG₂を設置していない．G₁を剣状突起に置き，G₂

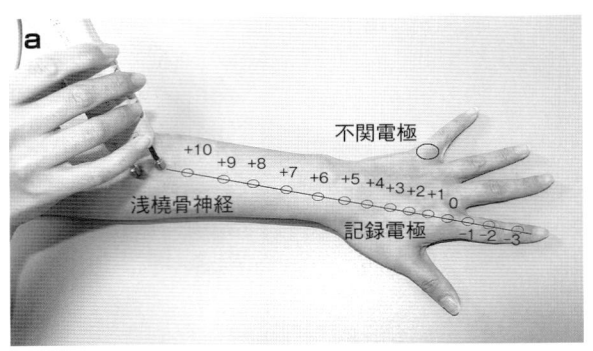

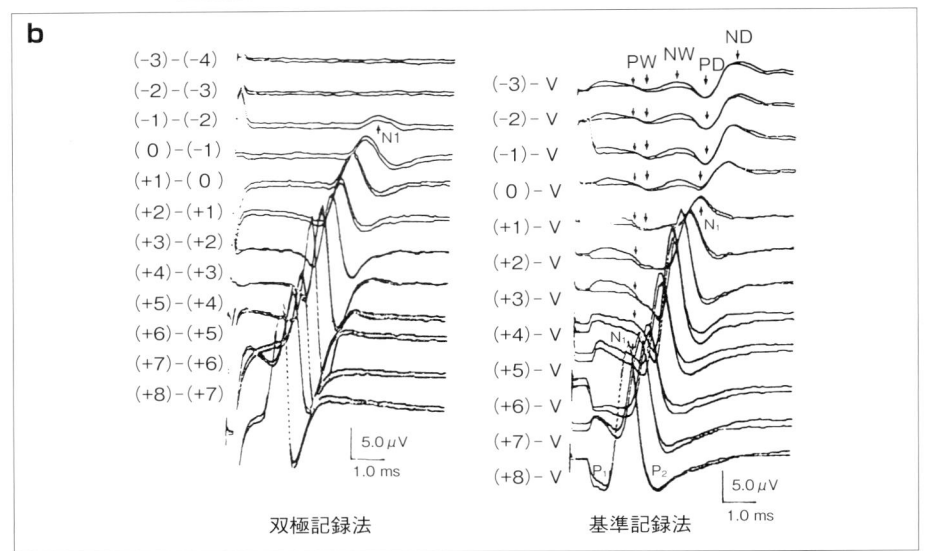

図 2-1-10 浅橈骨神経刺激による近傍電場電位と遠隔電場電位

浅橈骨神経刺激による逆行性SNAPを，双極記録法（近傍電場電位）と基準記録法（示指先端から導出されている遠隔電場電位）で導出している．

双極記録法では隣接する2つの電極をG₁とG₂として使っている．基準記録法では不関電極を小指に置いている．双極記録法では神経走行がなくなっている（−1）−（−2）でN1が最後に導出されている．これに対して，基準記録法では神経走行がなくなっている（−2）あるいは（−1）の電極で二相性のPW-NW（PWは容積導体が変化するwrist手関節部に一致している．Pは陽性波，Nは陰性波を示している）とPD-ND（+1の示指基部に一致してN1が導出されている．Dはdigit示指基部を表している）の2つの電位が記録されている．この2つの固定電位は神経走行に関係なく出現しており，しかも示指先端の遠位部ほど振幅が大きくなっている．

容積導体が変化している部位で固定陽性波が出現している．Kimura, J., et al.（1984）論文の前腕手指の写真を取り替えている．

を第7-8肋間部に設置している．横隔神経刺激によって誘発電位が導出されていることから，遠隔電場電位を記録していることになる．

また，遠隔電場電位の発生はかならずしもシナプス部位でなくともよく，周囲組織の変化や，ベクトル方向が変化する部位でも発生する．遠隔電場電位の代表として，正中神経を手関節で刺激して，あるいは脛骨神経を足関節で刺激して頭皮上に G_1 を置き，頭皮上以外の耳朶や膝などに G_2 を設置した体性感覚誘発電位が知られている．

しかし，頭皮上から記録される体性感覚電位ばかりでなく，末梢神経刺激による末梢部位で遠隔電場電位を導出することも可能である．

浅橈骨神経を前腕と手で刺激して，逆行性SNAPを示指背側に双極電極を設置して近傍電場電位を導出し，同時に示指背側に G_1 を置き，G_2 を小指に設置して遠隔電場電位を導出することができる（**図 2-1-10**）．

近傍電場電位と遠隔電場電位の相違は，図2-1-9の G_1 と G_2 の位置関係によって生じる（**表 2-1-1**）．

8 神経線維の分類

神経は髄鞘の有無によって，有髄神経と無髄神経に分けられる．無随神経ではちょうど脱髄に陥った線維と同じように，周囲の非興奮部と興奮部の間に電位差が生じ，細胞内では活動部分から周囲に向かって電流が流れ出て，細胞外では周囲から活動部分に向かって電流が流れ，非興奮部の細胞膜にも電流が流れ，興奮部が隣接部へ連続して伝わっていく（図2-1-5参照）．有髄線維のように隣接するランヴィエ絞輪に向かう跳躍伝導より，この連続伝導では伝導速度は圧倒的に遅くなる．

臨床診療で行っている神経伝導検査は，有髄大径線維のAαかIa，Ib線維検査である（**表 2-1-2**）．

1937年にErlangerとGasserは神経線維を軸索の太さによってA，B，Cに分類し，さらに1943年にLloydは求心性線維をローマ数字で表した．

表2-1-1　遠隔電場電位と近傍電場電位の相違点

	遠隔電場電位	近傍電場電位
伝導様式	経容積導体性	経ニューロン性
分布範囲	広汎	活動記録電極周辺/局所分布
電流の大きさ	小さい	大きい
波形	丸みをおびた頂点	鋭くとがった頂点
極性	陽性	陰性
活動電極の設置部位による変化	波形や位相変化は少ない	神経活性電位部位のみ記録される
基準電極の設置部位による変化	著明に変化する	変化は少ない
遠位基準記録法	導出可能	近傍電場電位と遠隔電場電位の両成分が混入
双極記録法	導出不能	近傍電場電位のみ導出される

(Kimura, J., et al.: Stationary peaks from a moving source in far-field recording. *Electroencephalogr Clin Neurophysiol* **58**: 351〜361, 1984.)
(山田　徹，栢森良二：体性感覚誘発電位—その臨床応用．西村書店，1986.)

表 2-1-2　神経線維の種類

髄鞘の有無	Erlanger & Gasser の分類	Lloyd の分類	直径 (μm)	伝導速度 (m/s)	機能
有髄	A α	Ⅰa, Ⅰb	13〜22	70〜120	触覚，振動覚，腱反射
	A β	Ⅱ	8〜13	40〜70	触圧覚
	A γ		3〜8	15〜40	触覚，圧覚，紡錘遠心系
	A δ	Ⅲ	1〜4	5〜15	温覚，痛覚，圧覚
自律神経（節前有髄，節後無髄）	B		1〜3	3〜14	節前自律神経
無髄	C	Ⅳ	0.2〜1	0.2〜2	痛覚，温覚，節後自律神経

⑨ 誘発電位のパラメータ

運動神経および感覚神経伝導検査では，神経を刺激して支配筋あるいは皮膚にある神経から電位を記録する．有髄神経では伝導速度は年齢，皮膚の厚さ，温度にも影響されるが，基本的に髄鞘の厚さや絞輪間距離に規定される．記録された電位は，神経線維の総和の複合反応である．CMAP，SNAP，および2つの混合神経活動電位（nerve action potential：NAP）の3つは同様の測定パラメータをもっている（**図 2-1-11**）．

潜時（latency）は刺激と誘発電位出現までの時間と定義され，最速線維を測定している．伝導速度は測定潜時と伝導距離によって計算される．

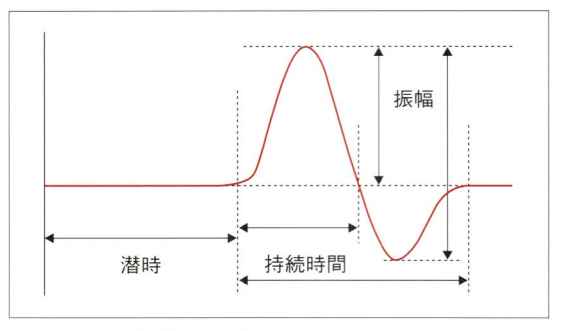

図 2-1-11　誘発電位のパラメータ
　持続時間は立ち上がりから，陰性から陽性ピークへ移行する際の基線と交差する点までである．振幅は一般に基線から陰性ピークまでとする．

振幅あるいは面積は，伝導している線維数と同期の程度を反映している．反応の形は最速の線維群

メモ 2-1

Erlanger と Gasser

　ジョセフ・アーランガー（Joseph Erlanger：1874〜1965，写真左）とヘルベルト・ガッサー（Herbert Spencer Gasser：1888〜1963，写真右）は，当時実用化された陰極線オシログラフを用いて神経の活動電位の測定に成功し，神経線維を機能別にA，B，Cの3種類に分類した．

　電気生理学の基礎を築いた業績で，1944年にノーベル生理学医学賞を受賞した．

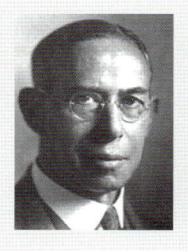

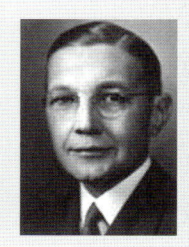

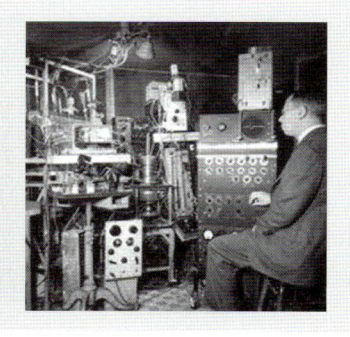

ともっとも遅い線維群との速度差に影響される．

⑩ 誘発電位パラメータへの影響因子

年齢を含めていくつかの因子がある（表2-1-3）．とくに刺激強度と皮膚温が大切である．刺激強度は，これ以上振幅が大きくならない最大刺激の約20％増しの最大上刺激で，神経線維をすべて刺激する．皮膚温を30〜32℃に保つために，室内温を十分に温かくする．低温では伝導速度が遅くなり，同期性がよくなり振幅が大きくなる．なお，皮膚温が5℃低下することによって伝導速度は10 m/s低下し，遠位部潜時は1 ms延長する．

また，重症筋無力症では低温状況では減衰現象が出現しにくくなる．このためにかならず体温を上げるべく，皮膚温を高くして反復最大上刺激検査をすることが必要である．

●記録電極間距離

CMAPと比べてSNAPの持続時間は1〜3 ms程度と短く，G_1とG_2の電極間距離の影響を受けやすい．G_1とG_2の距離4 cmがもっとも振幅が大きくなる（図2-1-12）．小指が短い症例ではCMAPの混入もあり，尺骨神経刺激による小指SNAP導出がむずかしいことが多い（図2-1-13）．

表2-1-3　誘発電位パラメータの影響因子

フィルタ	CMAP：5 Hz〜10 kHz SNAP：20 Hz〜5 kHz
記録電極の位置	CMAP導出時，陰極（G_1）を筋腹の運動点に設置する．陽極（G_2）を腱部におく．
記録電極間距離	SNAPでは4 cmがもっとも振幅が大きくなる．
刺激電極の部位	検査する神経を確実に刺激する．
皮膚抵抗	SNAP導出時，アルコール綿花で皮膚を清拭擦過し，ペーストで抵抗を小さくする．
刺激強度	最大上刺激（最大刺激強度の20％増しの強度）
皮膚温	皮膚温を30〜32℃にする．低温になると伝導速度は低下し，振幅は増大する．

⑪ 刺激強度と誘発電位の閾値

図2-1-14は，正中神経の示指からのSNAPと短母指外転筋からのCMAPを，手関節刺激で同時導出を行ったものである．刺激強度を徐々に増していくと，6.0 mAでSNAPが導出され，次い

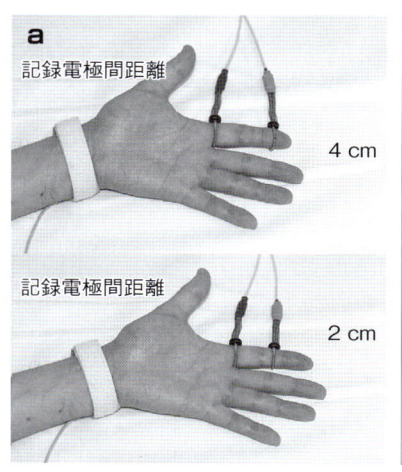

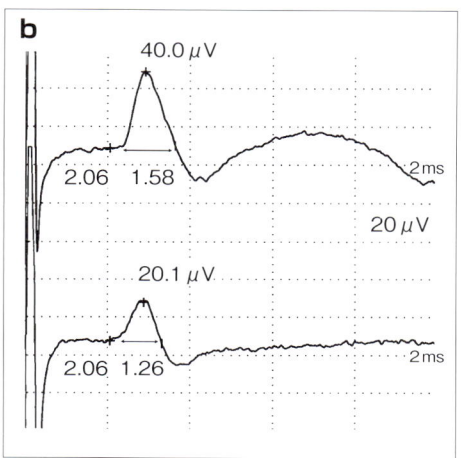

図2-1-12　双極記録法でのG_1とG_2距離の変化（a）とSNAP（b）
　　　　示指記録の記録電極間は4 cmと2 cmに設定している．

で 8.0 mA で CMAP が導出されている．つまり，感覚線維のほうが運動線維と比べて閾値が低い．このことは，神経直径が太く伝導速度が速いことを反映している．

さらに，刺激強度 13.0 mA で SNAP 振幅は 70.6 μV，潜時 2.06 msec となっており，これ以上刺激強度を増しても振幅，潜時ともに変化していない．13.0 mA が最大刺激であり，これより 20% 強度を増した 16.0 mA は最大上刺激である．

同様に刺激強度 16.0 mA で CMAP 振幅は 8.21 mV，潜時 3.18 msec となっており，これ以上刺激強度を増しても振幅，潜時ともに変化せず，振幅最大で潜時最小になっている．この刺激強度が最大刺激であり，約 20% 強度増強した 19.0 mA は最大上刺激になる．

12 脱髄と交差刺激

皮膚抵抗が大きいと，神経線維を刺激するには強い刺激強度が必要である．さらに脱髄病変があると，刺激閾値が上昇する．ときに強い刺激強度（持続時間 0.2 ms，30 mA）でも誘発電位が導出されないこともある．刺激持続時間を 0.3〜0.5 ms にして 40 mA の強度まで上げなければならないような時は患者に苦痛を与えてしまう．

刺激強度の上昇に伴うもう 1 つの問題点は，近傍を走行している意図しない神経を刺激すること

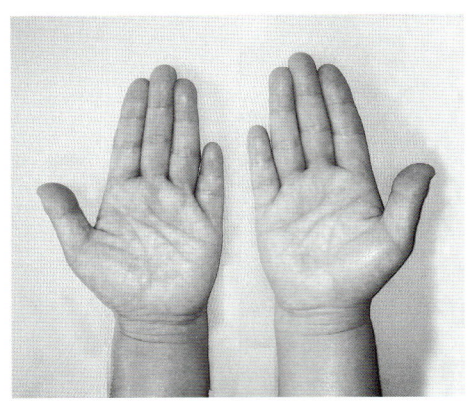

図 2-1-13 小指短縮症
尺骨神経 SNAP 導出で小指が短縮している場合には，SNAP はきわめて低振幅になってしまう．

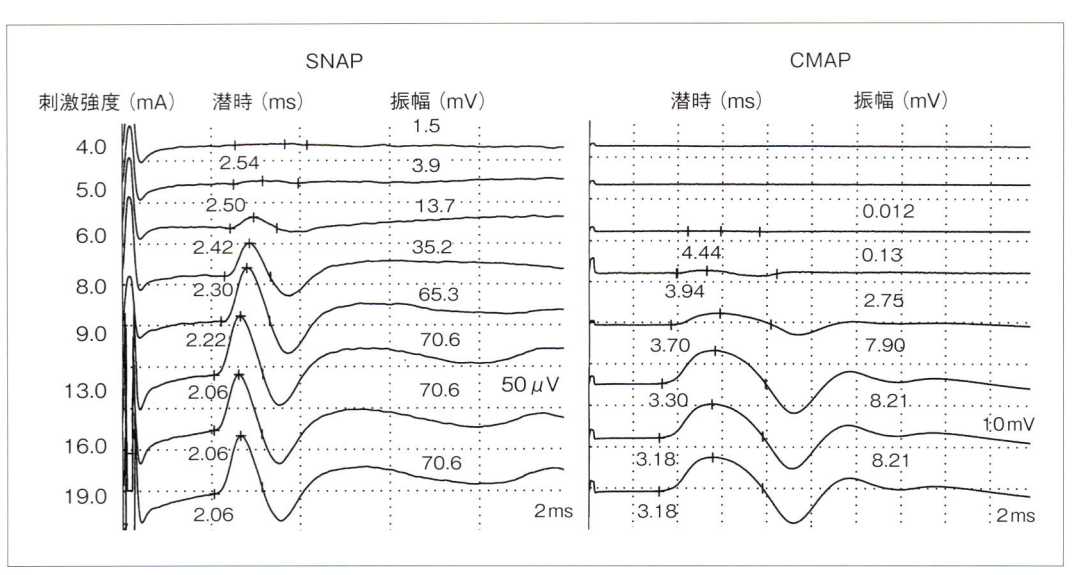

図 2-1-14 刺激強度と誘発電位の導出
正中神経を手関節刺激で，示指から SNAP（左）を，短母指外転筋から CMAP（右）を導出している．弱い刺激から，刺激強度を順次増加している．感覚線維のほうが運動線維と比べて閾値が低い．13.0 mA で誘発電位の振幅は最大になり，潜時は最短になっている．これより刺激強度を 20% 増した最大上刺激の 16.0 mA，さらに 40% 強い 19.0 mA 最大上刺激でも，最短潜時，振幅，波形は変化していない．

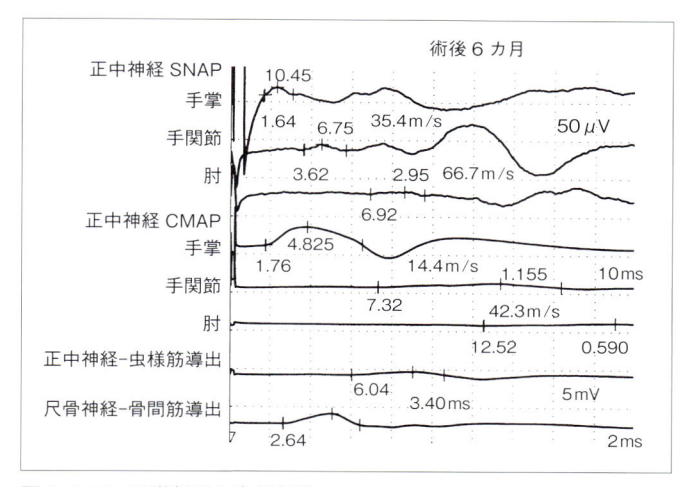

図 2-1-15 手掌部での交差刺激
軸索変性型手根管症候群の術後6カ月伝導検査である．著明な閾値上昇のために，手掌部正中神経刺激で，尺骨神経深運動枝が刺激されて振幅の高い正常CMAPが導出されている．

である．とくに手根管症候群（carpal tunnel syndrome：CTS）の軸索変性型では，閾値が上昇しているために，正中神経を手掌で刺激すると遠位深部を走行している尺骨神経深運動枝も刺激され，むしろ正常潜時に近い尺骨神経支配の母指内転筋や短母指屈筋深頭CMAPが導出されてしまうか，あるいは大きな尺骨神経支配筋CMAPのなかに正中神経刺激CMAPは埋没してしまう（**図 2-1-15**）．

⑬ 生理的持続時間依存性位相相殺現象

最大上刺激による正中神経の誘発電位を記録すると，近位部ほどSNAP振幅が低下している（図1-1-7-d，e参照）．これは近位部刺激強度が不十分なために，神経線維がすべて刺激されない技術的エラーではないかとも考えられてきた．1986年Jun Kimuraら[4]の論文によって，この振幅低下が生理的持続時間依存性位相相殺（physiological duration dependent phase cancellation）現象であることが明確になった（**図 2-1-16**）．

速度の速い線維（F）と速度の遅い線維（S）群による2つの誘発電位の，遠位刺激と近位刺激による波形を比較する．SNAPは持続時間が短い．近位刺激では2種類の線維の距離が長くなるために，2つの誘発電位の位相差が遠位刺激よりも大きくなり，振幅はむしろ相殺されてしまう．これに対して，CMAPでは持続時間が長いために，近位刺激でも2つの誘発電位の位相差は持続時間のなかでわずかである．そのために大きな波形変化を生じない．しかし，脱髄疾患では伝導時間の著明な延長を生じることから，近位刺激によるCMAP持続時間は延長し，振幅低下は著明になる．

⑭ 脱髄による波形変化

●伝導速度の遅延

節性脱髄によって跳躍伝導ができなくなり，伝導時間の遅延が生じる．刺激部位を遠位部（S_1）から近位部（S_2）に移動することによって，脱髄病変の数が多くなることから，遅延はより著しくなる．S_1とS_2による活動電位の潜時差は大きくなり，伝導速度は遅くなる（**図 2-1-17**）．

●持続時間の延長

個々の神経線維の脱髄程度が異なるために，活

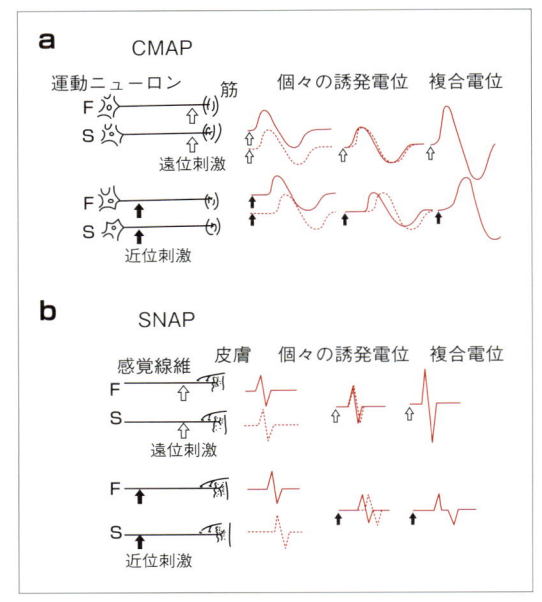

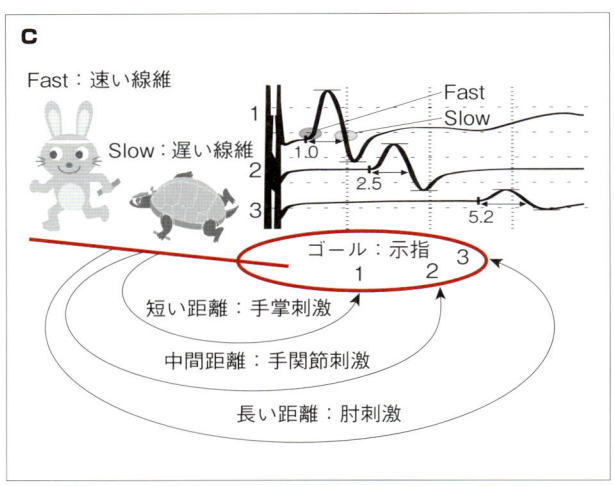

図 2-1-16 生理的持続時間依存性位相相殺現象の機序（a, b）と走行距離延長による持続時間延長（c）
　a, b：F は速度の速い線維，S は速度の遅い線維を表している．持続時間の短い SNAP（b）では近位刺激で持続時間が延長し，振幅低下が著明になる．CMAP（a）は持続時間が長いことから，近位刺激でも波形変化は小さい．
　c：スピードの速いウサギと遅いカメが競走をすると，長い距離になればいっそう離される距離の差は著明になる．立ち上がり潜時は速度の速い線維群であり，陰性から陽性ピークへの基線交差点は速度の遅い線維群を反映している．この持続時間は速い線維と遅い線維の到着時間差を表している．

動電位の波形は異なる．しかも，速度の速い線維と遅い線維の潜時差はいっそう大きくなり，持続時間は延長する．さらに位相相殺現象によって振幅は低下する．近位部刺激による活動電位は，脱髄病変の数が多くなることから，持続時間はより延長される．

● 伝導ブロック

脱髄が重度になると，活動電位はその部位を通過できなくなり，伝導がブロックされる．病変の遠位部では正常の伝導であるが，近位部では伝導ブロックのために振幅は低下する．しかし，活動電位の持続時間の延長は起こらない．また，この部位では閾値が著しく高くなるために，インチング法で神経を短分節に刺激している時に活動電位が導出されないことがある．

15 軸索変性による波形変化

活動電位の振幅低下が特徴である．脱髄による伝導ブロックとの相違は，病変を挟んだ近位部（S_2）ばかりでなく，遠位部（S_1）刺激による誘発電位の振幅も低下する（**図 2-1-18**）．純粋な軸索変性では伝導遅延は生じない．

16 活動電位の異常と臨床症状

圧迫性神経障害の初期の変化は，速い線維の伝導遅延より，むしろ速度の遅い線維が増加する．まず持続時間の延長があり，次いで神経伝導速度の遅延が生じる．大切なことは，臨床的な筋力低下と感覚障害の症状は，神経伝導速度の遅れと関連していないことである．つまり，神経伝導速度の遅延があるからといって，筋力低下やしびれ感などの臨床症状が現れるとは限らないのである．

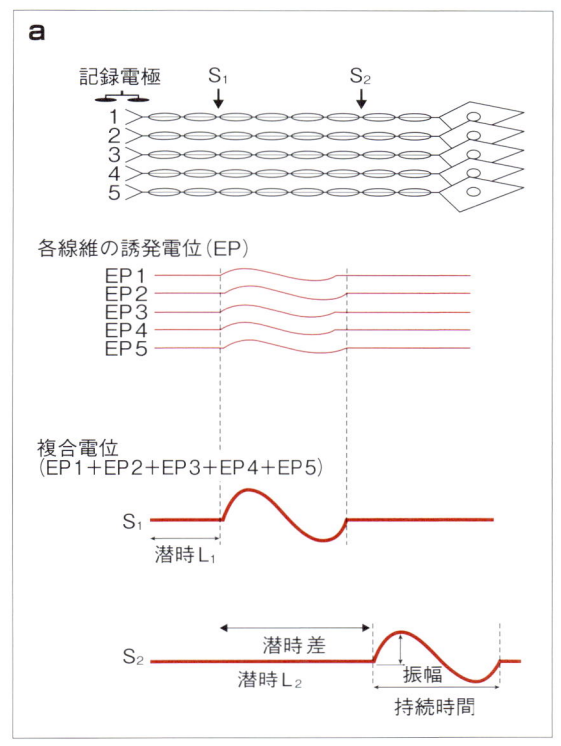

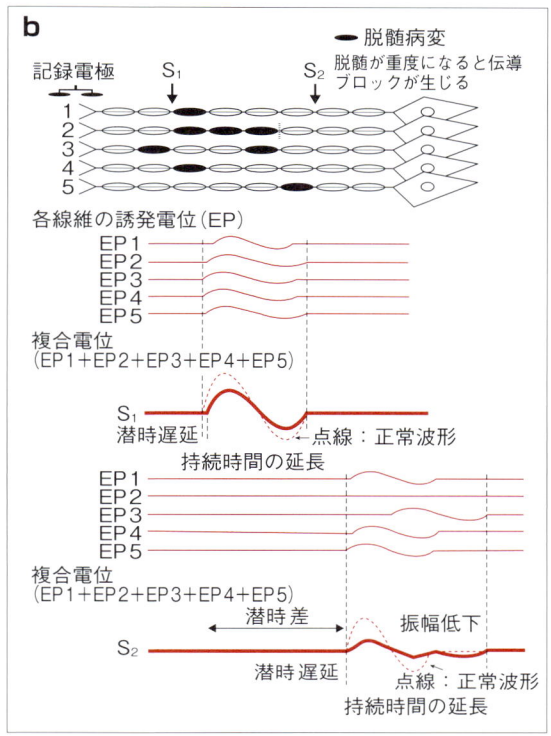

図 2-1-17 正常伝導波形と脱髄による波形変化
　a：5本の神経線維を代表して神経幹を描いている．複合電位は5つの誘発電位 EP1〜EP5 を加算したものが CMAP あるいは SNAP になる．
　b：遠位部 S_1 刺激では脱髄病変を含む EP3 のみ遅延する．近位部 S_2 刺激では EP2 は伝導ブロックがあり，EP1，EP5 には1個ずつの脱髄病変が，EP3 には2個の脱髄病変があり伝導がいっそう遅延する．このために持続時間はより延長し，振幅も著明に低下する．脱髄による伝導ブロックがあると，病変を挟んだ遠位部と近位部刺激による誘発電位の振幅差が生じる．（文献3より）

これは，シャルコー・マリー・ツース（Charcot-Marie-Tooth）病で著明な伝導速度遅延があるにも関わらず，病期が進まないと徴候が乏しいことと一致している．筋力低下やしびれ感などは，軸索変性，伝導ブロック，持続時間の分散と関連している（**表 2-1-4**）．

⑰ 絞扼性神経障害と脱髄性神経障害

　絞扼-圧迫性局所病変による伝導異常は，神経分節が長くなれば，正常分節のなかに埋没してしまい伝導検査に十分に反映されなくなる．このような症例に対してはインチング法が有効である（図 2-3-9 参照）．これに対して，シャルコー・マリー・ツース病やギラン・バレー（Guillain-Barré）症候群などの脱髄性神経障害では，長い神経分節であれば節性脱髄病変を多く含むことから，異常は顕著になる．脱髄性ニューロパチーのような伝導速度のきわめて遅い症例では，CMAP においても位相相殺現象が起こる．

[無症候性 DM ニューロパチーの診断]

　糖尿病性（DM）ニューロパチーでは遠位部軸索変性が特徴である．無症候性ニューロパチーを検出することが重要である．①症候性になった段階では進展するだけで改善することはない，②長い神経に異常が検出される，③脛骨神経 F 波が潜時延長し A 波を合併することが多い，④腓腹

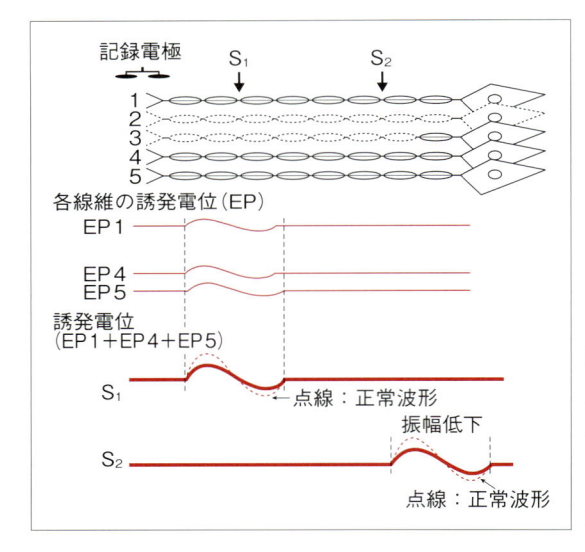

図 2-1-18 軸索変性による波形変化
遠位部 S₁ 刺激でも近位部 S₂ 刺激でも，EP2，EP3 は軸索変性に陥っているために，振幅低下の程度は同じである．病変を挟んだ遠位部刺激と近位部刺激による誘発電位の振幅差はない．（文献 3 より）

表 2-1-4　活動電位の異常と臨床症状

病態生理	活動電位の異常	臨床症状 運動系	臨床症状 感覚系
軸索変性 Aα	CMAP，SNAP の振幅低下	筋力低下筋萎縮	触覚や振動覚低下
Aδ	なし	—	温痛覚低下
C	なし	—	痛覚低下
節性脱髄	MCV，SCV の低下	なし	なし
	時間的分散	なし	振動覚低下
	伝導ブロック	筋力低下	触覚や振動覚低下

神経 SNAP の振幅低下が確認される，などの特徴がある．

　無症候性 DM ニューロパチーでは，通常の上肢，下肢の正中神経，尺骨神経，脛骨神経，腓骨神経の伝導検査は正常である．これに対して，腓骨神経 F 波の潜時は 50 ms 以上になっている（**図 2-1-19**）．無症候性 DM ニューロパチーの診断の一応の目安として，F 波と腓腹神経 SNAP を用いている（**表 2-1-5**）．

[ギラン・バレー症候群の伝導検査]

　免疫異常が介在しているギラン・バレー症候群の病態には，かならずしも脱髄型ばかりでなく，軸索型もある．脱髄型は AIDP（acute inflammatory demyelinating polyneuropathy，急性炎症性脱髄性多発神経炎/多発ニューロパチー）と対応し，軸索型は AMAN（acute motor axon neuropathy，急性運動軸索型ニューロパチー）と対応している．後者は運動麻痺の回復は不良で，筋力低下および筋萎縮の機能障害が後遺症として残ることが多い（表 1-4-2）．ともに先行感染症を伴い，単相性経過をとり，発症後 1～3 週間でピークを迎え，その後自然に軽快していく．血液検査では急性期の血清中に抗ガングリオシド抗体が多くの症例で検出される．また，血漿交換など免疫学的治療が有効である．

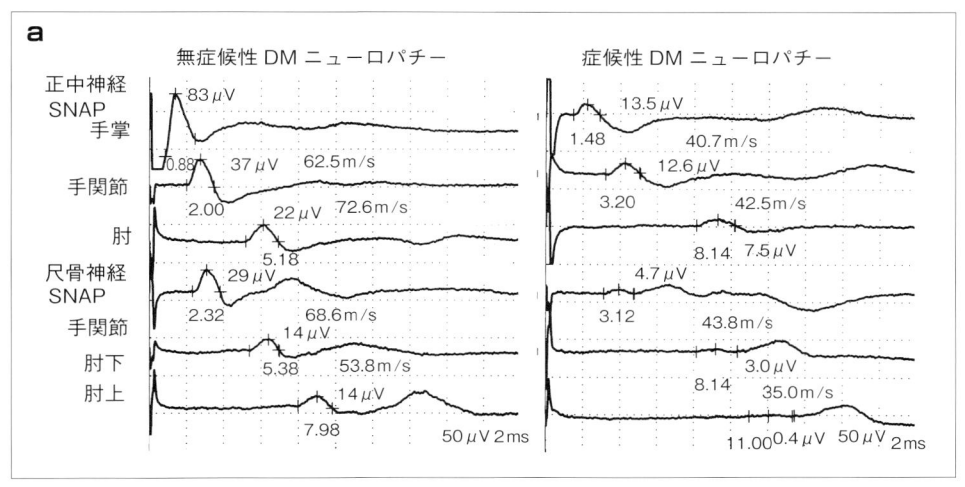

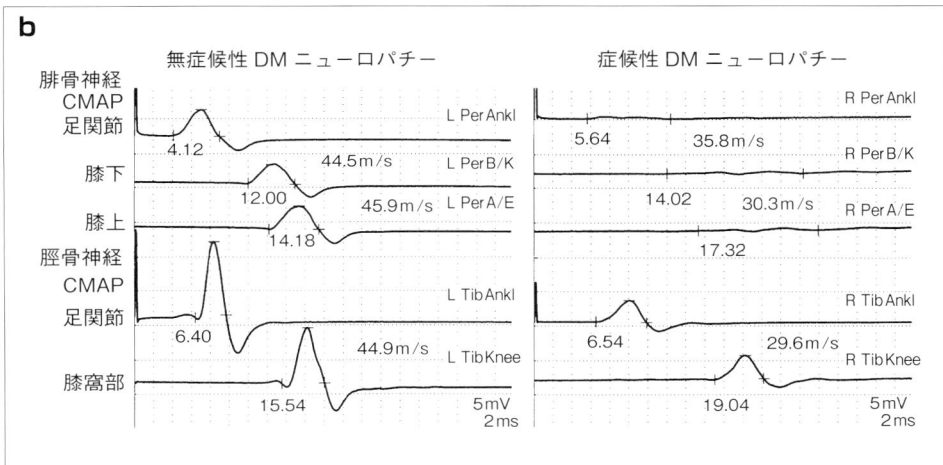

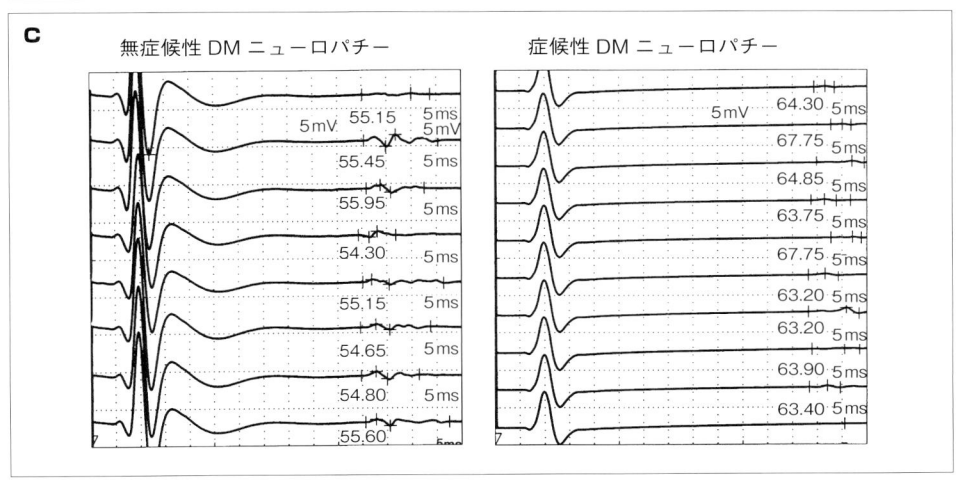

図 2-1-19 DM ニューロパチー
 a：上肢伝導検査．無症候性の症例では正常である．
 b：下肢伝導検査．無症候性の症例では正常である．
 c：脛骨神経 F 波．無症候性の症例でも足関節刺激による脛骨神経 F 波潜時は 50 ms を越えている．

血液神経関門の脆弱部位に病変が好発することが特徴で，免疫グロブリンなどの攻撃を受けやすく，抗体など大きな分子量の物質が通過できない部位である．遠位部神経終末，神経根，生理的圧迫部位の3カ所で侵されやすい．神経根部における脱髄病変の検査では，F波やH波の消失や潜時遅延，あるいはA波が検出される．

●神経終末のSNAPパターン

神経終末部では，示指や小指の皮膚から導出している正中神経や尺骨神経のSNAPが異常を呈することになる．これに対して，腓腹神経SNAPは一般に足関節外果後方に記録電極を設置することから，神経終末でないためにSNAPは正常波形になってしまう．このパターンをAMNS（abnormal median-normal sural）と呼んでおり（図2-1-20），脱髄型で40〜50％で，GBSの慢性型であるCIDP（慢性炎症性脱髄性多発神経炎）では30％で検出され，免疫性脱髄性ニューロパチーの特徴である．CIDP（多巣性運動ニューロパチーとも呼ばれている）では，浅橈骨神経SNAPに異常が出現する傾向がある（図2-1-21）．

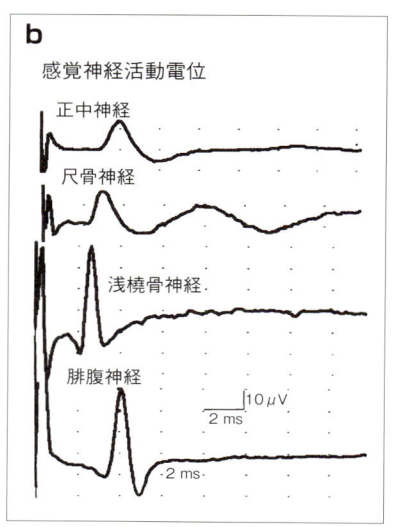

●運動神経終末における脱髄

通常の神経伝導検査は短母指外転筋に記録電極を置き，正中神経を手関節，肘，腋窩で刺激しCMAPを導出している．肘，腋窩での刺激導出によるCMAPの波形は基本的に手関節刺激

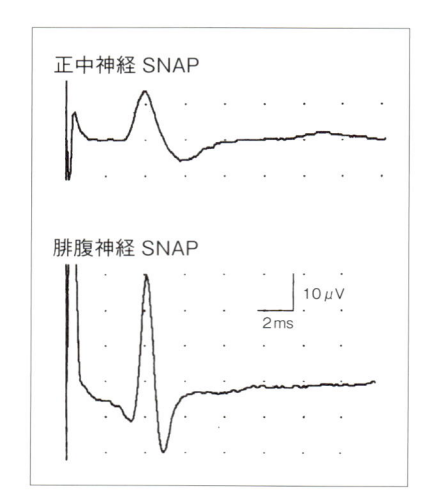

図 2-1-20 AIDP の AMNS パターン
正中神経SNAPは示指で神経終末部に近い．これに対して，腓腹神経SNAPは外果後方で記録するために，中間部の伝導は保たれている．
（文献5より）

表 2-1-5 無症候性 DM ニューロパチーの診断

脛骨神経 F 波	足関節刺激時 50 ms 以上
正中神経 F 波	手関節刺激 F 波潜時 30 ms 以上
腓腹神経 SNAP	振幅 16 μV 以下

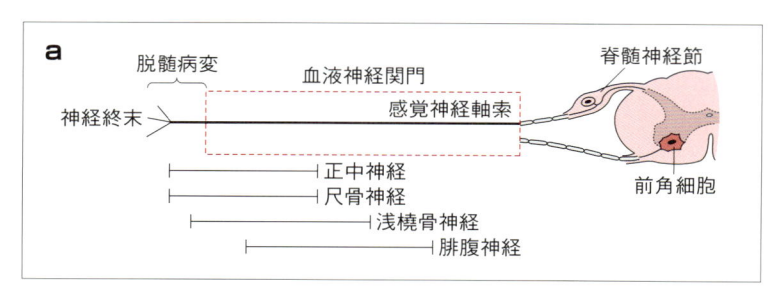

図 2-1-21 血液神経関門と感覚神経伝導検査の評価部位
a：血液神経関門とSNAP記録部位．血液神経関門の脆弱部位の1つである神経終末が病変になる．この神経終末を含む正中神経や尺骨神経のSNAPは異常を呈するが，腓腹神経SNAPはむしろ正常になってしまう．
b：GBSのSNAP異常パターン．AIDPではabnormal median-normal sural（AMNS）SNAP反応パターンを呈する．CIDPではむしろabnormal radial-normal sural（ABNS）SNAP反応パターンを呈する．
（文献5より）

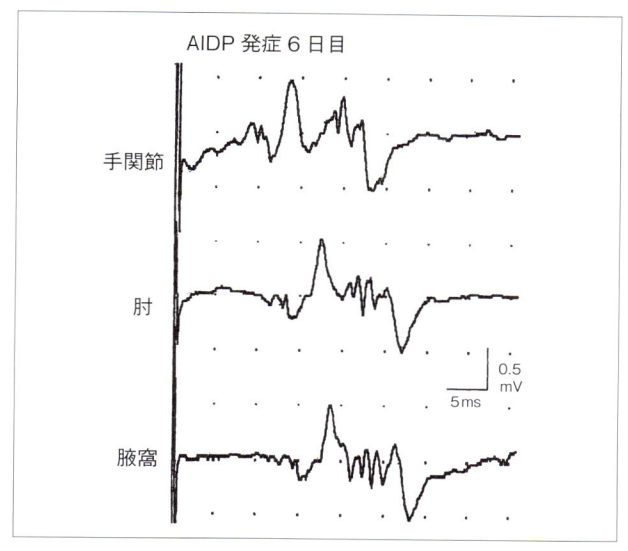

図 2-1-22 運動神経終末における脱髄病変
（文献5より）

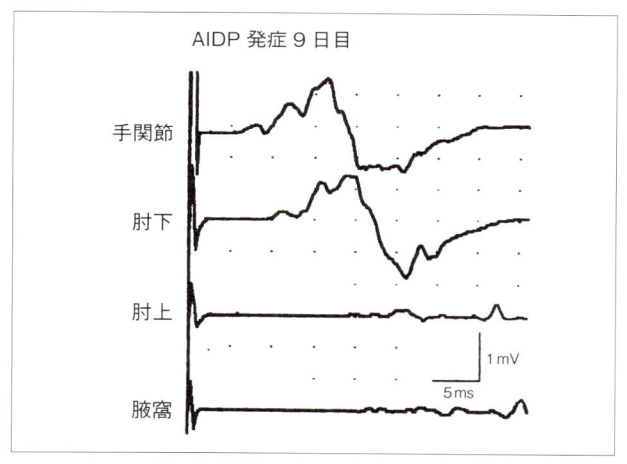

図 2-1-23 AIDP による尺骨神経伝導検査
　肘下と肘上刺激による波形変化が著明で，伝導ブロックを呈している．肘部管での脱髄病変を反映している．
（文献5より）

CMAP と同様である．つまり，神経終末部で脱髄病変があり，神経の中間部の伝導は保たれていることを示唆している（**図 2-1-22**）．

● **生理的圧迫部位における脱髄**

　肘部管，腓骨頭などの生理的圧迫部位でも脱髄病変が生じやすい．このために圧迫性ニューロパチーとの鑑別が重要になる（図 3-2-8 参照）．AIDP の特徴では遠位部刺激による CMAP の潜時の延長と時間的分散が特徴になる（**図 2-1-23**）．

2章 針筋電図の基礎

目標
1. 運動単位の構成成分は何か説明できる．
2. 2つの筋線維タイプの性質を説明できる．
3. 動員パターンと大きさ原理を説明できる．
4. 運動単位電位のパラメータにはどんなものがあるか説明できる．
5. 針筋電図手技の手順を理解する．
6. 神経原性と筋原性パターンの相違は何か説明できる．

1 運動単位

運動単位（motor unit：MU）は，脊髄前角細胞（運動ニューロン），運動神経，神経終末，神経筋接合部，支配されている筋線維からなっている．

前角細胞が大きいほど多数の筋線維を支配しており（神経支配比が大きい），さらに軸索直径が大きいと伝導速度も速い．大きなMUはより強い筋収縮張力で，しかも筋収縮速度も速い．しかし，小さいMUと比べると疲労しやすい．筋束内の筋線維は，同一支配線維は一塊になっているのではなく，他のMU支配筋線維と入り交じって分布している（**図 2-2-1**）．

タイプⅠ型筋線維は遅筋で赤い色調を帯びており（赤筋），ミオグロビン含有量が多く，疲れにくく，機能的に姿勢筋に多い．持久運動選手でよく発達している．これに対して，タイプⅡ型筋線維の速筋は白い色調で（白筋），随意運動時に用いられる．重量挙げの選手などで発達している．収縮速度や収縮力は大きいが，疲労しやすい．タイプⅠ型とⅡ型との中間型を加える場合もあり，Ⅱ型AとBに分類している（**表 2-2-1**）．

筋線維は速筋と遅筋に大別され，これらを支配する前角細胞も異なっている．

筋によってその支配する運動単位数は異なっている．上腕二頭筋では350個の運動ニューロンが支配しており，また1個あたりの運動ニューロンの支配筋線維数は410本以上と報告されている．これに対して，広頸筋では運動ニューロン支配数

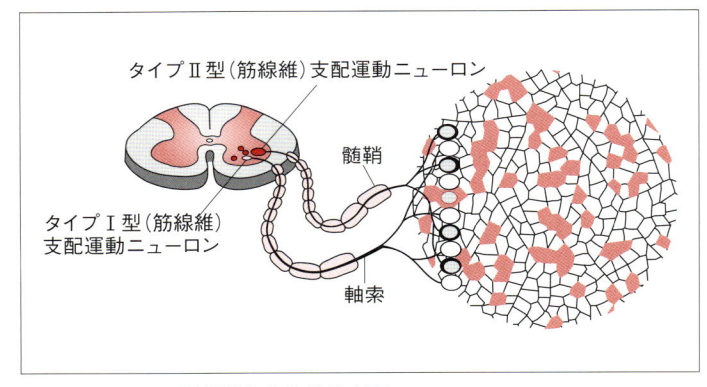

図 2-2-1 2つの運動単位と筋線維支配

表 2-2-1 筋線維の分類と特性

	線維タイプ	タイプI/S型	タイプIIA/FR型	タイプIIB/FF型
筋線維の分類	筋収縮性	遅筋 slow-twitch	速持続筋 fast-twitch	速易疲労筋 fast-twitch
	易疲労性	極難 fatigue-resistant	難 fatigue-resistant	易 fast-fatigue
	酵素特性	遅酸化筋	速酸化解糖筋	速解糖筋
筋線維の特性	疲労抵抗性	高い	高い	低い
	酸化酵素（NADH-TR）反応	強い	中～強い	弱い
	解糖系（phosphorylase）反応	弱い	強い	強い
	ミオシンATPase（pH 9.4）	低い	高い	高い
	筋収縮速度	遅い	速い	速い
	筋収縮張力	小さい	大きい	大きい
運動単位の特徴	前角細胞の大きさ	小さい	中～大きい	大きい
	運動単位の大小	小さい	中～大きい	大きい
	軸索直径	小さい	中～大きい	大きい
	伝導速度	遅い	速い	速い
	動員閾値	低い	中～高い	高い
	放電頻度	低い	中～高い	高い

は1,096個で，1個あたりの支配筋線維数は25本となっている．基本的には，筋線維数と運動単位数の支配比は，細かい運動を行う外眼筋では3：1であり，四肢筋の粗大運動筋では30：1～120：1である．

2 針筋電図

安静時および随意収縮時の筋線維から発生する電気活動を記録したものである．終板部にある側の筋細胞膜（筋鞘，sarcolemma）から発生した活動である．針電極先端が終板部にきていなければ，正常終板活動の2種類の終板電位と終板雑音は記録されない．

●針電極

よく使われている針電極には単極針電極と同心針電極がある．単極針電極は，先端を除いてテフロンを上塗りしているだけのために，同心針電極と比べて，廉価で，とくに長針では直径が細いために傍脊柱筋など深部筋刺入時に痛みが少ない．また，深部を走行している神経の刺激電極として用いられる．

同心針電極に関しては，著者の施設では表情筋の針筋電図が多いために，針長30 mm，直径0.32 mmのものを使用している．直径0.32 mmの外套針の中に直径0.1 mmのプラチナ電極が入っている．外套針はG_2基準電極，中心針電極はG_1活性電極になり，その電位差を筋電信号として記録する．同心針電極の断端は，中心電極は長軸650×短軸150 μmの楕円形になっており，表面積は$7×10^4 μm^2$である（図2-2-2）．

3 随意収縮時の活動

1個の運動ニューロン（前角細胞）が放電すると，神経線維終末枝に広がり，支配されているすべての筋線維の脱分極が起こる．これらの筋線維によって惹起される複合電位は，運動単位（活

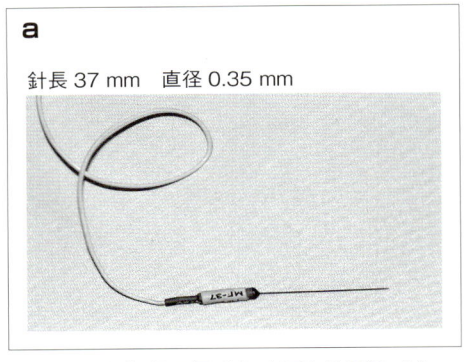

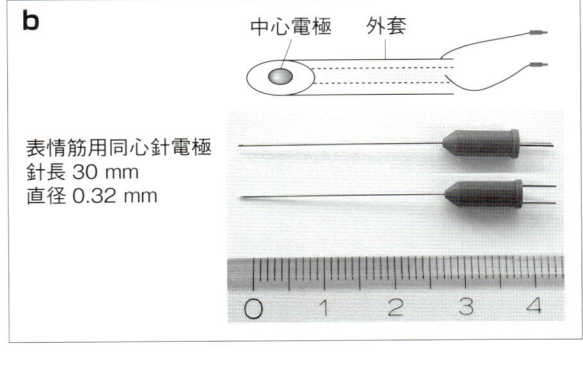

図 2-2-2　単極針電極（a）と同心針電極（b）

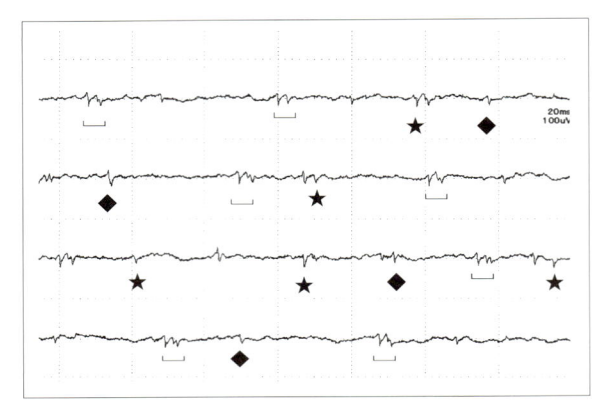

図 2-2-3　低振幅多相性 MUP の検出
　振幅 30 μV の多相性 MUP（下線括弧）が出現している．同時に異常自発電位の陽性鋭波（★印）や線維自発電位（◆印）が出現しているが，きわめて低振幅で，今後回復とともに消失する．

動）電位（motor unit action potential：MUAP/MUP）である．実際には，1個の運動ニューロンで支配されている筋線維の総数は，針電極による有効検索部位よりはるかに多い．その結果，針電極で捉えられる MUP は全体のなかのほんの一部分でしかない．

　神経損傷後に回復するかどうかの予後をみる際に，経時的に針筋電図を実施して，安静時異常自発電位の有無ではなく，低振幅多相性 MUP の有無を検出することが重要である．さらに回復がすすむと MUP 振幅は増大していく（図 2-2-3）．

4 動員パターンと大きさ原理

　賦活化される MUP の数と放電頻度は，随意運動の強さによって増加する．微小筋収縮では，単一 MUP は低頻度で，しかし増加しながら放電する．オシロスコープ上では，MUP は個別に分離しており，容易に観察できる．これを分離あるいは単一動員（single unit recruitment）パターンと呼んでいる．より強く随意収縮を行うと，放電頻度は高くなり，他の運動単位も動員される．この際に，でたらめでなく一定の規則があり，小さな運動ニューロンから大きな運動ニューロンへ一定の順序で賦活される．これを Henneman の大

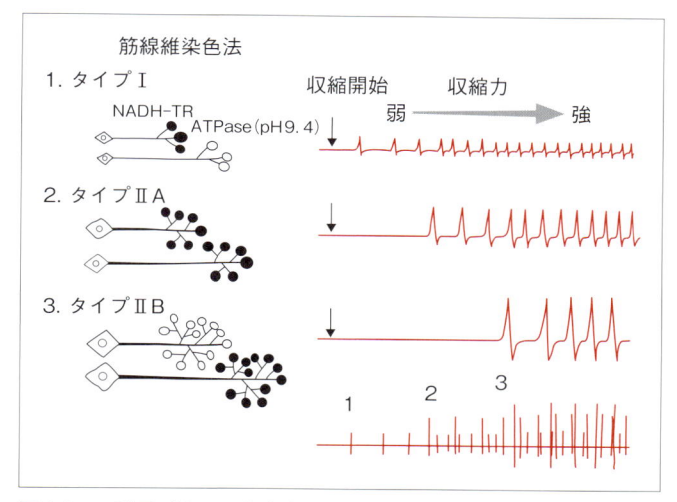

図 2-2-4 動員パターンと大きさ原理
　筋の随意収縮を強めていくと，最初に運動単位の小さいタイプⅠが動員され，次いで大きなタイプⅡA，さらに大きなタイプⅡBの順序で動員される．筋電図では1，2，3種類の運動単位電位がみられる．

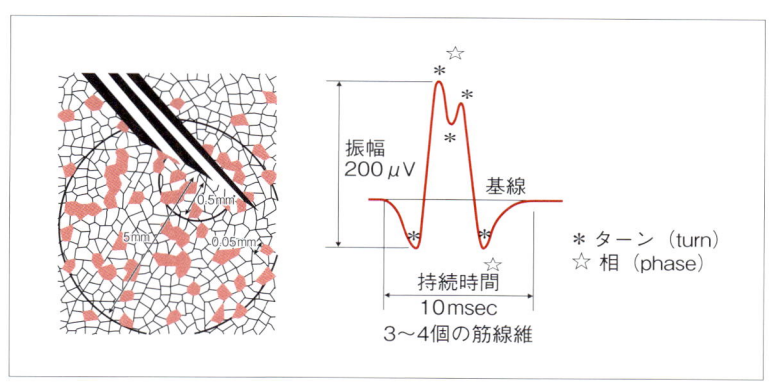

図 2-2-5 運動単位電位とパラメータ

きさ原理（size principle）という（**図 2-2-4**）．通常の筋収縮では MU 5〜15 Hz ほどで放電している．筋力を増加させるためには，新しいより大きな MU を動員する必要がある．

　最終的に多数の MUP が融合し，個々の形態は不明瞭になり基線は消失する．これを完全動員（full/complete recruitment）パターンと呼んでいる．その中間ステージでは，基線は完全に閉鎖しない程度の MUP が観察される状態で，減少あるいは不完全動員パターンである．

　ミオパチーでは，筋力低下を代償するために多数の運動単位が動員されるので，微小筋収縮で過剰な動員パターンになり，これは早期動員（early recruitment）と呼ばれている．

❺ 運動単位電位とパラメータ

　針電極を刺入し軽く筋収縮した時に導出された MUP は，3〜4本の筋線維からの電位である（**図 2-2-5**）．

●振　幅

　1本の筋線維の直径は約 0.02〜0.05 mm で，

MUPの振幅に影響する筋線維は電極半径0.5mm内に隣接する20～30本ほどの筋線維である．運動単位の筋線維密度から推定すると，同一運動単位に属する筋線維は3～4本である．この筋線維の活動電位がMUPの振幅を形成している．振幅が大きいことは，隣接する筋線維の数が増加すること，筋線維密度が増加することを意味する．

●持続時間

針電極から半径5mmの範囲の電位変化に影響され，このなかに含まれる筋線維数とほぼ比例する．持続時間の延長や短縮は運動単位に属する筋線維の非同期性を反映している．賦活筋線維と非同期性との組み合わせによって，2～4相のなめらかなMUP波形が形成される．

1つの運動ニューロンによって支配されている筋線維数は，それぞれの筋によって異なっている．このために健常者でも，筋によって振幅や持続時間は異なり，さらに加齢によって変化し，使う針筋電図電極の種類によっても変化する．

●相やターンと波形

相（phase）は波形が基線を横切った陰性および陽性の振れである．ターン（turn）はかならずしも基線を横切る必要はなく，波形の向きの変化点である．5相以上を多相性としている．

病勢が進行したミオパチーでは，筋線維の脱落を反映して短持続性，低振幅で多相性の波形を呈する．しかし，筋炎など急性期では，筋線維の脱落はなく，安静時異常（病的）自発電位である陽性鋭波や線維自発電位が出現し，むしろ高振幅MUPを呈するために，神経原性と誤診しないように留意する必要がある（**CD-ROM ビデオ 2-2-1**）．外傷性損傷の機能予後診断には経時的な筋電図検査が有効である．まず脱神経電位が出現し，徐々に低振幅多相性MUPが出現し，徐々に振幅が大きくなっていく（**CD-ROM ビデオ 2-2-2**）．長持続性MUPは，神経終末における時間的拡散を反映している．ニューロパチー慢性期で側副再生があると，最初に賦活される筋線維と最後の筋線維の時間的差異が大きくなれば，MUPの持続時間はいっそう増加することになる（**CD-ROM ビデオ 2-2-3**）．

❻ 安静時の活動

針筋電図では，疼痛を回避する観点から，まず第1に安静時の異常自発活動の有無を観察する．第2に，弱収縮によってMUPのパラメータを視察的に測定し，最初の動員の閾値が低いか高いかを観察する．第3に強収縮によって何種類のMUPが動員されているか，放電頻度あるいは動員パターンを観察する．

頻度の高い異常自発活動には線維自発電位（fibrillation potential），陽性鋭波（positive sharp wave）があり，これらは前者が細胞外記録であり，後者は筋線維の損傷部位からの記録を表している（**図2-2-6**）．2つの電位は脱神経に陥った筋線維からばかりでなく，神経筋接合部疾患，ミオパチーなどでも出現する．通常，下位運動ニューロン疾患を示唆しているが，脳血管障害痙性片麻痺や脊髄損傷後に一過性に観察される．受傷後7～21日で出現し，筋線維が再神経支配を受けたり，あるいは完全萎縮に陥るまで持続する．ポリオ罹患後も，この異常自発電位が数十年にわたって出現することもある．

急降下爆撃音（dive-bomber sounds）を伴ったミオトニー放電は，臨床的に筋強直症の電気的所見である（**CD-ROM ビデオ 2-2-4**）．遺伝疾患である筋強直（緊張）性ジストロフィー，先天性筋強直症，パラミオトニアの特徴である．その他に高カリウム血性周期性四肢麻痺，中心核ミオパチー，酸性マルターゼ欠損症（糖原病Ⅱ型）などでも出現する．

複合反復放電（complex repetitive discharge：CRD）は従来，仮性ミオトニー放電と呼ばれていたもので，下位運動ニューロン疾患や筋疾患で出現する非特異的，慢性所見である．

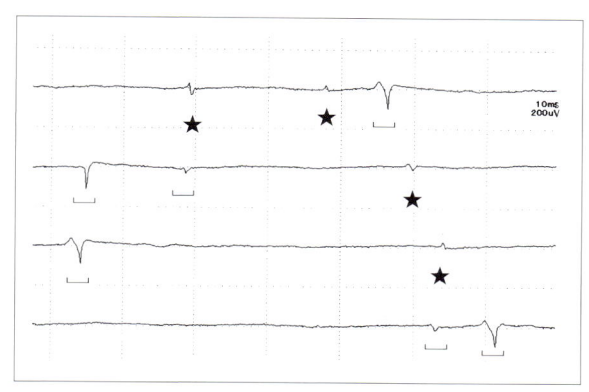

図 2-2-6 線維自発電位と陽性鋭波
　異常自発電位の陽性鋭波と線維自発電位のみで，随意運動時も正常 MUP は出現していない．

　線維束電位は不規則の MUP で，運動ニューロン疾患，末梢神経異所性の自発放電によって起こる（**CD-ROM ビデオ 2-2-5**）．しかし，もっとも頻度が高いのは良性の線維束電位で，健常者でとくに運動後に観察される．このために，線維束電位の解釈には，常にその分布や随伴する異常の臨床所見や電気的所見を考慮する必要がある．

3章 神経変性と再生

> **目標**
> 1. 骨格筋と表情筋の相違を説明できる．
> 2. 神経変性にはどんなものがあるか説明できる．
> 3. ヘルペス顔面神経炎の病態を説明できる．
> 4. 神経再生突起の指向性とは何か説明できる．
> 5. 顔面神経麻痺の機能予後診断を説明できる．
> 6. 顔面神経麻痺の臨床的評価表をあげることができる．

神経伝導検査は，非侵襲性で繰り返し検査ができることから，病状の進行あるいは改善程度を診断する際に有用である．末梢神経障害の有無，病変部位と広がり，病態が脱髄か軸索変性か，重症度と機能予後の診断が可能である．

ここではおもに表情筋を支配する顔面神経の特徴，顔面神経麻痺の機能予後診断について記述する．

1 骨格筋と表情筋の相違

骨格筋を支配する四肢末梢神経では，脱髄と軸索変性の鑑別が大切である．脱髄は伝導遅延と伝導ブロックの2つに区別をする．骨格筋を支配する四肢末梢神経の損傷について，神経線維1本の損傷程度を分類したSeddon分類を，さらに神経束の損傷をⅣ度，神経幹断裂をⅤ度の5つに分類したSunderland分類がある（**図2-3-1**）．骨格筋は関節を挟んで屈筋と拮抗する伸筋群に分かれており，屈伸運動が可能である（**図2-3-2**）．さらに骨格筋には筋紡錘や腱器官があり，求心性線維によって筋長の状態は運動ニューロンにフィードバックされ，手の巧緻動作や下肢の円滑な歩行などに関与している（**図2-3-3**）．

これに対して，表情筋は顔面神経の運動線維が支配しており，筋紡錘や腱器官はない．表情筋には主動筋と拮抗筋の分類はあるが，屈筋も伸筋もない．頭蓋骨から起こり顔面の皮膚に停止する皮筋である（**表2-3-1**）．しかも運動終板は1つの筋で，1個でなく数十個に及ぶこともあり，かならずしも筋の中心にはない．

顔面神経幹には神経束構造が欠落している．神経幹のなかには4,000本ほどの神経線維が密接している（**図2-3-4**）．このような状況で神経線維の脱髄があると，隣接する神経線維で接触伝導および異所性興奮が起こる．また，神経線維断裂の再生時に，迷入再生が容易に生じることになる．

2 表情筋の役割

表情筋は頭蓋骨から起こり皮膚に停止する皮筋である．顔面神経は体性感覚神経線維を欠いており，筋緊張を調節する筋紡錘もなく，腱反射もない．基本的な機能は，目，鼻，口，耳などの開口部の閉鎖のために発達したもので，生体防衛反射として表情筋が収縮し，開口部を閉鎖する（**図2-3-5**）．ヒトではとりわけ「びっくり（startle）反射」と関連しており，突然危険が迫った時に眼球を防衛する反応が大切である．視覚（危険なものが突然迫った時），聴覚（突然大きな音がした時），平衡感覚（転倒した時），あるいは角膜感覚（ハエやカなど小動物が角膜に触れた時）に対す

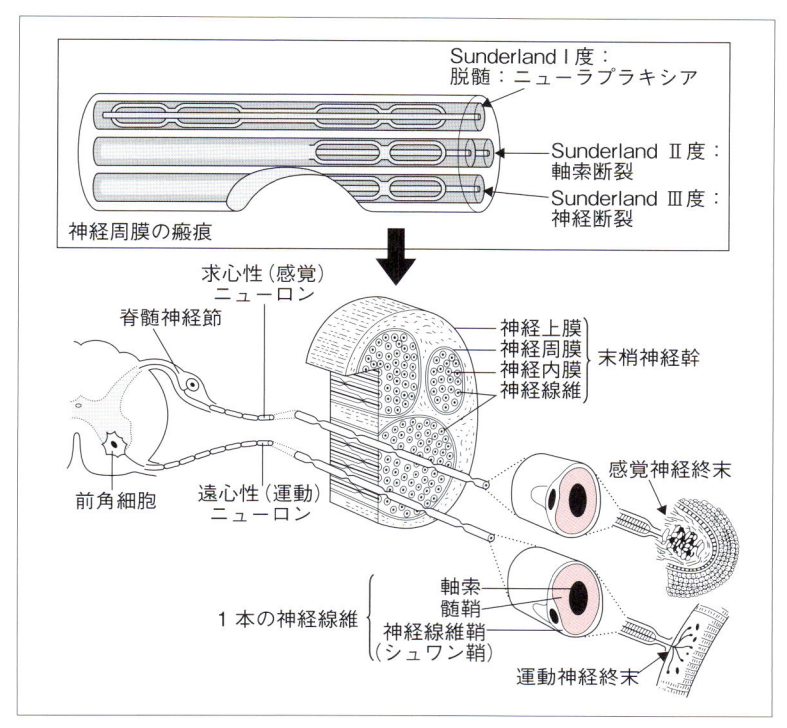

図 2-3-1 骨格筋支配神経と Sunderland 損傷分類

　四肢骨格筋を支配する神経幹はいくつかの神経束構造になっており，運動線維と感覚線維が対になって走行している．Sunderland の神経損傷分類では，1本の神経線維に着目した Seddon 損傷分類を，さらに神経束損傷をIV度，神経幹全体の断裂をV度としている．

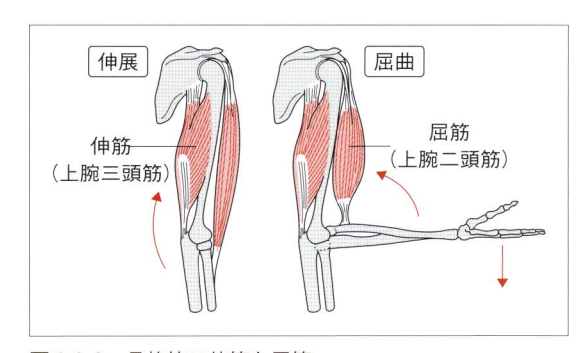

図 2-3-2 骨格筋の伸筋と屈筋

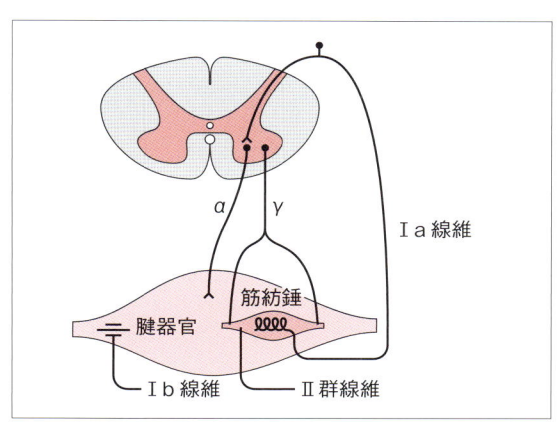

図 2-3-3 骨格筋と筋紡錘

表 2-3-1 骨格筋と表情筋との相違

		骨格筋	表情筋
関節構造	筋紡錘の有無	＋	－
	屈筋/伸筋	＋	－，皮筋
	神経束構造	＋	－
	役割	巧緻/移動	防衛びっくり/感情表出

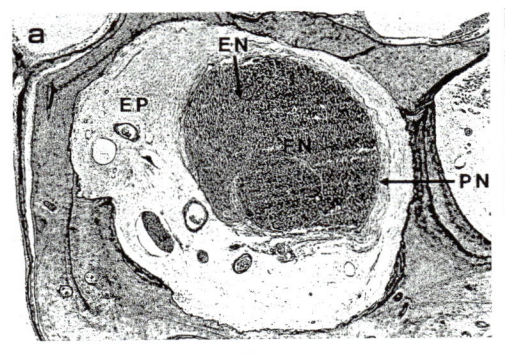

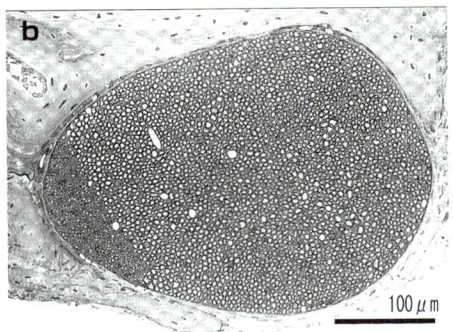

図 2-3-4 顔面神経幹の横断面
　a：ヒトの乳突部での横断面．EN：神経内膜，PN：神経周膜，EP：神経外膜．顔面神経幹の周囲を神経周膜と神経外膜が包んでいる．このレベルでは神経束構造が少しみえる．
　b：マウスの膝神経節部の横断面．膝神経節部では神経幹と側頭骨内の神経管との間隙はほとんどない．このために，炎症が起こると骨性神経管のために外に腫脹はできず，浮腫のために顔面神経線維は絞扼障害に陥り，さらに血行不全に伴う悪循環が生じる．

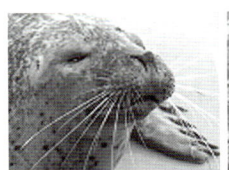

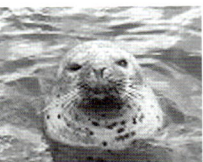

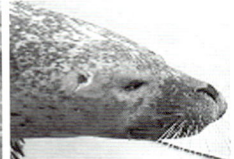

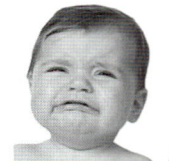

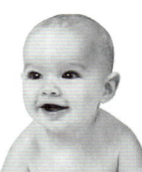

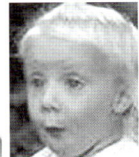

図 2-3-5 ゴマフアザラシの顔面閉鎖部位

図 2-3-6 ヒトにおける感情表出と表情筋

メモ 2-3-1

表情筋反射の系統発生

ネコのヒゲは三叉神経第3枝支配である．暗闇のなかでヒゲの感覚に基づいてネズミなどの餌食を食べるには，三叉神経による咬筋反射と，さらに顔面神経支配口周囲筋が反射的に作動する必要がある．

新生児では口周囲の三叉神経感覚の入力によって原始反射である吸啜（きゅうてつ；sucking）反射によっておっぱいを飲む．この時期では，突然拳を目の前にもってきても，視覚からの危険に対して「びっくり反射」は起こらない．新生児から乳児に成長するにしたがって，三叉神経第3枝→顔面神経−口輪筋反射（哺乳反射）から，三叉神経第1枝→顔面神経−眼輪筋反射（瞬目反射）が優位になっていくために「びっくり反射」が起こってくると考えられる．

②の波形は，2歳児のハンマー眉間叩打による眼輪筋反射と，ハンマー上唇叩打による口輪筋反射である．通常，成人では口輪筋反射の R_2 成分の導出はむずかしい．乳幼児では口輪筋反射の R_2 成分は容易に導出される．

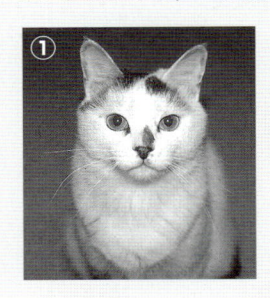

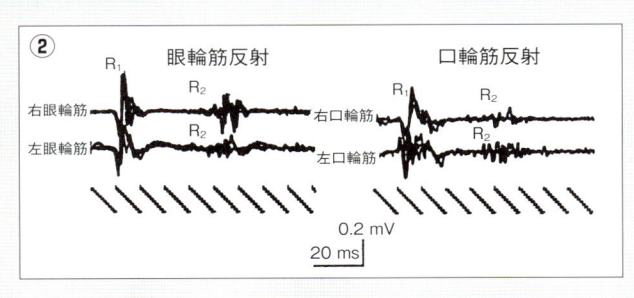

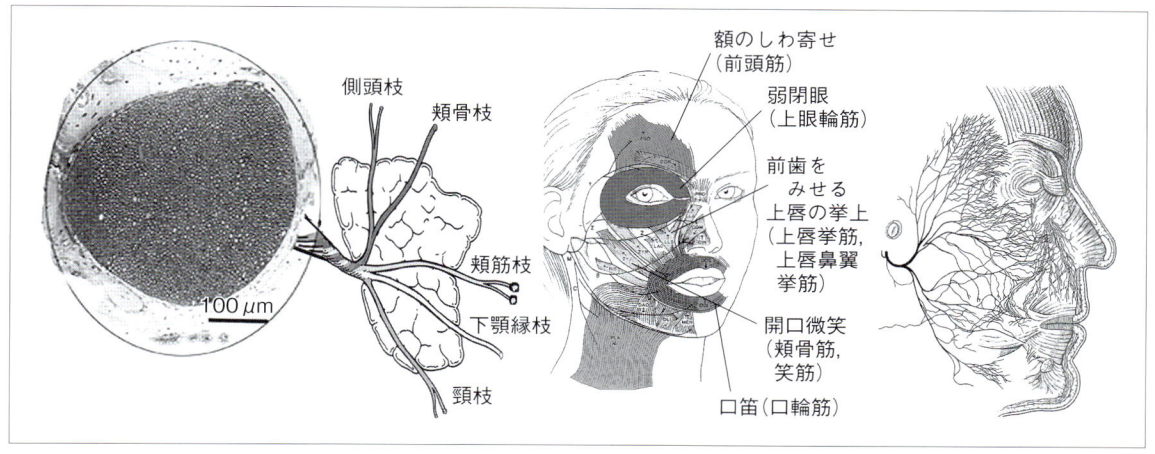

図 2-3-7　顔面神経と表情筋支配
顔面神経には膝神経節では神経束構造が欠落しており，神経線維が密接に隣接している．さらに茎乳突孔の出口で5本の分枝に分かれ，さらに網の目の神経網によって23個の表情筋を支配している．

る脅威に対して，閉瞼する必要がある．また，ヒトではもう1つの感情を反映する表情筋の役割がある．すなわちヒトには6つの基本的感情，「驚き」，「恐怖」，「嫌悪」，「怒り」，「幸福」，「悲しみ」がある（**図 2-3-6**）．これらの表情は，単一の表情筋ではなく23個ある表情筋のうちの複数の筋の動きが組み合わさって作り出されている．

顔面神経麻痺からの回復といった場合には，生物学的には可及的速やかに顔面開口部を閉鎖することが第1で，次いでヒトとしては左右対称性で審美性を損なわず回復することが第2番目である．生物学的に生体防衛反射である「びっくり反射」の回復メカニズムは，顔面神経の独自の特徴を有している．1本の顔面神経幹は5本の分枝に分かれ，23個の表情筋を網の目の神経網によって支配している（**図 2-3-7**）．これらの解剖学的特徴によって，顔面神経がどのレベルで損傷しても，他の分枝によって代償されやすく，確実に開口部が閉鎖できる仕組みになっている．

❸ ヘルペス顔面神経炎

突然発症する末梢性顔面神経麻痺の原因でもっとも頻度が高いのが，ベル麻痺とラムゼイ・ハント症候群によるものである．

James Ramsay Hunt が1907年に水痘・帯状疱疹ウイルス（varicella-zoster-virus：VZV）によるウイルス性顔面神経麻痺を最初に報告し，今日ではラムゼイ・ハント症候群と呼ばれている．

1972年に McComick は特発性顔面神経麻痺と総称されているベル麻痺の原因として，単純ヘルペスウイルス（herpes simplex virus：HSV）の関与を提唱した．この仮説は1996年に Murakami らによって，ベル麻痺患者の顔面神経減荷術中に採取した神経内液や後耳介筋から PCR 法で HSV-1 型の DNA 遺伝子が確認され，ベル麻痺の多くが HSV-1 型の再活性化による神経炎であることが立証された．

VZV，HSV はいずれも膝神経節に常在しており，ストレス，過労，妊娠，歯の治療，寒冷曝露など，免疫能低下によって再活性化され顔面神経節炎を起こす（**図 2-3-8**）．VZV は神経細胞を直接侵害することから，HSV-1 型より重症になる．

❹ 神経変性

神経細胞，軸索あるいは髄鞘に損傷が起こると，損傷部位あるいはその遠位部に神経変性が生じ

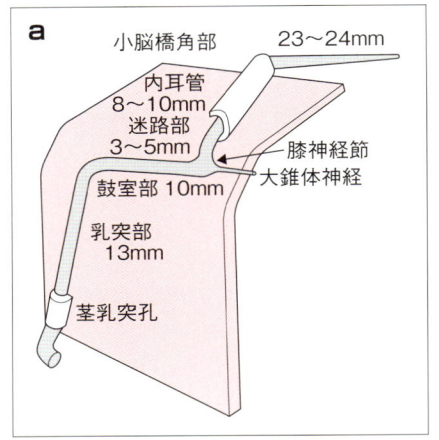

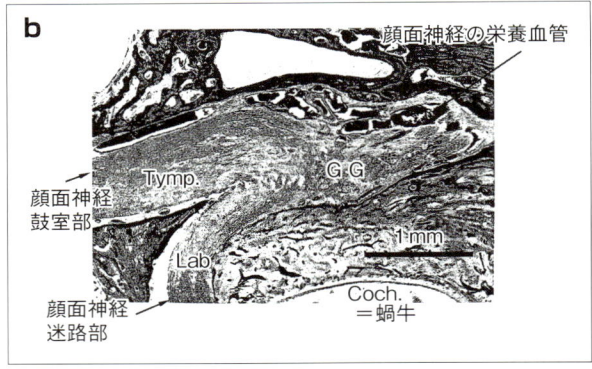

図 2-3-8 顔面神経管と膝神経節の解剖
　顔面神経は脳幹から出て小脳橋角部を通り，内耳孔から内耳管に入る．骨性顔面神経管（fallopian canal）は人体のなかでもっとも狭く 35 mm の最長の骨性神経管である．直角に曲がっている部位が膝部で，第 1 番目の部位が迷路部から鼓室部への移行部で膝神経節部である．
　膝神経節部では，顔面神経と骨性神経管との間隙がほとんどない．そのため，炎症に伴う浮腫のために栄養血管や神経線維は圧迫され，神経虚血および絞扼性障害が生じる．

表 2-3-2 神経変性の原因疾患

脱髄（myelinopathy）	遠位軸索変性（distal axonopathy）	神経細胞変性（neuronopathy）
AIDP，CIDP	DM，CRF，栄養不全，アルコール依存症，多くの抗癌剤	前角細胞疾患，帯状疱疹，ビンクリスチン

る．遠位部は受傷から 10 日程で軸索変性に陥る．神経細胞が侵された場合（neuronopathy），あるいは軸索局所損傷による血行-栄養不全では遡行変性（dying-back axonopathy）が生じる．いずれも現象的には軸索変性を生じるが，病変部位が神経細胞かあるいは軸索かは病理解析が必要で，これまでの知識の蓄積によって経験的に診断をすることになる（**表 2-3-2**）．

　ベル麻痺やラムゼイ・ハント症候群は膝神経節における局所的損傷である．骨格筋を支配する神経では，分娩時腕神経叢損傷以外には，脱髄と軸索変性の 2 つに分類し，病的共同運動を考慮しなくても，機能予後診断に関して大きな支障はない．
　しかし，顔面神経では神経束が欠落しており，神経線維が密接しているために，軸索変性をさらに Seddon 分類に従って，内膜が温存されている軸索断裂（axonotmesis）と，内膜も断裂している神経断裂（neurotmesis）に区別をする必要がある．膝神経節部で神経線維が局所的に損傷し，次に表情筋を支配している神経線維が変性することになる．前者は内膜が温存されているために，軸索は迷入再生を起こすことなく，1 mm/ 日スピードで再生し，発症 3 カ月で従来の表情筋を再支配することになる．これに対して，後者の神経断裂では内膜も断裂していることから，迷入再生が起こり，発症 4 カ月で臨床的に病的共同運動が顕在化する（**図 2-3-9**）．発症から 1 カ月あるいは 2 カ月で完全に回復する症例では，遡行変性による末梢部からの変性を示唆している．

❺ 顔面神経における軸索断裂と神経断裂の鑑別

　同じ軸索変性を生じるが，軸索断裂では内膜が

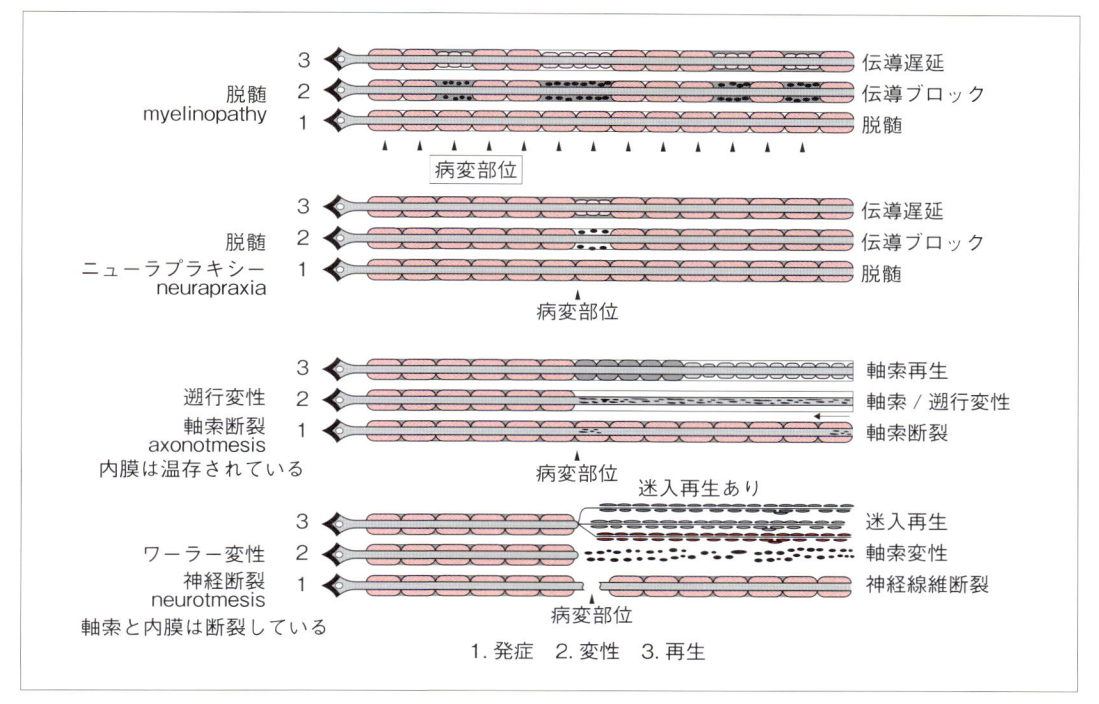

図 2-3-9 神経損傷と変性と再生
　脱髄病変（myelinopathy AIDP, CIDP）では髄鞘が全般的に侵される．局所病変であるニューラプラキシー（neurapraxia）では局所性脱髄である．神経細胞が損傷される軸索変性（neuronopathy）と軸索局所損傷である軸索断裂（axonotmesis）でも，血行-栄養不全によって遡行変性（dying back axonopathy）が生じる．神経線維の局所断裂（neurotmesis）ではワーラー変性が生じて病変遠位部が変性し，神経内膜も断裂することから迷入再生が生じる．

温存されていることから，迷入再生は生じない．これに対して，神経断裂では内膜も断裂していることから，迷入再生が生じる．この2つを鑑別することが，顔面神経麻痺の予後を決定するうえで不可欠である．

　ENoG≧40％の症例では，迷入再生による病的共同運動は生じないことから，神経断裂はないと診断する．これに対して，40％＞ENoG では（40－ENoG）％迷入再生が生じる危険がある（**図2-3-10**）．また，10％＞ENoG ではほとんどの神経線維は損傷されており，臨床的に表情筋に到達する4カ月まで改善徴候はほとんどみられず，その後病的共同運動が優位に出現する．

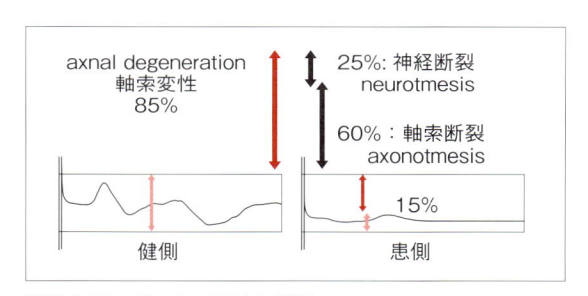

図 2-3-10 ENoG＝15％の解釈
　ENoG＝15％では，軸索変性85％と解釈して，ENoG≧40％では迷入再生による病的共同運動が出現しないことから，60％が軸索断裂で，残りの（40－ENoG）＝25％が神経断裂である．

⑥ 神経突起の指向性と回復時間

　膝神経節で損傷が起こり，次いで軸索変性が生じて表情筋の麻痺が起こる．変性とともに再生もほぼ同時に起こる．神経再生のもっとも有効な手

段は，支配筋の随意的あるいは神経筋刺激装置による筋収縮である．軸索断裂では1mm/日のスピードで筋収縮方向に神経再生突起が再生して，3カ月で表情筋に到達する（図2-3-11）．

しかし神経断裂では，表情筋の収縮によって再生は促されるが，同時に迷入再生も促されることになる．これが迷入再生による病的共同運動の原因になる．臨床的に病的共同運動は発症4カ月で出現することから，膝神経節部における迷入再生は1カ月ほどの時間を要することになる（図2-3-12）．

発症1〜2カ月の間に強力な表情筋の収縮を行った場合には，迷入再生を促進して，4カ月以降に病的共同運動が顕著になる．重要なことは，この発症から少なくとも3カ月の間に，強力な筋収縮を行わず，むしろ筋伸張を行うことによって，迷入再生を予防することである（図2-3-13）．

顔面神経麻痺の特徴は，発症4カ月までは迷入再生による病的共同運動は顕在化しないことである．図2-3-13に示しているように，発症から3〜4カ月までは軸索断裂線維の再生によって直線的，量的に回復する．しかし神経断裂のある症例では，神経断裂線維が迷入再生し，4カ月以降に表情筋に到着するために病的共同運動が出現する．迷入再生があることは，従来支配していた筋の支配神経線維は他の表情筋も支配することを意味する．それゆえ従来の支配筋の神経線維数が減少するために100％まで筋力は回復せず，筋力低下が残ってしまう．この筋力回復程度は100－［40－ENoG］％と規定される．病的共同運動のある症例では，とりわけ前頭筋，眼輪筋，上唇挙筋，頬筋，口輪筋の筋力低下が残存する傾向があ

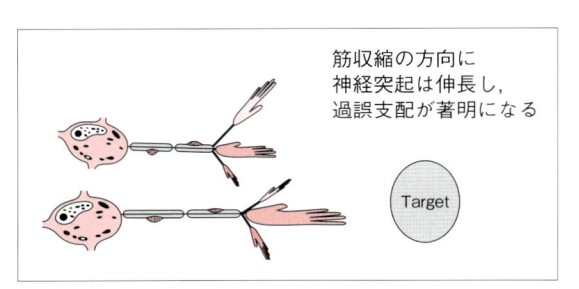

図 2-3-11 神経再生突起の指向性
神経再生突起は筋収縮方向に向かう．

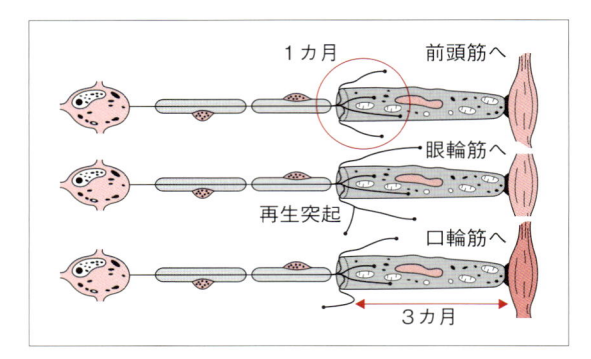

図 2-3-12 膝神経節での迷入再生
神経断裂線維では内膜も断裂しているために，迷入再生が生じる．軸索断裂から表情筋到達時間は3カ月であり，迷入再生による病的共同運動は発症4カ月以降に出現することから，膝神経節での迷入再生時間は1カ月ほどと推定される．

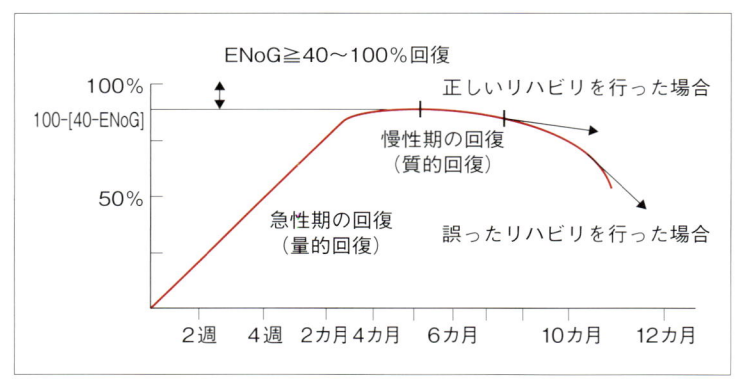

図 2-3-13 量的回復から質的回復の過程

筋力低下に対して，随意運動によって筋力強化を行うと，迷入再生回路があるために，他の表情筋も同時に収縮してしまい，病的共同運動がますます増悪することになり，しかも筋力低下は改善されない．

7 顔面神経麻痺の臨床的評価

顔面神経麻痺の臨床評価では，重力に抗した筋力レベルの概念が入った徒手筋力テストを用いることはできない．国際的に柳原40点法，Sunnybrook法，House-Brackmannグレード分類の3つが使われている．

1）柳原 40 点法

日本顔面神経研究会が作成したもので，40点法として日本国内では広く普及している．顔面の部位別評価法（regional system）である（**表2-3-3**，**図2-3-14**）．1項目が安静時の対称性，その他の9項目は随意運動の運動程度を評価している．発症から1～2カ月ほどのフォローアップで機能予後を判定できる点がもっとも優れている．また，発症から6カ月までの機能回復をみるのにも有用である．残念ながら，安静時の顔面拘縮や随意運動に伴う病的共同運動についてはあまり強調されていない．このために，誤って治療目標を40点の満点を目指して随意運動を行っていくと，後遺症はますます悪化してしまう．

表 2-3-3 柳原 40 点法

	正常 4	部分麻痺 2	高度麻痺 0		正常 4	部分麻痺 2	高度麻痺 0		正常 4	部分麻痺 2	高度麻痺 0
安静時対称性				片眼つぶり				口笛			
額のしわ寄せ				鼻翼を動かす				口をへの字に曲げる			
軽い閉眼				頬をふくらます							
強い閉眼				イーと歯を見せる				合計			

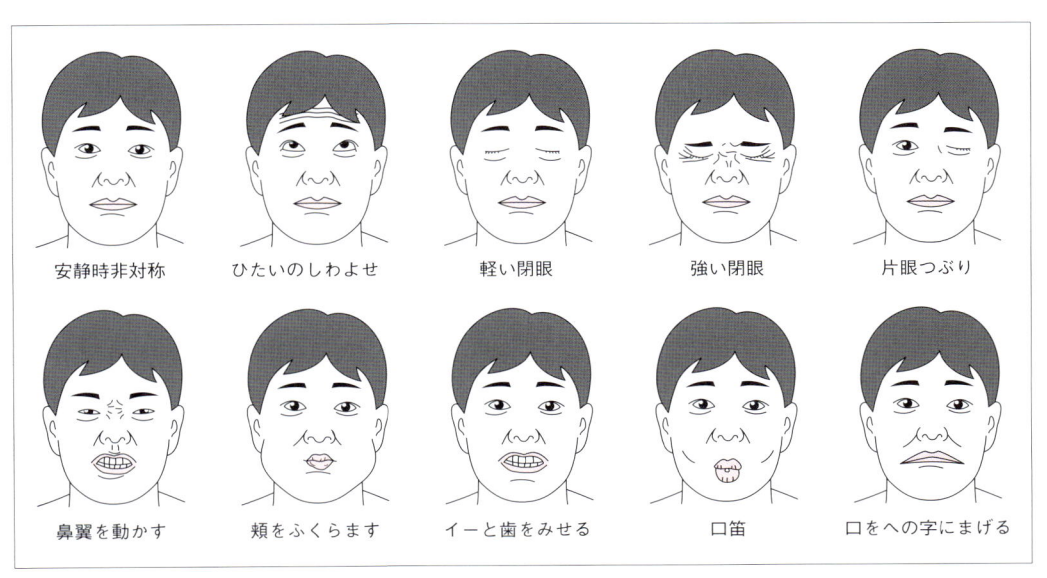

図 2-3-14 柳原 40 点法の評価項目
（柳原尚明：顔面神経麻痺の最近のシンポ．臨床リハ，7：11～16，1998. より）

評価項目：安静時非対称／ひたいのしわよせ／軽い閉眼／強い閉眼／片眼つぶり／鼻翼を動かす／頬をふくらます／イーと歯をみせる／口笛／口をへの字にまげる

2）Sunnybrook 法

カナダ・トロントのサニーブルック医療センターの Ross らが 1996 年に論文報告したものである．この評価表（**表 2-3-4**）は，安静時対称性，随意運動時の対称性，病的共同運動の3つの要素から構成されており，随意運動の回復点から安静時非対称点と病的共同運動点（随意運動による顔面非対称性）を引き算した複合点を求めている．つまり，顔面神経麻痺の回復過程は，随意運動の回復とともに，後遺症としての顔面非対称性が出現するという基本概念に基づいている．随意運動は，額のしわ寄せ（前頭筋），軽い閉眼（上眼輪筋），微笑（頬骨筋／笑筋），前歯を見せる（上唇挙上：上唇挙筋／上唇鼻翼挙筋），口笛（口輪筋）の5項目であり（**図 2-3-15**），これらは同時に病的共同運動の重症度の評価にも用いられる．5項目の随意運動の回復程度に応じて各1～5点，随意運動の素点は5～25点となる．5項目の病的共同運動の重症度は0～3点の4段階に分類され，病的共同運動の素点は0～15点になっている．安静時の顔面対称性は3項目あり，眼瞼，鼻唇溝，口角の状態によって各0点，1点あるいは2点がつけられ，全体の素点は0～4点である．さらに各要素点の重み付けとして，随意運動の素点を4倍し20～100点とし，安静時顔面非対称素点は5倍し0～20点とし，病的共同運動素点は1倍し0～15点にしている．したがって複合点は0～100点となり，0点は完全麻痺で随意運動がない状態で，100点が正常状態になっている．

Sunnybrook 法の複合点での評価ばかりでなく，随意運動回復点数，安静時非対称性の点数，病的共同運動の点数の3つの項目を同時に記載しておく．これによって，どの分野に問題点があるか，あるいは治療目標をどの分野にするかを容易に理解することができる．また，安静時対称の項目は，発症から4カ月までと，4カ月以降ではその意味する内容が異なっている．4カ月までの非対称性は弛緩性あるいは低運動症の評価である．これに対して，4カ月以降では筋短縮あるいは過運動症による顔面拘縮の評価となる．

表 2-3-4 Sunnybrook 法

安静時対称性（健側と比較）		随意運動時の対称性（健側と比べて筋伸張の程度）							病的共同運動（各表情の不随意筋収縮の程度）				
		標準表情	運動なし	わずかに動く	ある程度動く	ほぼ完全に動く	完全に動く		なし	軽度	中等度	重度	
眼													
正常	0												
狭小	1												
開大	1												
眼瞼手術	1												
頬（鼻唇溝）		額のしわ寄せ	1	2	3	4	5	□	0	1	2	3	□
正常	0	弱閉眼	1	2	3	4	5	□	0	1	2	3	□
欠落	2	開口微笑	1	2	3	4	5	□	0	1	2	3	□
浅い	1	上唇挙上／前歯見せる	1	2	3	4	5	□	0	1	2	3	□
深い	1	口すぼめ	1	2	3	4	5	□	0	1	2	3	□
口			著明	重度	中等度	軽度	正常						
正常	0						得点	□					
口角低下	1												
口角上昇／外側	1												
得点 □													
安静時対称性スコア＝		随意運動スコア＝得点×4							病的共同運動スコア＝得点 □				
得点×5 □		随意運動スコア □ －安静時非対称性スコア □ －病的共同運動スコア □ ＝複合スコア □											

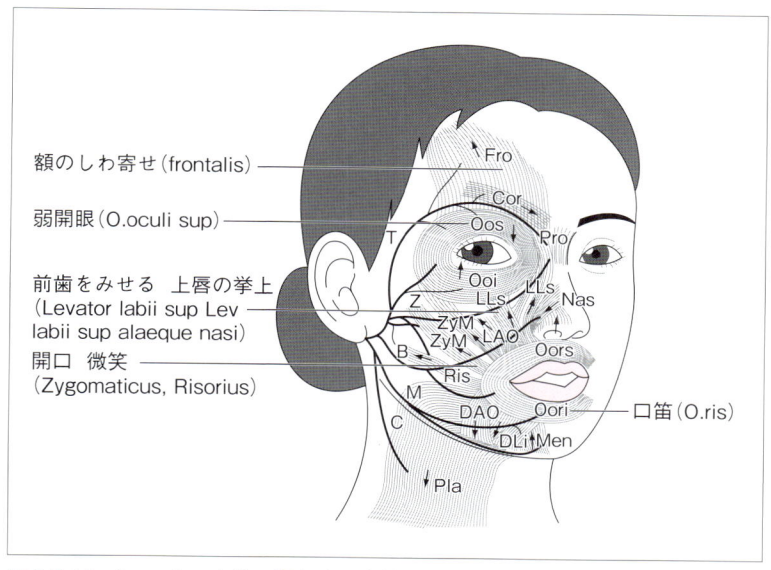

図 2-3-15　Sunnybrook 法で評価する表情筋

病的共同運動点の重症度については，口周囲運動（微笑，前歯をみせる，口笛吹き）によって，完全に目を閉じた（閉瞼）場合を3点，閉瞼程度が50％以下で軽度の場合1点とし，その中間で50％程度を2点としている．軽く目を閉じること（弱閉瞼）によって，①口角外転挙上，②鼻唇溝深化，③眉の挙上が著明な場合を3点とし，1点はこれらの3つの項目が軽度で，2点は1点と3点の間にしている．額のしわ寄せによって，①眼瞼狭小化50％以上，②口角外転挙上，③鼻唇溝深化が著明な場合に3点，これらの3つの項目が軽度の場合1点，2点はその中間として評点を付けている．

この方法の短所は，評価点数の記入に時間を要することである．Sunnybrook 法でより正確に評価するためには，カメラとビデオで各表情を撮影し，それを後ほど観察しながら採点を繰り返す作業が必要である．Sunnybrook 法では，顔面神経麻痺の治療目標は随意運動の回復と同時に，顔面拘縮や病的共同運動の予防や改善も重要であることを示唆している．

3）House-Brackmann グレード分類

柳原法が部位別評価法であるのに対して，House-Brackmann グレード分類（**表 2-3-5**）は概括評価法（gross system）である．とくに聴神経腫瘍の手術前後の機能評価に用いられている．正常はグレードⅠ，完全麻痺をグレードⅥとし，麻痺の程度あるいは後遺症の病的共同運動，顔面拘縮，スパズムの程度を6段階に分けて評価している．評価記載が簡便であり，ただちに重症度がわかる点が利点である．しかし，重症度が，麻痺による筋力低下など機能不全によるものか，あるいは病的共同運動や顔面拘縮など機能異常によるものかの区別が困難であり，二重スタンダードの評価法になっている．

8　顔面神経麻痺の機能予後と回復曲線

電気生理学検査では，発症7〜14日の間のENoGの大きさによって機能予後を診断することができる．ENoG≧40％の症例では迷入再生は生じない．さらに，脱髄型か軸索断裂が加わっているかどうかは，電気的瞬目反射の R_1 振幅の大きさが50％以上を保っていれば純粋脱髄型であり，

表 2-3-5 House-Brackmann 法

パラメータ	グレードⅠ	グレードⅡ	グレードⅢ	グレードⅣ	グレードⅤ	グレードⅥ
全体的印象	正常	詳しく診ると軽度筋力低下	筋力低下はあるが左右差は不明瞭	筋力低下明確，左右差あり	ほとんど動きなし	動きなし
安静時	正常対称的	正常対称的	正常対称的	正常対称的	非対称的	非対称的
前頭部の運動	正常	中等度～良好	軽度～中等度	なし	なし	なし
閉眼	正常閉眼	軽い努力で完全閉眼	強い努力で完全閉眼	強い努力でも不完全閉眼	強い努力でも不完全閉眼	動きなし
口	正常対称的	軽度非対称	強い努力で非対称	強い努力で非対称	わずかに動く	動きなし
病的共同運動，拘縮，顔面痙攣	なし	軽い病的共同運動，拘縮や痙攣はあってもよい	病的共同運動や拘縮は明確にあるが，左右差不明瞭	病的共同運動，拘縮，痙攣は重度で，左右差明確	病的共同運動，拘縮，痙攣は通常なし	動きなし

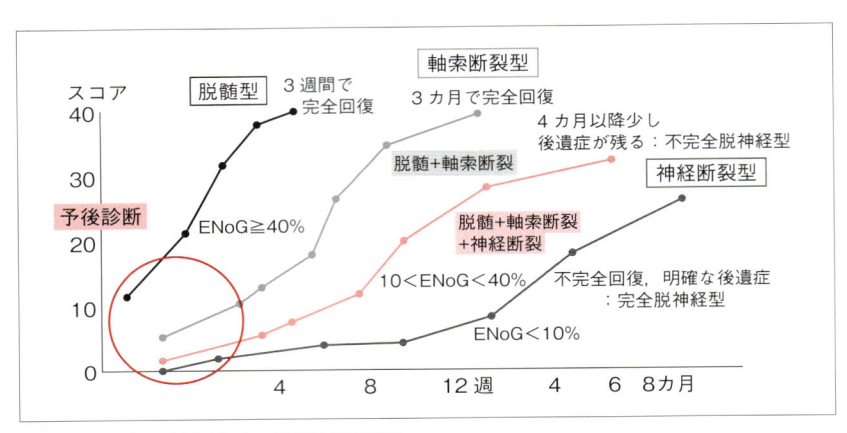

図 2-3-16　顔面神経麻痺の機能予後診断

発症 3 週間で回復が期待できる．これに対して，R_1 振幅が 50％以下では軸索断裂が加わっており，振幅の大きさによって 3 カ月以内にほぼ完治することになる．40％＞ENoG の症例では，脱髄＋軸索断裂の他に神経断裂が加わっており，ENoG の大きさによって 4 カ月以降に病的共同運動が出現することになる（図 2-3-16）．

ENoG＜10％の症例のなかで，術後性あるいは外傷性顔面神経麻痺では，神経幹が切断している可能性もある．これらの症例では，針筋電図による随意収縮時の MUP の有無の検査が必要である．受傷 6 カ月後に MUP が導出されなければ，顔面神経再建術が必要なことが少なくない．

図 2-3-16 では，ENoG による電気生理学的機能予後の診断を表しているとともに，柳原 40 点法による臨床的な機能予後も示している．柳原 40 点法では，発症 2 週間で 18 点であると脱髄型であり，発症から 4 週間で 10～20 点では軸索断裂型，発症から 8 週間で 10～20 点では神経断裂線維が多少混じっていることを示唆している．これらの症例では不完全治癒で，病的共同運動が 4 カ月後に出現することから，不完全脱神経型と便宜的に呼んでいる．発症 3 カ月でも 10 点以下であれば神経断裂線維が優位に多く，完全脱神経型と呼ぶことができる．

第3部 臨床から学ぶ

　第3部の目的は，第1部，第2部で学んできた神経伝導検査と針筋電図の基礎的理論と手技を用いて，実際に外来診療で遭遇する症例を通して，電気診断学的に臨床応用することである．臨床的に手根管症候群の診断ができるが，どの程度の重症度か，はたして外科的治療の適応になるのか，保存的治療でよいのかなどの客観的な評価が必要である．神経伝導検査で得られた波形を分析することによって，脱髄の伝導ブロックなのか，あるいは軸索変性なのかを鑑別して，病態に迫る必要がある．また，2つの非侵襲的検査を経時的に実施することによって，はじめて予後や外科的治療適応の診断が可能になることもある．

　波形分析は，遭遇する症例の臨床症候と有機的に結びつけることによって，その波形の意味する内容をより理解しやすくなる．

1章 正中神経障害

> **目標**
> 1. 手根管症候群のルーチン検査を理解する．
> 2. 重度手根管症候群でも第2虫様筋-骨間筋潜時差法が有用な理由は何か説明できる．
> 3. 軸索変性が著明な症例は，手掌刺激でどんな現象が生じるか説明できる．
> 4. 円回内筋症候群と前骨間神経症候群との相違を説明できる．
> 5. Martin-Gruber 吻合とは何か説明できる．
> 6. 腕神経叢炎で合併する神経障害にはどんなものがあるか説明できる．

1 手根管症候群

手根管症候群（carpal tunnel syndrome：CTS）は，外来診療でもっとも頻度が高い圧迫絞扼性障害であり，電気診断がもっとも有用な診断手段で，神経伝導検査では手掌分節（手関節から手掌まで）における正中神経の伝導異常を検出することで診断する．

手根管症候群はさらに脱髄型，伝導ブロック型，軸索変性型の3つに分類する．脱髄型では手掌分節の伝導速度遅延がおもな所見である．術後，症状の改善とともに，開始潜時の遅延と持続時間の延長が短縮し正常化する．伝導速度の遅延はあまり正常に回復しない．伝導ブロック型では，手関節/手掌SNAP振幅比は0.5以下である．術後の予後は良好である．軸索変性型では，手掌刺激によるSNAPやCMAPの導出は困難になる．むしろ尺骨神経深枝の交差刺激によるCMAPが導出されることが多い．

●原　因

正中神経が手根管の横手根靱帯で絞扼されてCTSが生じる．中年女性に好発し，両側性に発症することが多い．種々の原因があるが，明確な原因がない，いわゆる特発性CTSがもっとも多い．手根管内の非特異的な腱鞘炎が正中神経圧迫の原因と考えられる．特発性CTSのもう1つの因子として，手の活動の質と量がある．利き手の方が非利き手より頻度が高い．手作業による過用や妊娠に伴う亜急性CTSでは，伝導ブロックの所見が特徴的である．

●症状と徴候

CTSを疑わせる臨床症状と徴候があれば電気診断を行う．電気診断学の原則は，病歴，理学所見があり，それに基づいた補助診断である．糖尿病患者の末梢神経障害の検査時に，電気診断で偶然CTSの診断基準に合致することがあるが，症状や徴候がない場合にはCTSと診断しない．

患者は手のしびれや痛み，朝のこわばり，難治性肩こり，症状の夜間増悪，手を振り動かすことによる症状軽減を訴える．手作業の反復によって症状は増悪する．とくに朝のこわばりがあるために，関節リウマチと誤診しやすい．理学所見では，橈側3指半手掌側（正中神経支配領域）の感覚低下，短母指外転筋の筋力低下や筋萎縮がある．萎縮が著明になると猿手（ape hand）と呼ばれる（**図3-1-1**）．手関節掌側を叩打すると指に錯感覚が放散することがあり，Tinel徴候は陽性である．この徴候はCTSに特異的ではないが，軸索再生徴候である．

臨床所見でCTSの診断は可能であるが，どのくらいの重症度か，あるいは外科的適応になるのかどうかは，神経伝導検査をしなければ明らかに

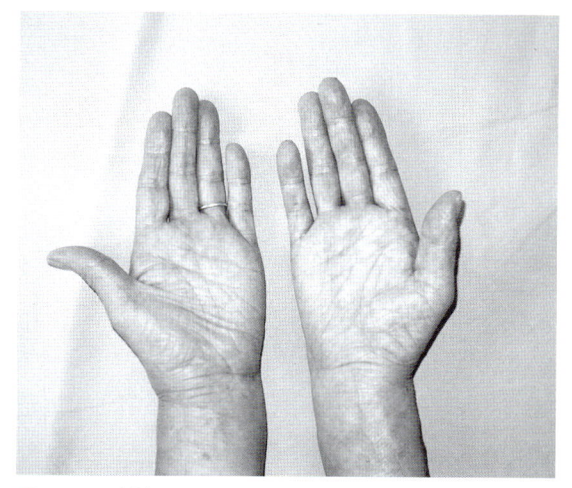

図 3-1-1　右猿手
短母指外転筋，短母指屈筋外側半分の萎縮，母指対立筋の麻痺のために手の横アーチが消失し，手掌は平面的になり，樹上生活に適した猿の手のように変形する．母指は内転位になっている．

ならない．

●病　態

手関節の屈筋支帯の横手根靱帯で正中神経が圧迫されるが，とくに遠位端で反回枝が侵されやすい．これに対して，遠位部を走行し虫様筋を支配する分枝は圧迫を受けにくい（**図 3-1-2**）．

表 3-1-1　CTS のルーチン検査

① 手掌，手関節，肘の 3 カ所で刺激をして SNAP，CMAP を導出する
② 第 2 虫様筋-骨間筋潜時差法を行う
③ 左右の手で上記の 2 検査手技を行う（まず，より健側の検査をする）

●ルーチン検査

CTS は両側性に罹患していることが少なくない．まず比較的健側から検査をして，さらに患側の検査を行う．第 2 虫様筋-骨間筋潜時差法を含めることが重要である（**表 3-1-1**）．

1）SNAP による診断

手掌刺激-示指の潜時の基準値は 1.37 ± 0.24［平均値 + 2SD = 1.9］ms，手関節刺激-示指の潜時の基準値は 2.84 ± 0.34 ms で，CTS ＞ 平均値 + 2SD = 3.5 ms となっている．手掌-示指の神経伝導速度は 58.8 ± 5.8［平均値 − 2SD = 47］m/s，手掌-手関節＝手掌分節では 56.2 ± 5.8 m/s で，CTS ＜ 平均値 − 2SD = 44 m/s としている．

2）CMAP による診断

CMAP の診断では，手掌刺激-短母指外転筋の潜時の基準値は 1.86 ± 0.28［平均値 + 2SD = 2.4］ms，手関節-短母指外転筋の潜時の基準値は 3.49

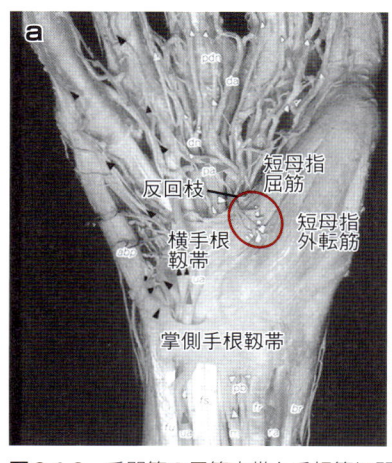

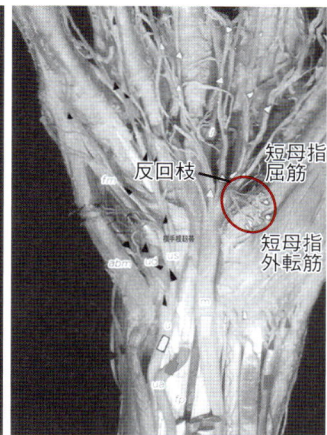

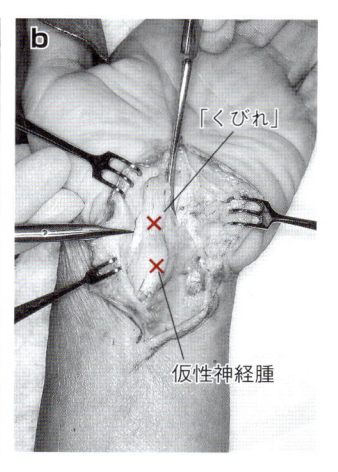

図 3-1-2　手関節の屈筋支帯と手根管切開
a：正中神経反回枝は横手根靱帯遠位端で圧迫されやすい．反回枝の電気刺激は陽極を遠位部に置く．刺激電極が遠位部に寄りすぎると尺骨神経深運動枝を交差刺激してしまう．（文献 10 より）
b：圧迫部位と近位部の仮性神経腫．くびれている部位がかならずしも病変部位ではない．

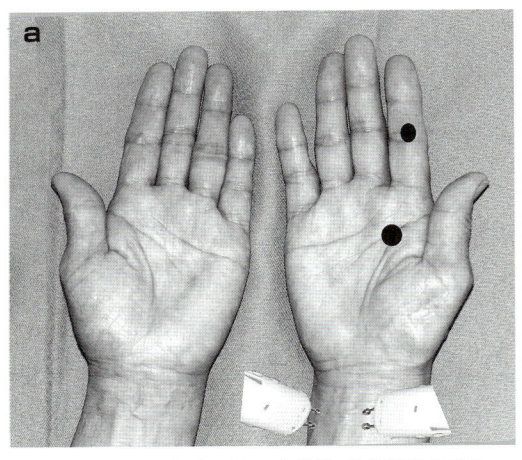

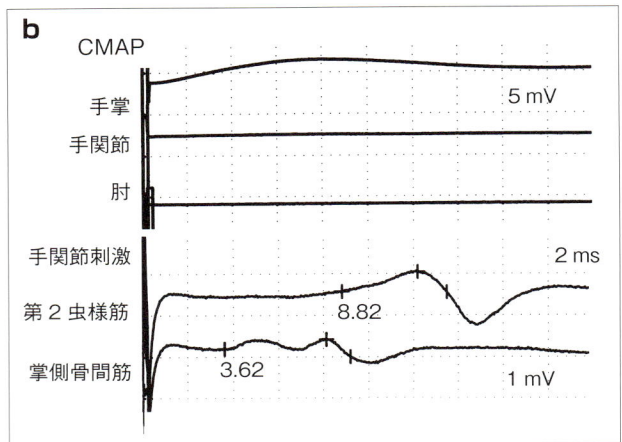

図 3-1-3 CTS における第 2 虫様筋−骨間筋潜時差法
 a：右猿手の記録電極設置部位と正中神経と尺骨神経の刺激部位．
 b：短母指外転筋の筋萎縮のために CMAP は導出不能であるが，第 2 虫様筋から潜時遅延しているが CMAP は導出されている．

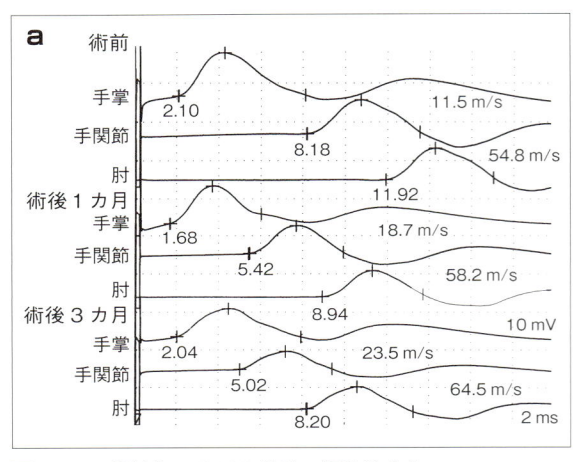

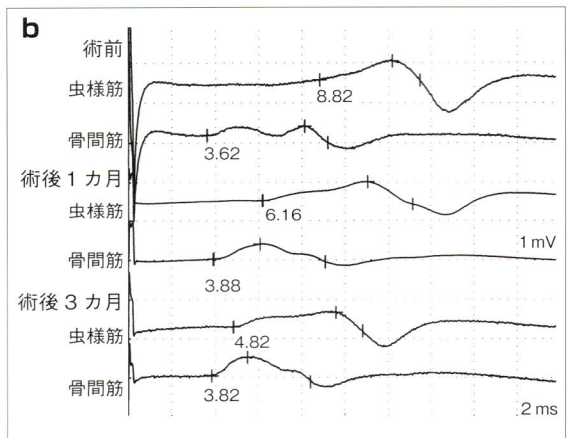

図 3-1-4 術前後の CMAP 潜時の経時的変化
 a：術前後の短母指外転筋 CMAP の潜時変化．術後，潜時は短縮し，著明に改善する．しかし術後 1 カ月以降の改善率は少ない．
 b：術前後の第 2 虫様筋 CMAP 潜時の経時的変化．術後の潜時短縮は著明であり，術後 1 カ月以降も潜時は漸減していく．

±0.37 ms，CTS＞平均値＋2SD＝4.2 ms としている．手掌分節の神経伝導速度は 48.8±5.3 m/s，CTS＜平均値−2SD＝38 ms としている．前腕分節では 57.7±4.9［平均値−2SD＝48］m/s である．

3）第 2 虫様筋−骨間筋潜時差法

手関節刺激による，正中神経−第 2 虫様筋の平均潜時 3.22 ms，尺骨神経−第 1 掌側骨間筋の平均潜時 3.15 ms で，潜時差 0.10±0.19 ms である．CTS＞潜時差平均値＋2SD＝0.5 ms としている．

CTS 診断感受性は 95％に上っている．軸索変性型で短母指外転筋における CMAP が導出不能になっても，第 2 虫様筋は侵されにくいために CMAP が導出されることが多い．また，術後の改善度のフォローアップに有用である（**図 3-1-3**，**図 3-1-4**）．

● 3 つの伝導異常タイプ

主要所見によって伝導遅延，伝導ブロック，軸索変性の 3 つのタイプに分類することができる

（**表 3-1-2**）．

1）脱髄型

手関節刺激による示指 SNAP 潜時＞3.4 ms，短母指外転筋での CMAP 潜時＞4.4 ms で CTS と診断できる．治療後のフォローアップで，伝導速度は正常に回復することは少なく，むしろ開始潜時や持続時間が短縮することが特徴である．通常 SNAP 潜時＜4 ms で症状は消失している（**図 3-1-5**）．

表 3-1-2 CTS の病態診断基準

伝導速度遅延	手関節 SNAP 遠位潜時＞3.5 ms 手掌分節 SNAP 伝導速度＜45 m/s 手関節 CMAP 遠位潜時＞4.4 ms 手掌分節 CMAP 伝導速度＜35 m/s
伝導ブロック	手関節／手掌 SNAP 振幅比＜0.5 手関節／手掌 CMAP 振幅比＜0.7
軸索変性	手掌，手関節 SNAP の著明な振幅低下／導出不能 手掌，手関節，肘 CMAP の著明な振幅低下

メモ 3-1-1

猿線

Simian（ape）crease（猿線）は手掌の横走単一皮線である．通常，ヒトでは 2 本であるが，10％のヒトで手掌単一皮線になっているといわれている．これも樹上生活の名残の 1 つかもしれない．オランウータンの手掌は猿と人間との中間に位置している．

Martin-Gruber 吻合は猿で 100％あるといわれており，これは腕神経叢が前腕レベルに降りてきているためである，とされている．

写真左がオランウータンの手で，右が人間の手である．

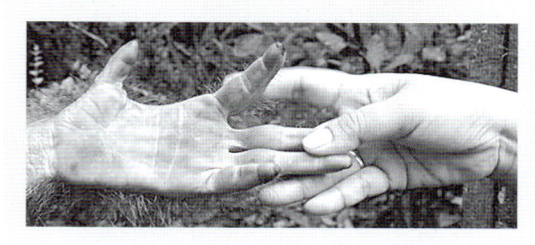

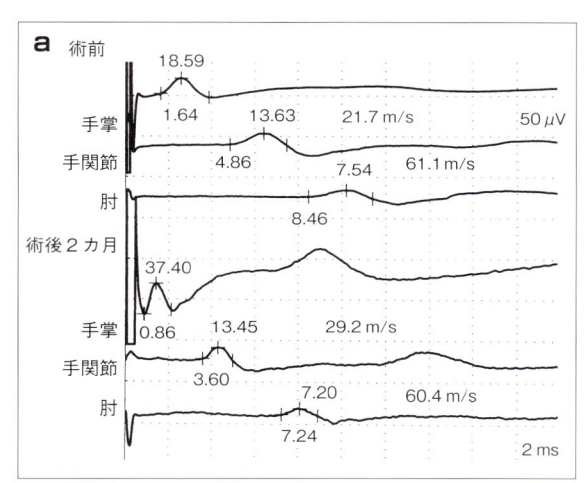

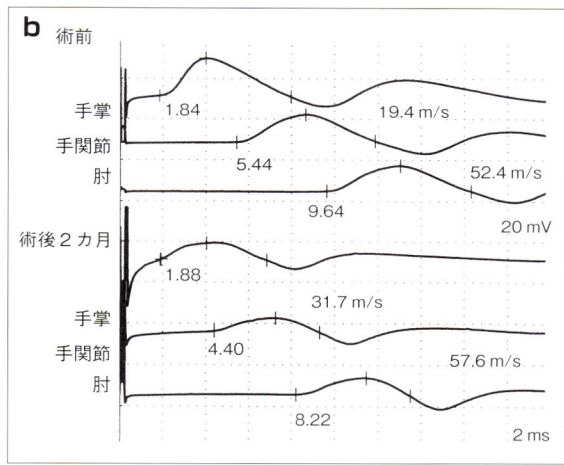

図 3-1-5 脱髄型 CTS の術前後の SNAP（a）と CMAP（b）
a：術前の SNAP は潜時遅延と持続時間延長あるいは拡散が著明である．ただし，手掌分節における伝導ブロックや著明な振幅低下はない．
b：手掌分節の伝導速度が 19.4 m/s から 31.7 m/s に改善している．なお，手術瘢痕のために手掌刺激による誘発電位がうまく導出されない．

メモ 3-1-2

サリドマイド胎芽病における手根管症候群

サリドマイド胎芽病にはおもに上肢低形成と聴器顔面神経低形成の２つの群がある．上肢低形成のなかでも軽症の症例に，手根管が解剖学的に狭いためにCTSが好発する．

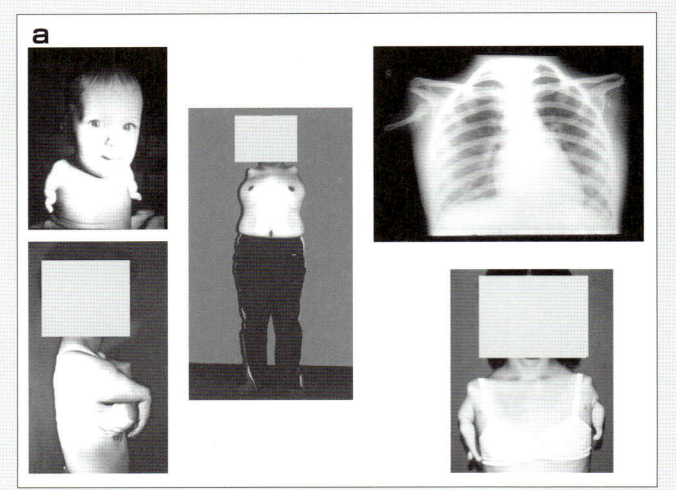

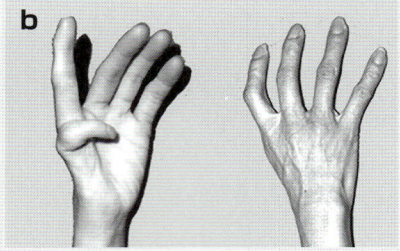

サリドマイド胎芽病

両手の橈側列低形成

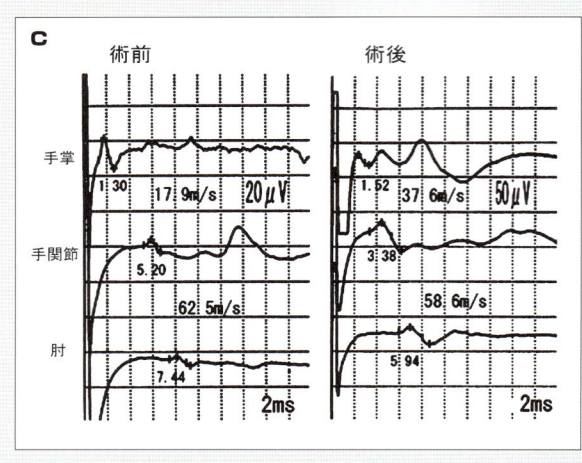

正中神経SNAP-術前後

術中所見

a：サリドマイド胎芽病では，とくに上肢の無肢症から母指球筋低形成まで，橈側縦列低形成が特徴である．

b：左上肢は軽症であり母指および母指球筋低形成である．右上肢は前腕低形成および母指欠損になっている．両手とも母指による把持は不能である．日常生活でより使う上肢の方がCTSに罹患する．

c：左手が利き手である．腱鞘炎の合併の他に左CTSがある．母指球筋低/無形成のためにCMAPの導出は不能である．術前のSNAP振幅は手関節および肘刺激で低下しており，伝導ブロックを示唆している．

d：術中所見では骨格が低形成の分だけ正中神経は手関節横径の1/3ほどを占めており，相対的に巨大にみえて，手掌筋と間違えかねない．

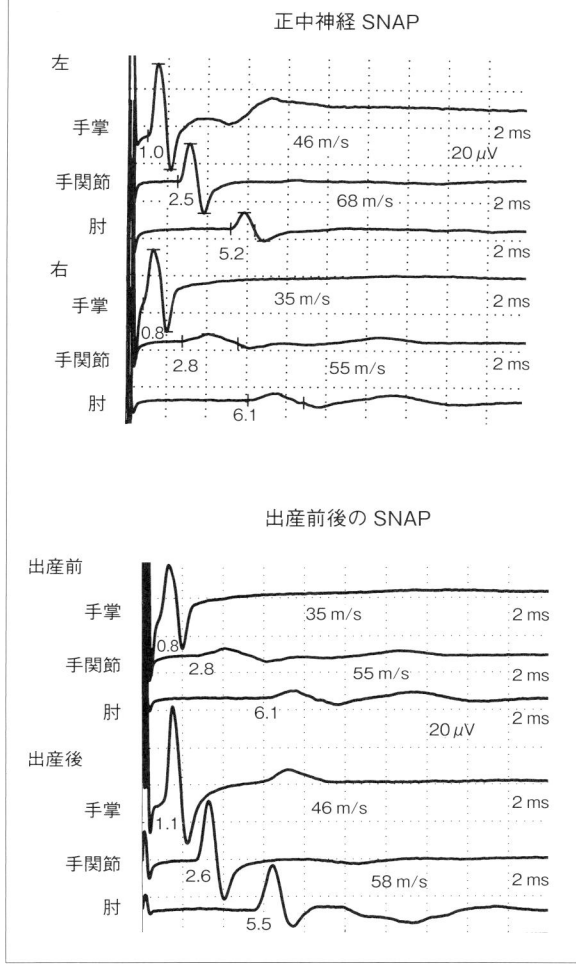

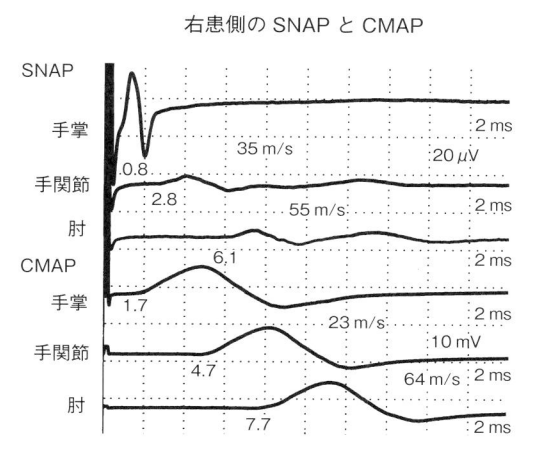

図 3-1-6 SNAP 伝導ブロック型 CTS
CMAP の伝導ブロックおよび軸索変性を伴っていない．SNAP 伝導ブロック型は，妊娠終了とともに症状は改善する．

2）伝導ブロック型

手掌分節での潜時遅延は著明でないが，とくに SNAP での伝導ブロックが特徴である．手関節/手掌 SNAP 振幅比の基準値は $0.8±0.2$ で，CTS<0.5 である．手関節/手掌 CMAP 振幅比の基準値は $0.9±0.1$ で，CTS<0.7 である（**図 3-1-6**）．妊娠に伴う CTS ではこのタイプが多い．CMAP の伝導ブロックおよび軸索変性を伴っていない SNAP 伝導ブロック型の予後は良好である．これに対して，CMAP 伝導ブロックや軸索変性を合併している症例は予後不良で，外科的な治療適応になる（**図 3-1-7**）．

3）軸索変性型

手関節刺激による SNAP 潜時>3.4 ms，CMAP 潜時>4.4 ms が一般的な診断基準になるが，手掌刺激−示指 SNAP や手関節刺激−短母指外転筋 CMAP の導出が困難になる．全身性末梢神経障害を除外するために，橈骨神経あるいは尺骨神経 SNAP や CMAP が正常であることを確認する．

診断基準は表 3-1-2 に記載している．運動線維優位型で，短母指外転筋で CMAP が導出できない症例でも，第 2 虫様筋は比較的侵されにくいために，手関節刺激による正中神経−第 2 虫様筋は導出されることが多い．尺骨神経−第 1 掌側骨間筋

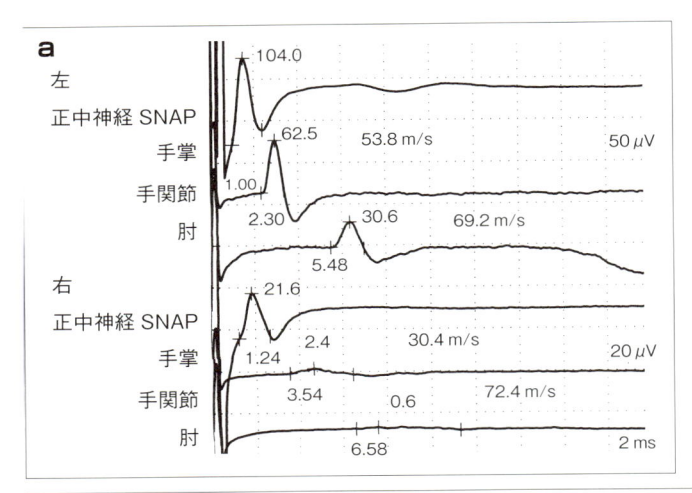

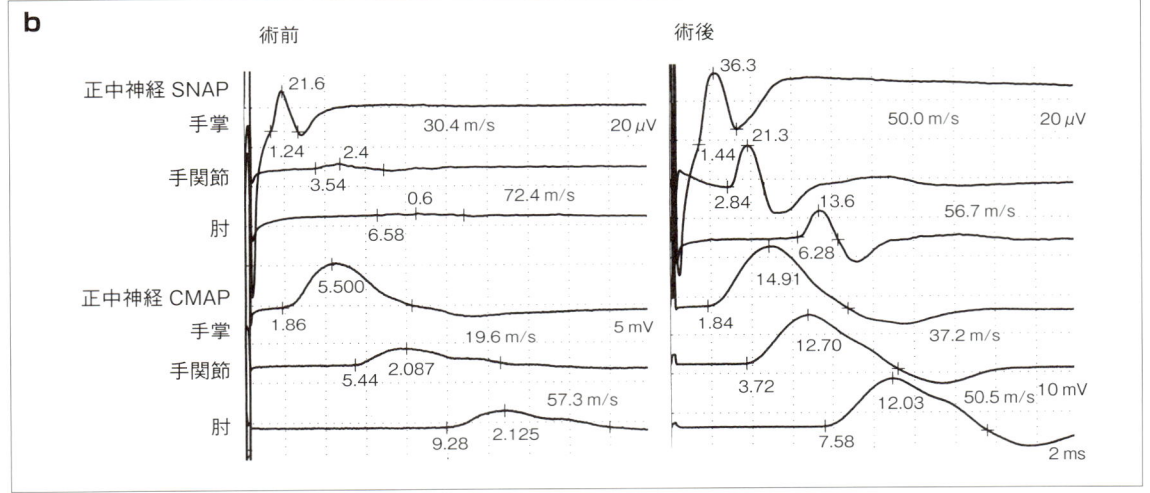

図 3-1-7 伝導ブロック＋軸索変性型 CTS
　a：伝導ブロック＋軸索変性型 CTS-右患側 SNAP．右患側は左健側と比べて SNAP は手掌分節で伝導ブロックがあり，さらに，振幅が著明に低下している．
　b：術前の SNAP と CMAP はともに伝導ブロックが認められる．術前後の SNAP と CMAP の波形を比べると，伝導ブロックおよび軸索変性は改善している．

との潜時差を用いて CTS を診断する．正常潜時差は 0.10 ± 0.19 ms で，CTS＞0.5 ms である（**図 3-1-8**）．

●外科的治療適応と機能予後

保存療法で症状の改善をみても，日常生活で上肢の使用を制限することは困難であり，再発することが多い．症状の軽重に関わらず，横手根靱帯切開による除圧術で症状は軽快する．ただ，重症度と症状改善までの時間は相関する．一般に高齢者ほど罹患期間が長く重症になっているが，外科的治療で症状は確実に軽快する．透析患者以外ではほとんど再発することはない．手掌小切開と内視鏡的横手根靱帯切開術がある（**図 3-1-9**）．いずれも正中神経反回枝を誤って切断しないように注意する．

第 2 虫様筋-骨間筋潜時差法などは早期に感度の高い CTS 診断法であるが，治療の観点からは，診断感度よりむしろ外科的診断基準が重要である．軸索変性型の他に，痛みや感覚障害などの臨床症状を考慮して，健側と比べて軸索変性を反映

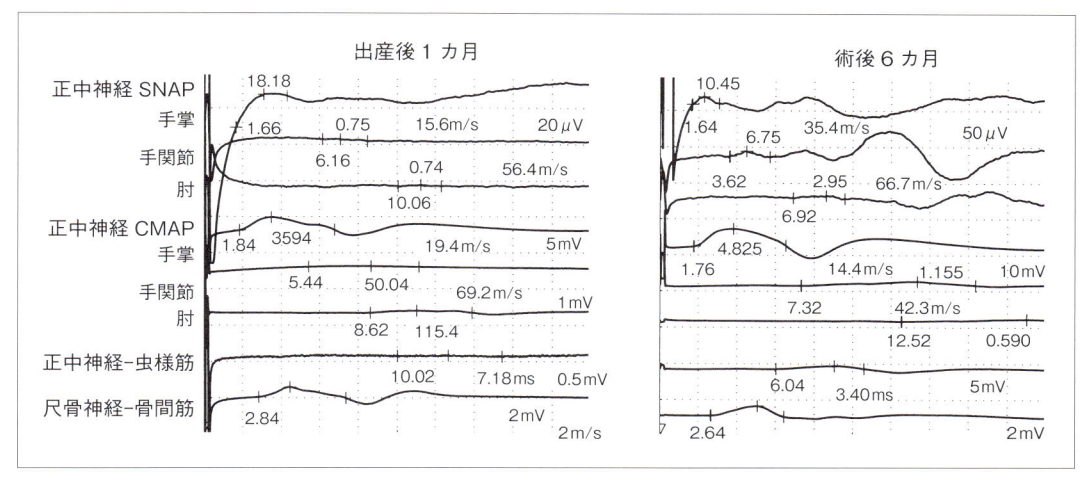

図 3-1-8 軸索変性型 CTS
31 歳，女性．妊娠 7 カ月で両側軸索型 CTS の診断．出産 1 カ月後の検査でも改善されず，外科的に横手根靱帯切開術を実施する．術後 6 カ月でわずかに SNAP，CMAP は低振幅ながら導出されている．手掌刺激では交差刺激によって尺骨神経深枝が刺激され CMAP が導出されている．第 2 虫様筋からの CMAP は明確に回復している．

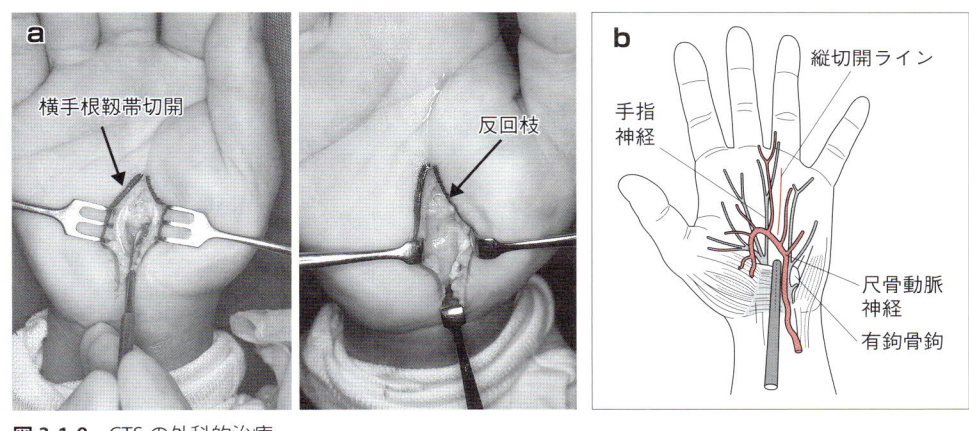

図 3-1-9 CTS の外科的治療
　a：手掌小切開法，b：内視鏡的切開術．

する振幅低下があり，手関節 SNAP＞4 ms，あるいは伝導ブロックで手関節/手掌刺激 SNAP 振幅比＜0.5 であれば，外科的治療の適応であると考えている．

● **Martin-Gruber 吻合**

　Martin-Gruber（MG）吻合とは，前腕における正中神経から尺骨神経への吻合神経線維である（**図 3-1-10**）．多くは前骨間神経から出ており，10〜40％の頻度である．CTS を合併した場合に問題が生じる．手関節正中神経刺激では CTS のために CMAP 潜時は延長する．これに対して，正中神経肘刺激では，MG 吻合枝を経由し尺骨神経→深運動枝→母指球筋へとインパルスが伝わり CMAP が導出され，その潜時は正常になり，延長していない．このために，前腕分節の伝導速度は異常に速くなってしまう．

　MG 吻合の有無の診断は容易である．正中神経や尺骨神経の伝導検査時と同様に，母指球筋と小指球筋に記録電極を設置し，それぞれの神経を手関節と肘で刺激をして CMAP を導出するだけで

> **メモ 3-1-3**
>
> ### サリドマイド胎芽病による先天性顔面神経麻痺
>
> 日本のサリドマイド薬害被害者は旧厚生省認定で309人である．このうち3/4が四肢骨格低形成で，その他の1/4弱が聴器低形成者である．後者では多くの場合，聴器外形奇形の他に，第6，7，8脳神経あるいは神経核の低形成あるいは無形成が認められる．先天性のために外転神経は第3脳神経によって代償されDuane（デュアン）症候群になっている．顔面神経の機能は皮質レベルで少し代償されていると考えられる．

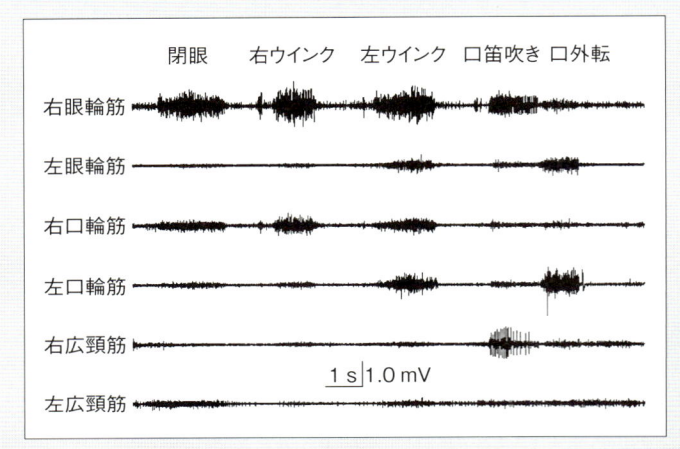

顔面随意運動の表面筋電図．右顔面神経はある程度温存されているが，口笛吹きは困難である．左表情筋の随意運動はほとんどないが，左ウインク時や口外転（Say E）の時に左口輪筋からMUPが出現している．

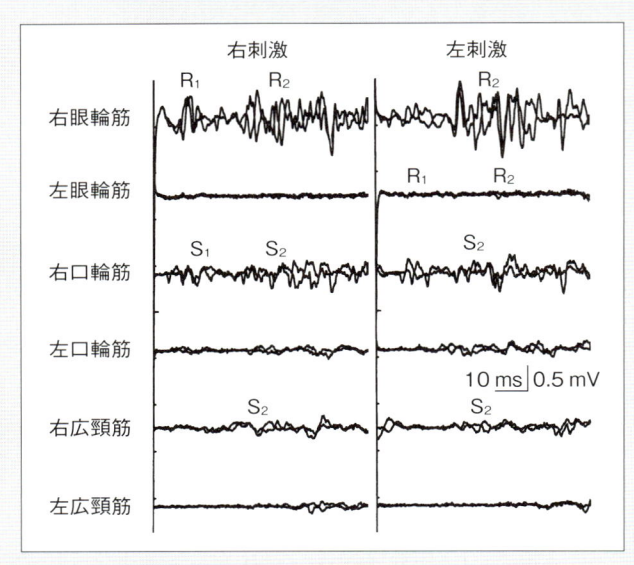

瞬目－顔面筋反射．左表情筋からの反応はない．右は迷入再生回路が陽性になっている．

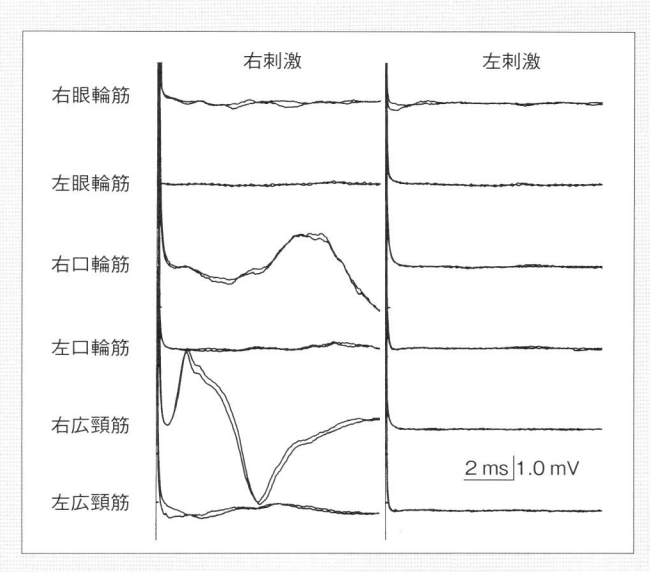

表情筋 CMAP. 左表情筋から CMAP はまったく導出されていない.

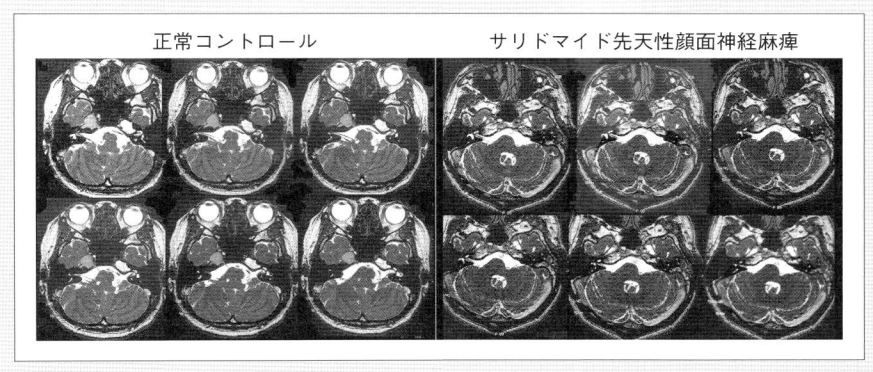

顔面神経と神経核の画像. 左顔面神経と神経核は欠損している. 右はいずれも低形成になっている.

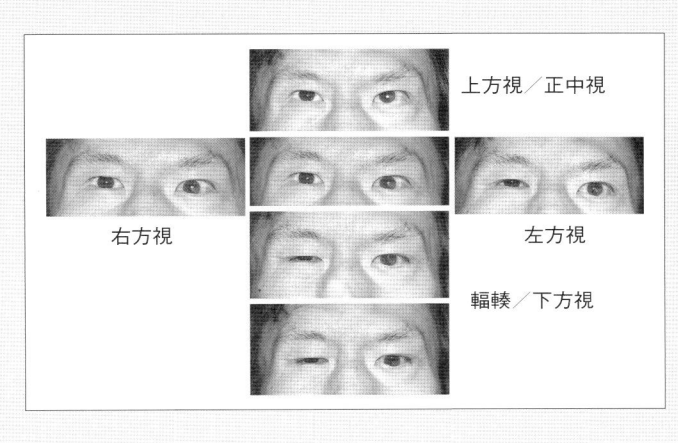

外眼筋運動と Duane 症候群. 両側性で, とくに右眼内転時に眼瞼が狭小化している. 外眼筋運動の内転と外転がともに制限されていることからIII型である. 外転神経核無形成のために, 動眼神経が代償性に内直筋と外直筋を迷入支配している. ①眼球外転障害, ②内転時の眼球後退, ③内転時の眼裂狭小化, ④内転時の眼球上下変異などの症候群がみられる. 3つの型に分けられている.
なお重度の左顔面神経麻痺があるために, 左眼内転時に眼裂狭小化はあまり著明でない.

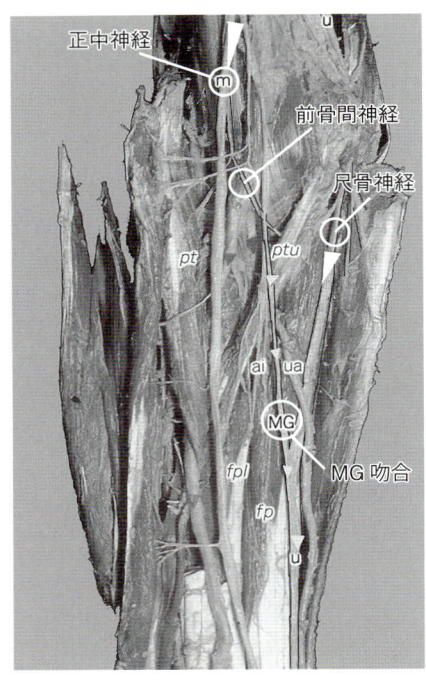

図 3-1-10 Martin-Gruber 吻合
　MG 吻合線維は正中神経の前骨間神経枝から前腕を交差し尺骨神経と一緒になっている．（文献 9 より）

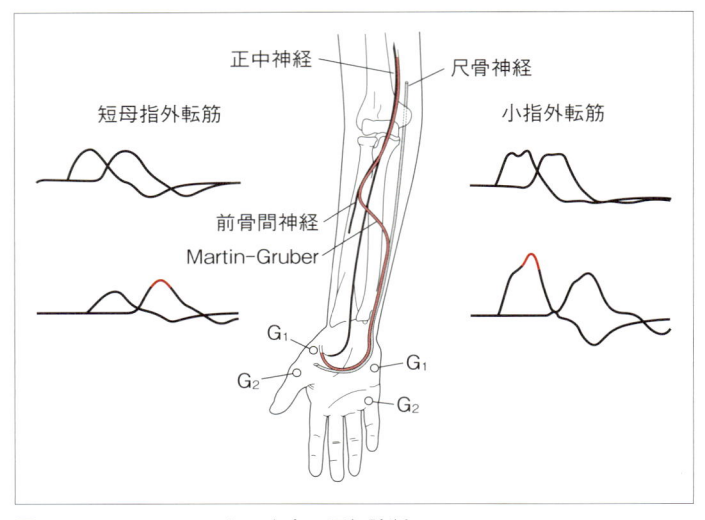

図 3-1-11 Martin-Gruber 吻合の電気診断
　上段波形は正常コントロールであり，手関節と肘刺激による CMAP 波形は同じである．下段波形は MG 吻合のある症例で，正中神経肘刺激の CMAP は手関節より大きく，逆に尺骨神経手関節刺激による CMAP は MG 吻合線維分が大きくなっている．

ある（**図 3-1-11**）．

2 円回内筋症候群

正中神経の円回内筋での解剖に関しては図 1-1-13 を参照してほしい．正中神経は円回内筋の浅頭と深頭に挟まれていることや，あるいはこの筋を出てただちに浅指屈筋の双頭を結びつけた腱膜性アーチを通過することから，絞扼障害が発生することがある．

円回内筋症候群では正中神経の主要枝と前骨間神経枝の圧迫症状が出現する．円回内筋への神経分枝は近位部で分かれていることから，円回内筋は侵されない．

神経伝導検査は通常の正中神経伝導検査と同様である（**図 3-1-12**）．感覚障害は手指ばかりでなく手掌皮神経支配部も侵されている（図 1-1-11 参照）．

メモ 3-1-4

CTS と針筋電図

CTS の疑いのある症例に対して針筋電図を行うことの是非に結論は出ていない．CTS の診断は針筋電図で行うのではない．短母指外転筋の検査で明確になる唯一の所見は，活動性脱神経か，慢性脱神経か，さらに完全病変を示唆する重度の筋萎縮のある症例では残存 MUP を検出することである．慢性 MUP の変化を検出する頻度は高いが，活動性の脱神経は 18～41％ に検出されているという報告がある．これらの徴候は，筋萎縮とともに重度の病変を反映しており，より侵襲的アプローチが必要なことを示唆している．短母指外転筋の筋電図検査はかならずしも必要でなく，重症度を反映する他の検査で代用できる．CMAP 波形や潜時の異常は同様な情報を提供してくれる．

しかし，針筋電図による利点もある．正中神経近位部病変の可能性は，近位筋（長母指屈筋，方形回内筋，橈側手根屈筋，円回内筋など）をサンプリングすることによって診断できる．頸部神経根症の診断スクリーニングには，7 つの筋をサンプリングすることで可能である．傍脊柱筋筋電図で多くの所見は得られないと結論付けている教育施設さえあるが，スクリーニング筋の 1 つである傍脊柱筋の筋電図を省略すると，利益は相当低下することになる．また潜在性多発ニューロパチーのスクリーニングには遠位筋を含めるべきである．

メモ 3-1-5

二重挫滅症候群（double crush syndrome）の概念

Upton & McComas（1973）は，CTS あるいは肘部尺骨神経絞扼障害の 115 例のうち，頸部神経根症の合併の有無を調べたところ，70％ が合併していた．そこで彼らは，まず頸椎病変が先行し，次いで遠位軸索は機械的に易損傷性が高まっている，と仮説を立てた．これを二重挫滅症候群としている．

CTS と頸部神経根症との合併については，その頻度は 4～48％ に及んでいる．病因的に関連があるのか，あるいはたまたま偶然なのか．いずれにしろ検者は CTS あるいは頸部神経根症がある患者を診た場合，第 2 病変の可能性について留意する必要がある．外科的手術がかならずしも成功しないこともあり，これを前もって患者に伝えておく必要がある．

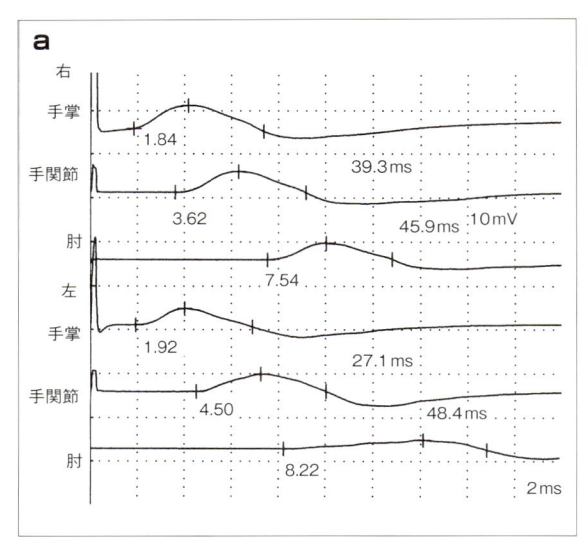

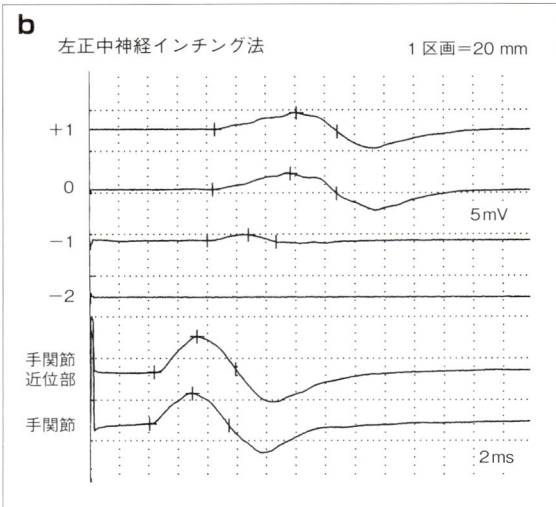

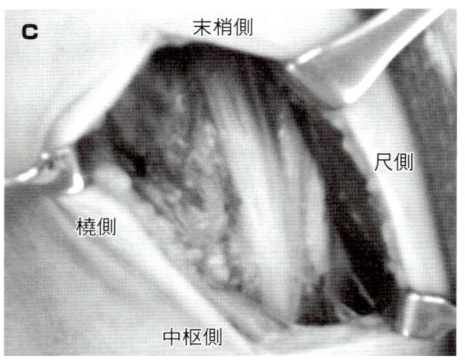

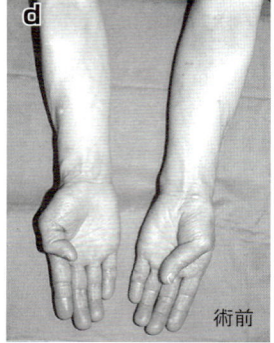

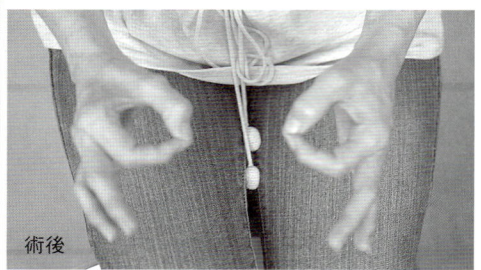

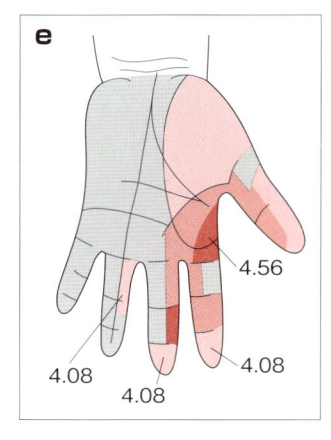

図 3-1-12　円回内筋症候群
　a：正中神経伝導検査．左手関節と肘の間に伝導ブロックがある．
　b：左正中神経の前腕分節のインチング検査．肘掌側皮線（「0」）より遠位部「−2」（4 cm）のところに伝導ブロックがある．
　c：術中所見．円回内筋浅頭筋腱を切断した時の正中神経の所見．腱膜で覆われている．
　d：術前後の左長母指屈筋の機能．術前は左長母指屈筋が麻痺をしている．術後，前骨間神経麻痺は改善し，母指IP関節および示指DIP関節の屈曲が可能になっている．
　e：左手掌の感覚障害—Semmes-Weistein皮膚感覚テスト．濃い赤→薄い赤→グレーの順に感覚鈍麻が強い．二点識別可能な最小距離を表している．

❸ 前骨間神経症候群

　正中神経は円回内筋を出て，浅指屈筋の双頭を結びつけた腱膜性アーチの下に入り，この部位で主要枝と前骨間枝の2つに分かれる．前骨間神経は純粋運動枝であり，第1，2深指屈筋，長母指屈筋，方形回内筋を支配している（図1-1-14参照）．母指と示指でOKサインを作ろうとすると，母指IP関節および示指DIP関節の屈曲ができないために，OKサインを作ることができない（**図3-1-13**）．

　前骨間神経麻痺が問題になるのは，腕神経叢炎（brachial neuritis，あるいは神経痛性筋萎縮症 neuralgic amytrophy とも呼ばれている）の合併症として出現することである．かならずしも浅指屈筋腱膜アーチによって絞扼されたものではない．

❹ 腕神経叢炎

　この疾患は臨床的症状から診断できる．急激発症の肩の激痛である．非ステロイド系抗炎症剤が無効のことが多い（**表3-1-3**）．この疾患は前骨間神経麻痺，後骨間神経麻痺，橈骨神経麻痺を合併することがあることに留意する必要がある（**図3-1-14**）．頻度の高い肩回旋筋腱板損傷やC$_5$神経根症との鑑別が必要である．前者はMRIで腱板損傷を確認し（**図3-1-15**），棘上筋の針筋電図は正常である．C$_5$神経根症のなかで感覚障害を伴わないタイプをKeegan型と呼んでいる．しかし，Keeganの原著論文では実際には感覚障害はあったと結論づけているので，運動優位型と解釈した方がよい（**図3-1-16**）．

　また，腕神経叢に病変があるにも関わらず，前

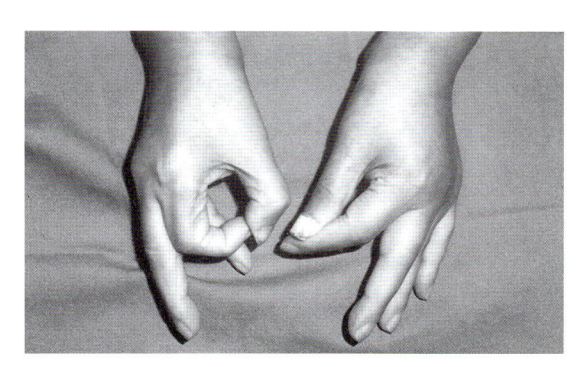

図3-1-13　不全OK徴候
左母指と示指でOKサインを作ることができない．

表3-1-3　腕神経叢炎の臨床診断

- 急激な肩の激痛で発症
- 1～2週間で激痛は軽減するが，上肢挙上が困難になる
- 三角筋，棘上・棘下筋の萎縮が著明
- 感覚障害はない
- 激痛に続き，上肢帯筋の筋力低下に伴う痛み
- 前骨間神経，後骨間神経，あるいは橈骨神経麻痺を合併することがある

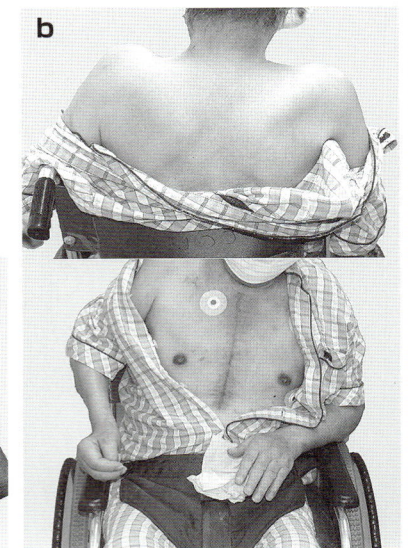

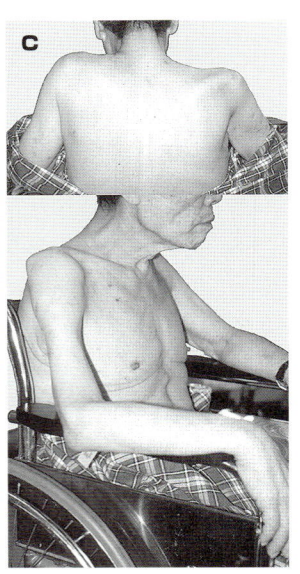

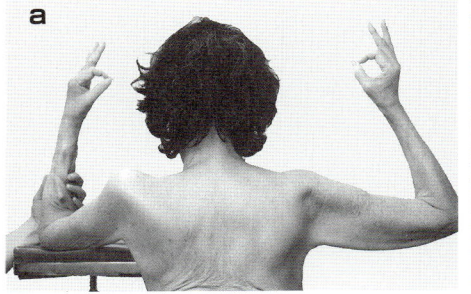

図 3-1-14 腕神経叢炎
　a：左腕神経叢炎と前骨間神経麻痺．左三角筋，棘上筋，棘下筋，上腕二頭筋の筋力低下があり，さらに左 OK 徴候ができない．基礎疾患に慢性腎不全（透析中）がある．
　b：右腕神経叢炎と後骨間神経麻痺．狭心症冠動脈バイパス術後である．右上肢帯筋萎縮と後骨間神経麻痺を合併している．
　c：右腕神経叢炎と橈骨神経麻痺．脳梗塞後に発症している．右三角筋，上腕二頭筋，棘上・棘下筋の萎縮の他に橈骨神経上位麻痺を合併している．

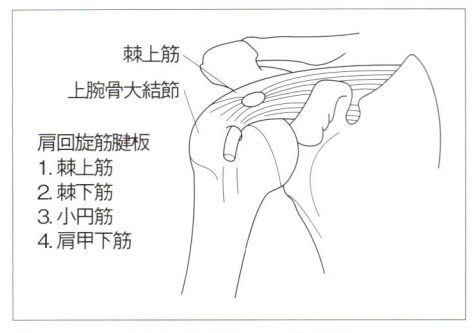

図 3-1-15 回旋腱板損傷の画像診断
　右棘上筋の断裂が確認される．

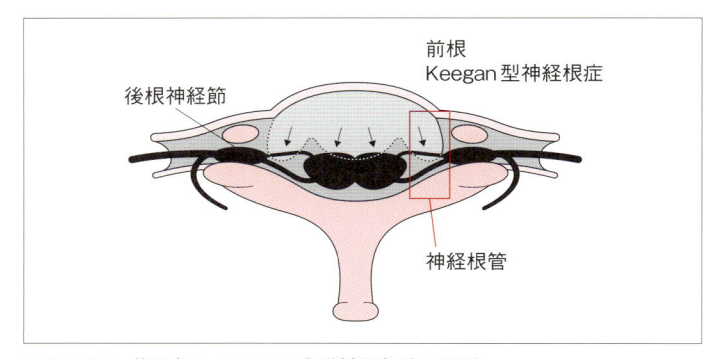

図 3-1-16 椎間板ヘルニアと脊髄神経根症の関連

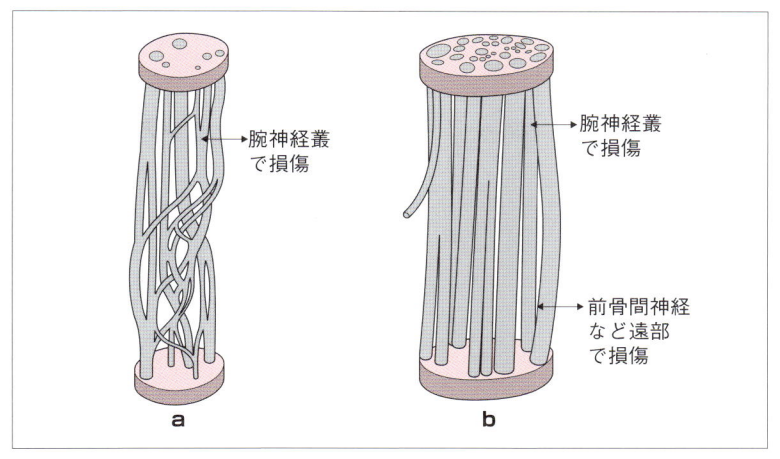

図 3-1-17　2つの神経束構造の仮説
　a：近位部から遠位部への走行途中で，神経束構造は離合集散を繰り返しているという概念である．腕神経叢病変では支配遠位筋の多くが侵されることになる．これに対して，b：神経束構造に従うと，離合集散がないために，腕神経叢病変でも，前骨間神経など遠位部病変と症状は同じになる．
（文献 11 より）

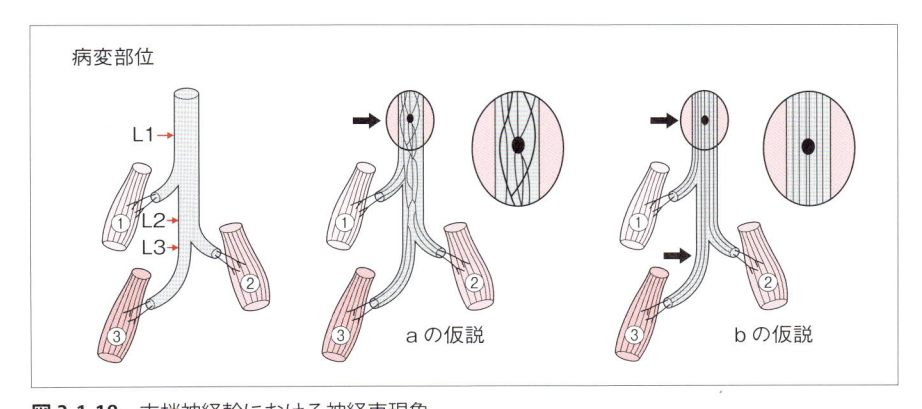

図 3-1-18　末梢神経幹における神経束現象
　病変部が L1 の場合，a の仮説では①，②，③のすべての神経束が部分損傷になる．b の仮説では③の特定の神経束が支配する筋のみが選択的に麻痺に陥る．
（文献 11 より）

骨間神経，後骨間神経など，より末梢部の神経分枝も侵されるのが，神経束現象の考え方を大きく変更するきっかけとなった（**図 3-1-17**）．つまり，神経束構造は近位部から遠位部への走行途中で離合集散を繰り返すことなく，近位部と遠位部は同じ神経束である，という概念が優勢になってきている．この概念は，末梢神経幹の部分損傷によって支配筋が均一に損傷されない神経束現象にも当てはめることができる（**図 3-1-18**）．

2章 尺骨神経障害

目標
1. かぎ爪手変形の形態を説明できる.
2. 肘部尺骨神経障害にはどんな病態が含まれるか説明できる.
3. フロマン徴候を説明できる.
4. ギヨン管病変と肘部尺骨神経障害の症候の相違を説明できる.

　手根管症候群に次いで2番目に頻度の高い絞扼症候群は，肘部尺骨神経障害である．整形外科の分野では広義の肘部管症候群と呼ばれているが，上腕骨内（側）上顆を挟んで尺骨神経溝のわずか4cmの短い分節に種々の原因や病態があることから，肘部における尺骨神経障害という表現のほうが適切である．その他に，手関節掌側手根靱帯（図3-1-2-a参照）での圧迫によるGuyon（ギヨン）管症候群がある.

1 肘部尺骨神経障害

●症状と徴候

　肘部で尺骨神経が障害されると尺側深指屈筋，小指外転筋，小指屈筋，小指対立筋，母指内転筋，短母指屈筋内頭，骨間筋，尺側虫様筋に筋力低下や筋萎縮が認められる．とくに萎縮が著明になるとピアノを弾く時の手つきとなり，かぎ爪手（claw hand）あるいは鷲手変形と呼ばれている（**図 3-2-1**）．母指ピンチに際して母指内転筋の代わりに長母指屈筋が働くFroment（フロマン）徴候が陽性になる（**図3-2-2**）．感覚障害は手関節遠位部の小指球部，小指，環指尺側を含む手部尺側の皮膚に分布している．とりわけ感覚障害の分布だけで病変部位がどこか診断することができる（**図3-2-3**）．腕神経叢内束病変やギヨン管病変の鑑別時に，内側前腕皮神経のSNAPあるいは尺骨神経背側枝のSNAPを行うこともある（図1-1-19, 1-1-26-a参照，メモ3-2-1）．感覚皮枝と伴走している自律神経枝も侵されることから，発汗，血管運動，栄養などの障害も感覚障害域に一致して出現し，その重症度も感覚障害の程度と平行している.

●原因と病態

　上腕骨内上顆を挟んでわずか4cmの短い肘部分節には，肘部管（弓状靱帯，Osborne ligament, 尺側手根屈筋腱，上腕尺骨アーケード）や破格筋の滑車上肘筋による絞扼，ガングリオンによる圧迫，反復性神経脱臼に伴う摩擦による微小外傷，変形性肘関節症（asteoarthritis：OA）や外反変

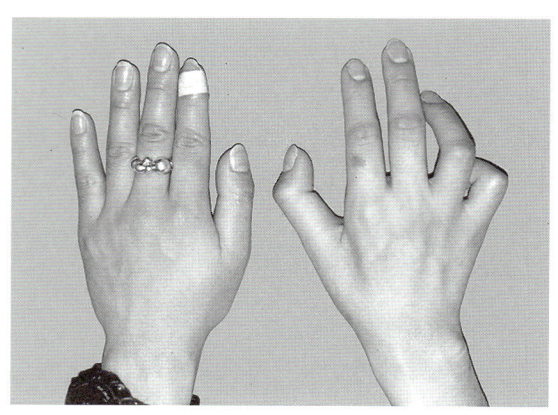

図 3-2-1　かぎ爪手変形
　小指と環指のMP関節は過伸展位で，IP関節は屈曲位になっている．これは小指伸筋，浅指屈筋が優位に作用しており，尺側虫様筋や骨間筋，小指屈筋が麻痺しているからである．MP関節屈曲位は手内在筋プラス（intrinsic plus）変形であり，これに対してかぎ爪手変形のようにMP関節が過伸展位では手内在筋マイナス変形と呼んでいる（図1-1-21参照）.

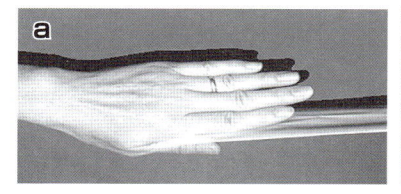

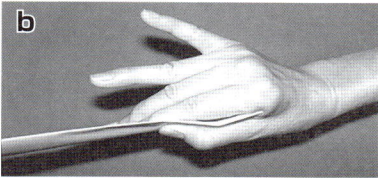

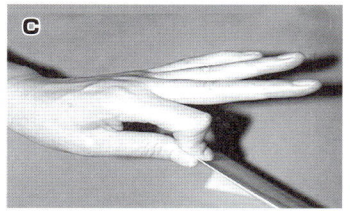

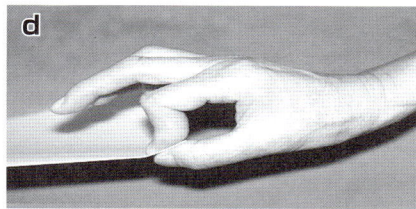

図 3-2-2　母指ピンチ障害—フロマン徴候と不完全 OK 徴候

上段 a, b のうち a は正常で，母指と示指の間に母指内転筋で紙片を挟んでいる．b は右尺骨神経麻痺によるフロマン徴候陽性である．b は母指内転筋が麻痺しているために，代わりに長母指屈筋が作用して紙片を押さえている．

下段 c, d のうち，c は左前骨間神経麻痺で母指 IP 関節と示指 DIP 関節の屈曲ができない．d は正常で OK 徴候が可能である．

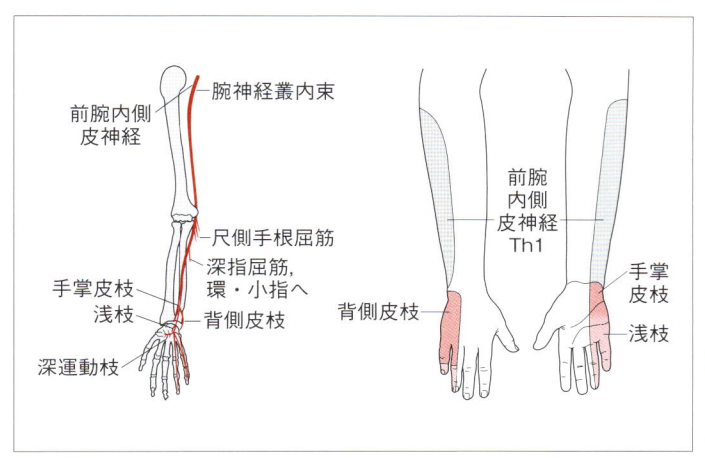

図 3-2-3　尺骨神経分枝と皮膚支配

手関節遠位皮線を越える感覚障害であれば，尺骨神経ではなく腕神経叢内束分枝である前腕内側皮神経が侵されている．

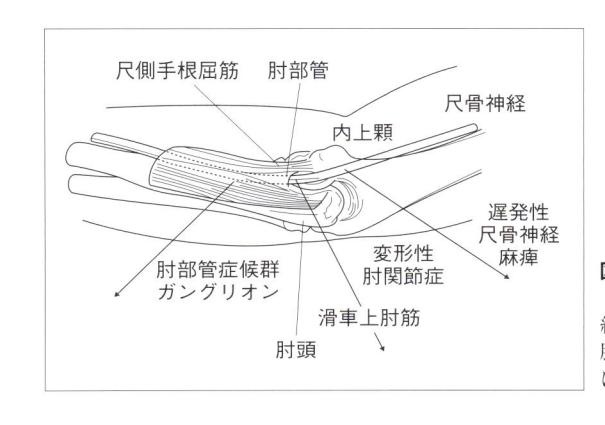

図 3-2-4　肘部尺骨神経障害の病変部位

肘分節には異なった病態による尺骨神経麻痺が生じる．病変部位によって肘下，肘部あるいは後内上顆，肘上病変の3つに分類できる．

形による遅発性麻痺に伴う圧迫・伸張など，異なったいくつかの病態を含んでいる（**図 3-2-4**）．生理的状態では，肘部管での絞扼があっても症状は出現しないことが原則であるが，もう1つの要因が加わると絞扼病変が生じる．とりわけ OA があると屈曲拘縮が加わり，しかも尺骨神経の床にあたる骨性溝が浅くなり，2つの靱帯間が狭窄され，さらに骨性凸凹による圧迫が加わり絞扼病変が著明になる．あるいは外反肘によって神経は伸張され，肘頭と内上顆を結んだ直線が蝶番（ちょうつがい）あるいは運動支点となっている（**図 3-2-5**）．

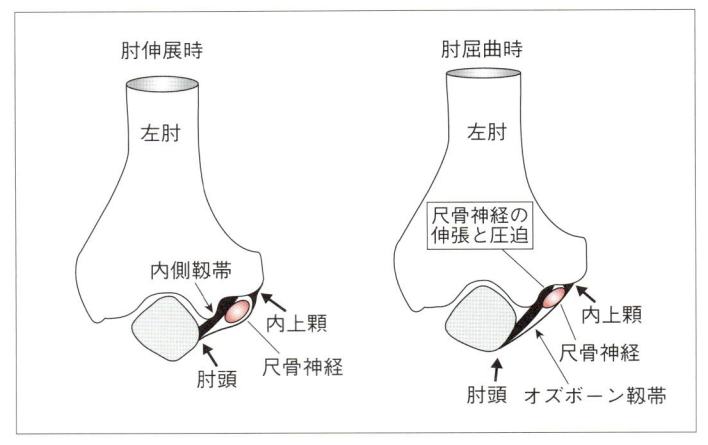

図 3-2-5 肘部尺骨神経障害の病態

　肘屈曲によって肘頭と内上顆の距離は拡大し，上腕尺骨アーケードであるオズボーン靱帯によって尺骨神経は絞扼される．この状態は生理的であるので，もう1つの因子の関与によって神経障害が発生する．変形性関節症によって神経溝が浅くなり，脱臼が生じやすく摩擦微小損傷や内側靱帯下の骨性変形によって圧迫されたりする．肘屈曲時の支点になる部位は後内上顆部である．

メモ 3-2-1

Horner（ホルネル）徴候

　縮瞳，眼瞼下垂，無汗症を呈する．ホルネル徴候は眼や顔面を支配する交感神経損傷によって発生する．交感神経は視床下部から始まり，脳幹を通過し，上部胸髄に至る．このレベルの中間外側灰柱部でニューロンはシナプスを変えて，節前線維は T_1 神経根と一緒に脊髄から出ていき，交感神経を形成する．この神経節は上縦隔や肺尖部に隣接している．節後線維は頸動脈周囲にあり，頸動脈管から頭蓋へ再進入している．神経線維はさらに海綿静脈洞を通過し，上眼窩裂から眼窩へ入っていく．この経路のいずれの部位における線維病変でもホルネル徴候が出現する．

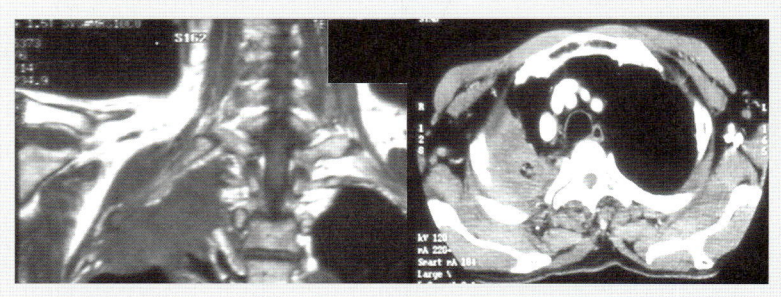

画像診断—Pancoast（パンコースト）腫瘍．右肺尖部に腫瘍があり C_8，T_1 神経根／腕神経叢内束が損傷されている．放射線療法で症状は改善した．

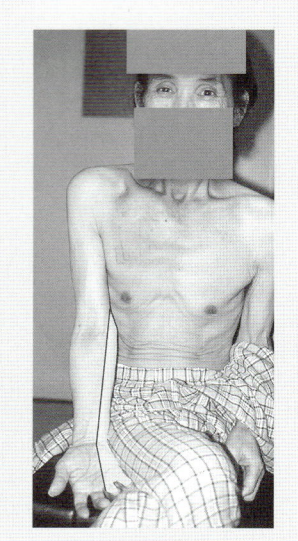

右肩の痛みと手の感覚障害．右尺側手指と前腕の感覚低下，環指の感覚の分割障害はない．右ホルネル症候群が認められる．（写真は許諾を得て掲載）

第3部　臨床から学ぶ

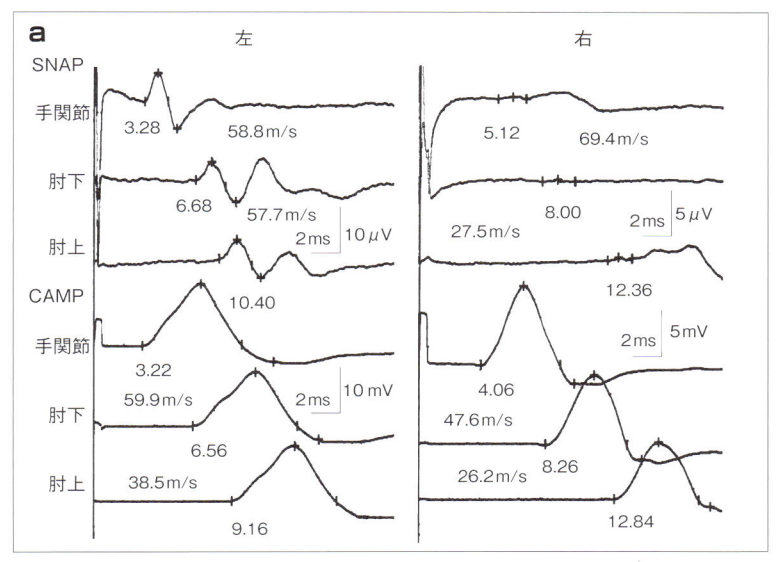

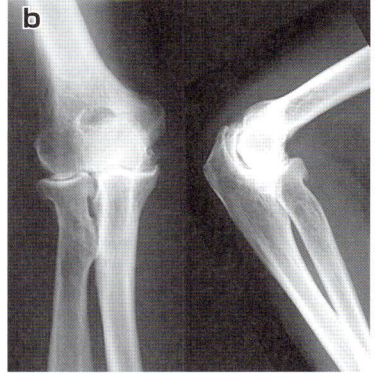

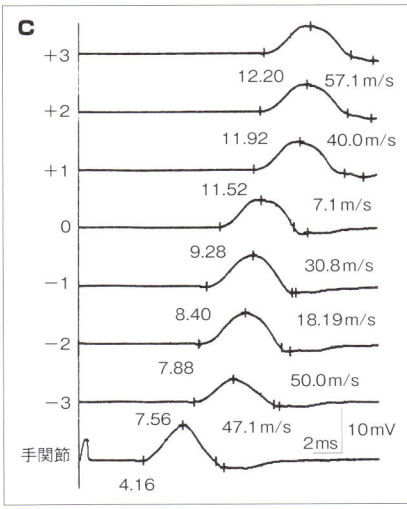

図 3-2-6　後内上顆部病変の伝導検査
　68歳，男性．右肘 OA（＋）．
　a：左右の SNAP と CMAP．右肘下と肘上を挟む肘分節で伝導速度が26.2 m/s と遅延しており，肘上 CMAP 振幅低下があり，伝導ブロックがある．右手関節刺激による SNAP 振幅は 1 μV と低振幅で軸索変性を反映している．
　b：右肘 OA，X 線所見．
　c：右肘分節のインチング検査．「＋1」（後内上顆）点で伝導ブロックがある．その他に「－1」（肘部管）で伝導遅延が認められる．

●ルーチン検査

　手関節，肘下，肘上刺激を行い，左右の SNAP と CMAP を導出する．健側から検査を行う．時間を節約するには，肘分節のインチング法で CMAP を導出する．SNAP で軸索変性の程度を推定し，インチング法 CMAP で伝導ブロックの部位を特定する．

●伝導異常部位とタイプ

1）後内上顆部病変

　肘分節インチング検査によって，「0」か「＋1」の後内上顆部で伝導ブロックが確認される（図1-1-16参照）．肘 OA による肘屈曲拘縮による屈曲過用，骨性溝変形による易脱臼性による微小損傷，内側靱帯と骨性床の凸凹による圧迫が加わり，絞扼病変が生じる（**図 3-2-6**）．肘屈曲拘縮を改善しようと一生懸命に関節可動域訓練を行うと，

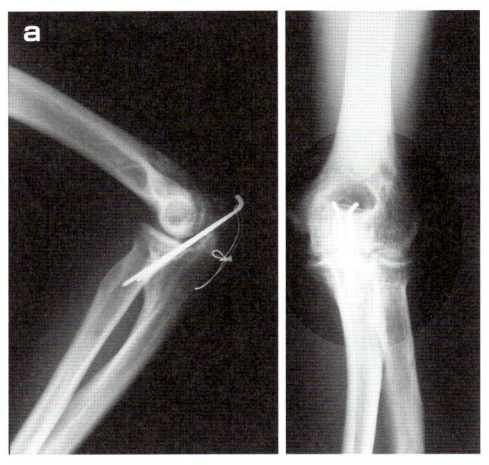

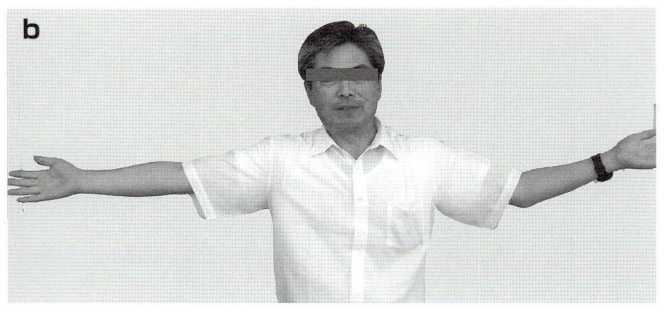

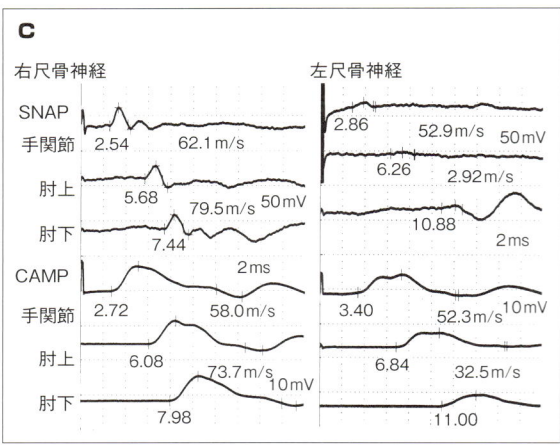

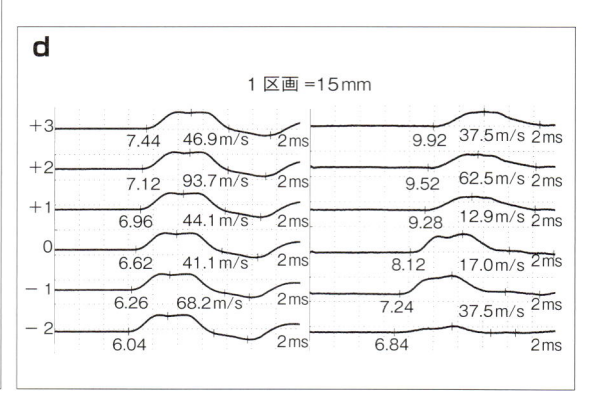

図 3-2-7　肘屈曲拘縮による肘部尺骨神経障害
　a：左肘頭骨折治療後のX線像．56歳，転倒して左肘頭を骨折し，引き寄せ締結法で治療を行った．
　b：左肘屈曲拘縮．術後，左肘屈曲拘縮があるために，毎日理学療法で肘の関節可動域訓練を熱心に行った．6カ月経過した時，尺骨神経麻痺の症状が出現した．
　c：尺骨神経伝導検査．左SNAPではきわめて低振幅で軸索変性を反映している．左CMAPは肘分節で伝導ブロックが認められる．
　d：肘分節のインチング検査．左「＋1」で伝導ブロックが認められる．

メモ 3-2-2

「考える人」と尺骨神経麻痺

　Auguste Rodinの考える人（The thinker）の像は世界中に20数個ある．日本では上野の国立西洋美術館の表庭にある．右肘を屈曲して，しかも左膝の上に乗せている．これでは肘屈曲で肘部管を狭小化し，さらに尺骨神経溝を外から圧迫することになる．『よい子はこの姿勢をまねないように．』

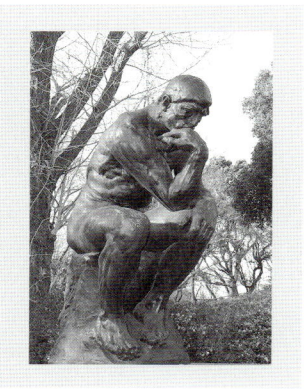

尺骨神経麻痺が生じることが多く，いわゆる医原性損傷となる．少し強めのサポーターを使い，むしろ肘運動を制限する必要がある．発生機転に留意すると予防が可能になるが，いったん発症すると外科的治療が必要になる（図 3-2-7）．また，慢性に進行した症例では軸索変性が著明で，回復までに長時間を要する（図 3-2-8）．さらに，「考える人」のように，非生理的な肢位で肘に圧迫を加えると，容易に尺骨神経麻痺をきたすことにも注意が必要である（メモ 3-2-2）．

2）肘下病変

骨格変形などなく視察所見は正常であり，手術的に病変部を開放しなければ病変を同定できない症例が多い．このなかにはガングリオン腫瘤（図 3-2-9），破格筋の滑車上肘筋などがある（図 3-2-10，図 3-2-11）．

3）肘上病変

小児期に上腕骨外顆や肘関節骨折によって外反肘変形をきたすと，成人になり遅発性尺骨神経麻痺（tardy ulnar palsy）が出現する．長期間に及ぶ尺骨神経の伸長による神経障害と考えられる（図 3-2-12）．生理的に女性では外反肘になっており，肘屈曲運動に伴って尺骨神経が神経溝から脱臼し，微小損傷によって尺骨神経麻痺の症状が顕在化することも多い．肘部で叩打をすると錯感覚が神経に沿って走る（英語で funny bone と呼

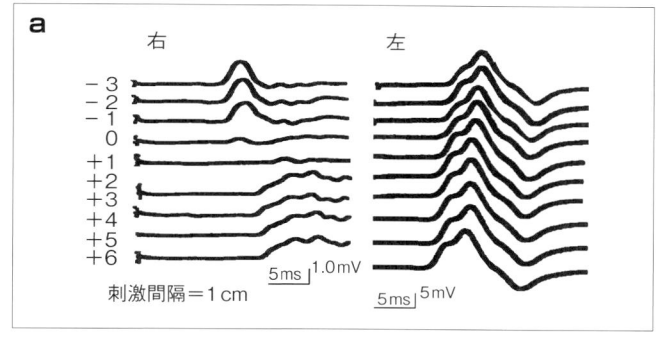

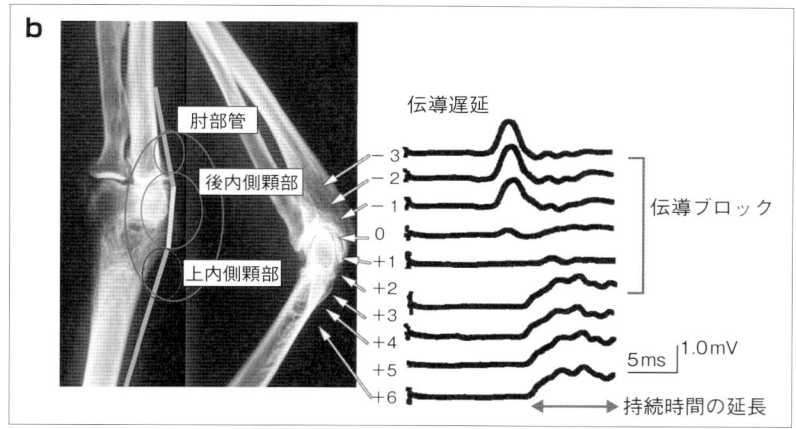

図 3-2-8 肘 OA による後内上顆部病変
　a：肘分節のインチング検査．77 歳，女性．手術がいやで我慢をしていた慢性症例である．右「0」あるいは「＋1」に伝導ブロックが認められる．また左健側の較正とくらべて，右 CMAP はきわめて低振幅で，軸索変性が著明なことを反映している．
　b：病変部位と伝導ブロックの特徴．右肘 OA 変化がある．全体の波形は振幅低下で軸索変性がある．伝導ブロックは「0」あるいは「＋1」で著明である．「＋2」より近位部は持続時間の延長が著明で脱髄病変を反映している．

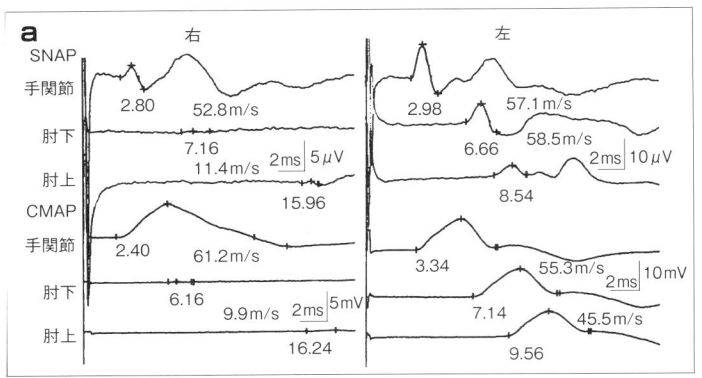

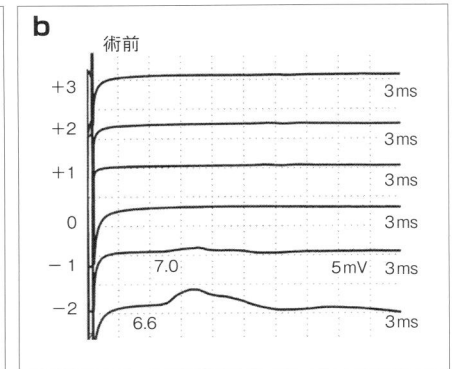

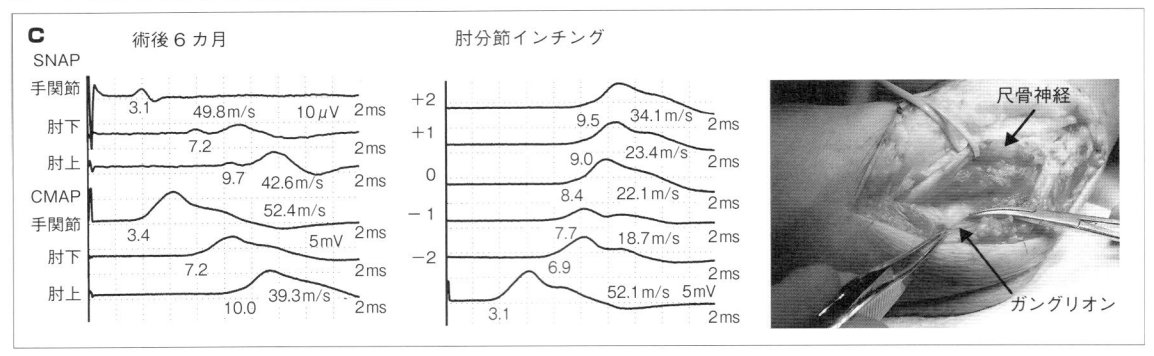

図 3-2-9 原因不詳の尺骨神経麻痺
 76歳,男性.右尺骨神経麻痺.
 a:尺骨神経伝導検査.右手関節刺激でSNAPおよびCMAPともに低振幅になっている.さらに肘下,肘上刺激では誘発電位は導出されていない.
 b:インチング検査.「−1」あるいは「0」点で伝導ブロックが認められる.病変部位が推定されたことから,外科的手術を実施した.
 c:術中所見と術後の伝導検査.右肘部を開くと,ガングリオン腫瘤で尺骨神経が圧迫されていた.術後6カ月後には,「−1」で伝導ブロックが残っている.

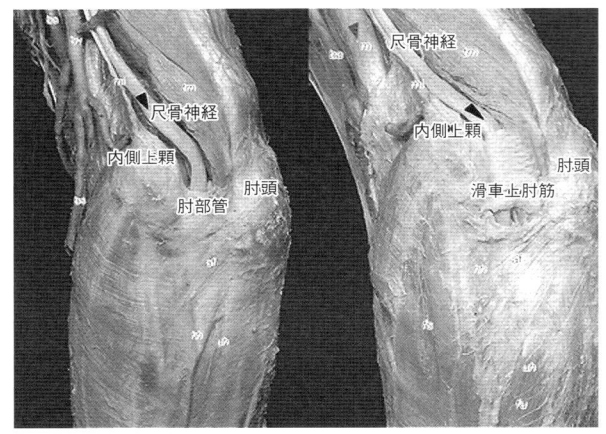

図 3-2-10 滑車上肘筋の解剖学的所見
 尺側手根屈筋腱(上腕尺骨アーケード/滑車上肘頭靱帯)が破格筋となったものが滑車上肘筋で尺骨神経を圧迫し尺骨神経麻痺が生じる.肘屈曲によって内側上顆と肘頭の距離が長くなり,滑車上肘頭靱帯(破格筋となった滑車上肘筋も同様)が緊張し肘部管を狭くする.視察的には外表異常はない.
(文献6より)

第 3 部　臨床から学ぶ

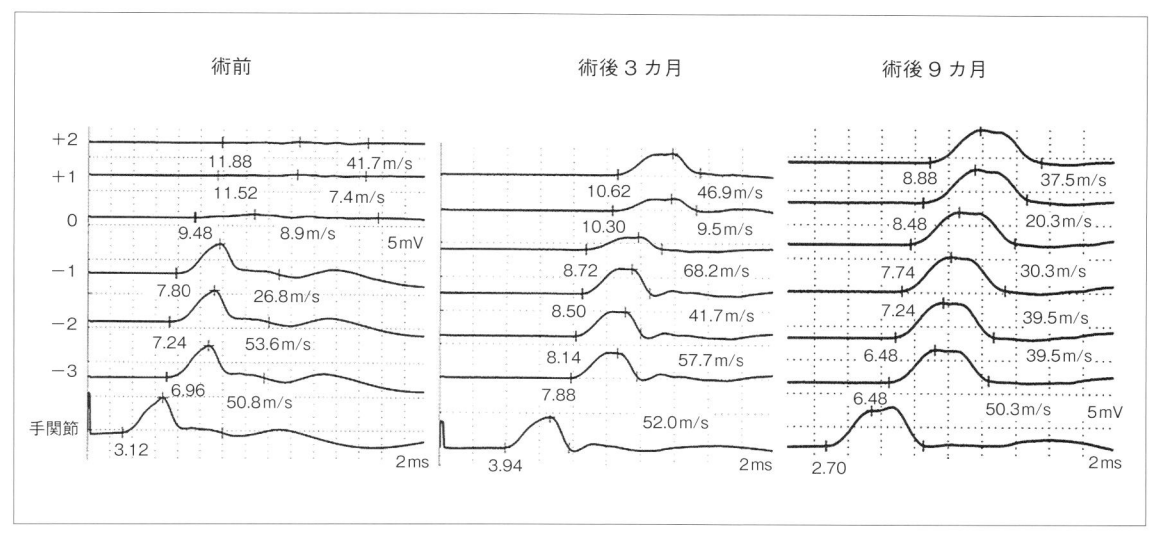

図 3-2-11　滑車上肘筋による肘部尺骨神経障害
　23 歳．男性．肘関節の変形はない．かぎ爪手変形と小指屈曲変形が著明であった．
　術前後の肘分節のインチング検査．術前は「0」点で伝導ブロックがある．筋の切開術でただちに臨床症状は改善した．しかし電気的に正常に回復するまでは 9 カ月を要した．

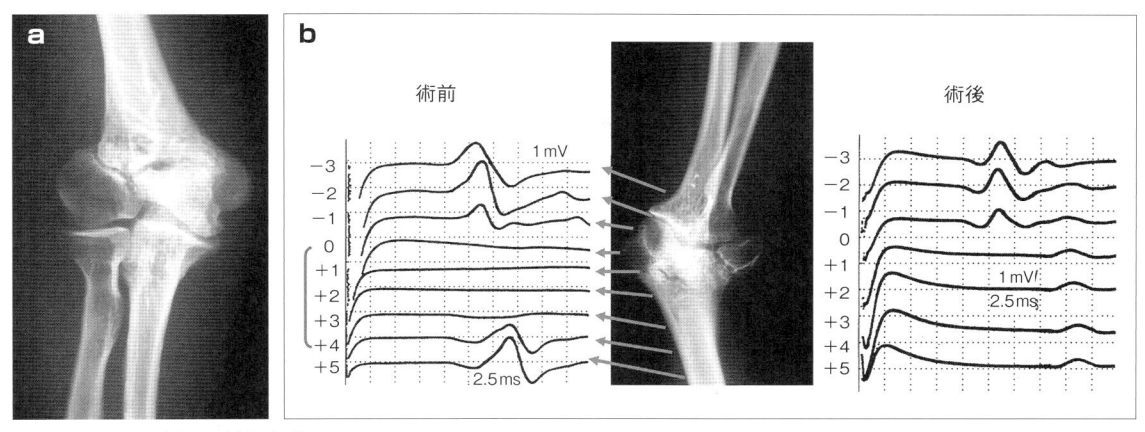

図 3-2-12　遅発性尺骨神経麻痺
　a：右上腕骨骨折による外反肘変形．41 歳，女性．4 歳時に上腕骨外顆骨折を受傷する．ROM-40/120°，外反 30°である．遅発性麻痺とは，小児期に外傷を受けて，肘外反変形によって上腕骨内上顆を通過する尺骨神経は徐々に伸張され，後年，麻痺が発生するものである．
　b：術前後の肘分節インチング検査．「0」点で伝導ブロックがあり，その近位部の「+1」〜「+3」まで神経伸張によって刺激域値が高まっていると考えられる．しかし神経前方移行術後の波形をみると，「0」点で伝導ブロックのみが残っていることから，肘上病変も，結局は後内上顆病変に収束される可能性が高い．

115

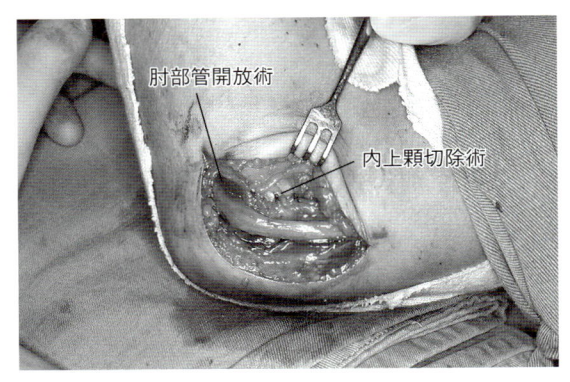

図 3-2-13 後内上顆病変に対する外科手術
変形性肘関節症があり，肘部尺骨神経障害に対して内上顆切除術＋肘部管開放術を実施している．

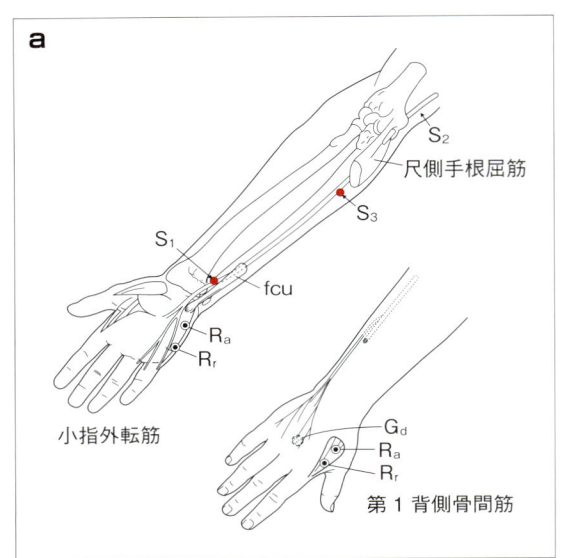

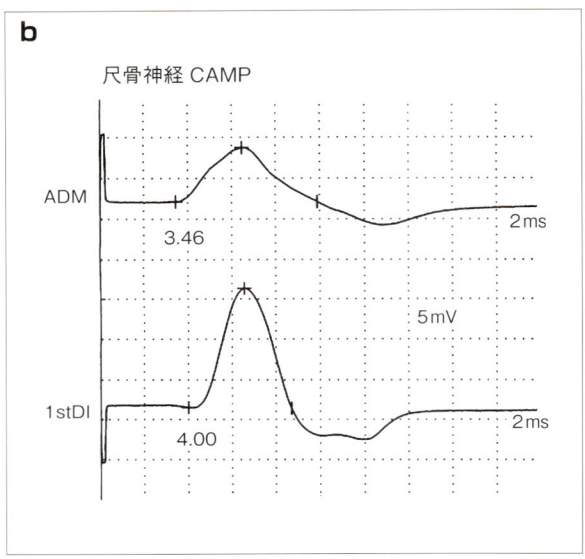

図 3-2-14 ギヨン管症候群
a：ギヨン管病変における記録電極の設置．小指外転筋ではなく深運動枝支配の第1背側骨間筋に設置する．
b：尺骨神経手関節刺激によるCMAP．ADM（小指外転筋）と1stDI（第1背側骨間筋）でのCMAP波形．

ばれている）．

●外科的治療と機能予後

肘下病変，肘OAや外反肘に伴う肘部尺骨神経障害では，日常生活における肘の反復屈曲動作が症状を悪化させる．日常生活で上肢の使用を制限することは困難であり，このために保存療法で症状を止めることはむずかしい．神経伝導検査によって，早期発見，予後診断，外科的治療が必要である．病態に応じた尺骨神経の前方移行術，内上顆切除術，滑車上肘筋切開術，弓状（Osborne）靱帯切離術などが選択される（**図 3-2-13**）．術後，反射性交感神経性ジストロフィーに伴う慢性疼痛が出現することもある．

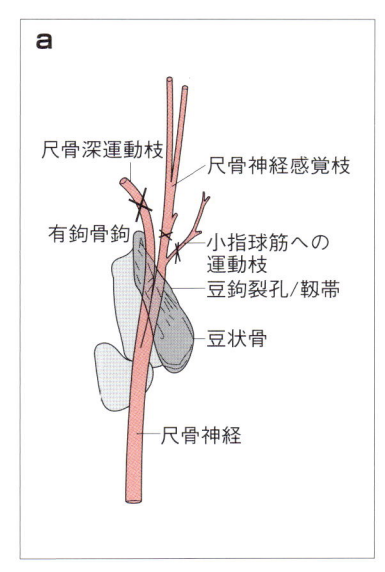

図 3-2-15　ギヨン管症候群の症例

20歳，女性大学生．書道大会に備えて左手を机に着き，右手で書をかいていた．練習は過酷で，左手の豆鉤裂孔が圧迫されて，尺骨神経麻痺が生じた．

a：左尺骨神経末梢分枝損傷．

b：尺骨神経末梢分枝の神経伝導検査．右健側と比べると浅枝 SNAP，小指外転筋（ADM）CMAP，第1背側骨間筋（1stDI）CMAP は低振幅になっている．末梢分枝はすべて損傷されている．

c：左小指外転筋 CMAP の経時的変化．CMAP 潜時や振幅は経時的に改善している．

d：左第1背側骨間筋 CMAP の経時的変化．CMAP 潜時や振幅は経時的に改善している．とりわけ受傷5週後の CMAP は高振幅になっており，深運動枝がもっとも損傷されていたことを疑わせる．

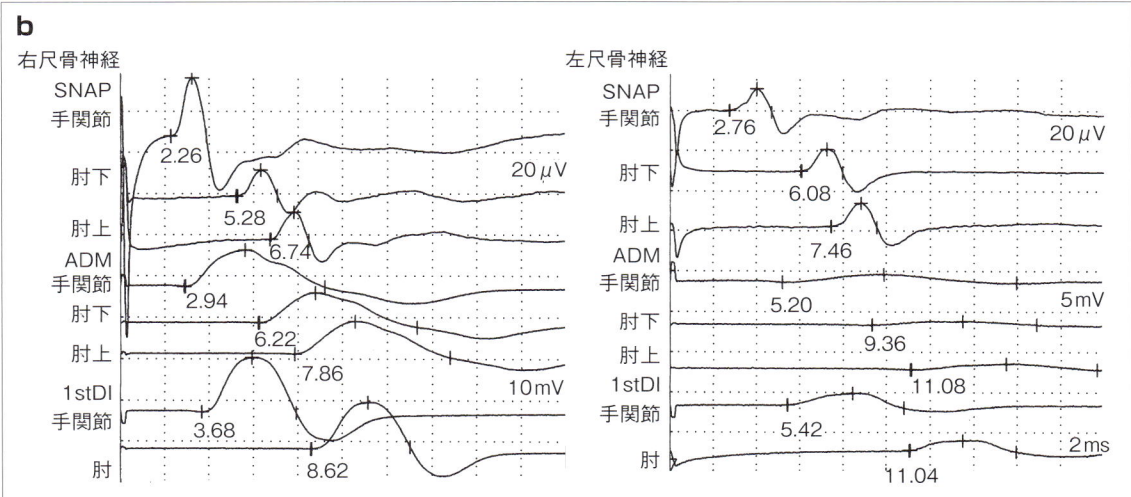

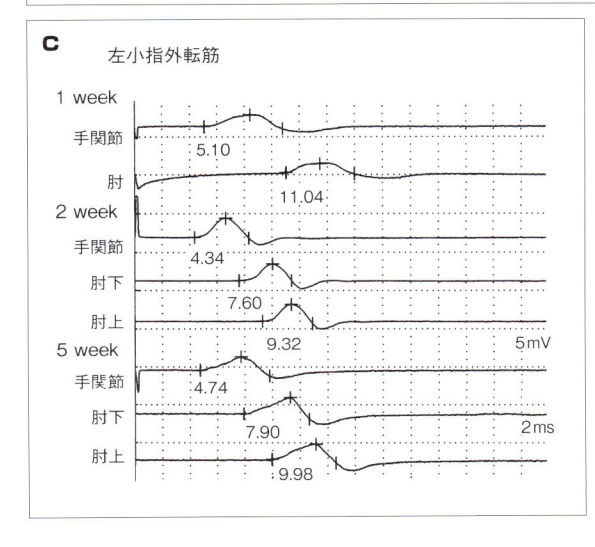

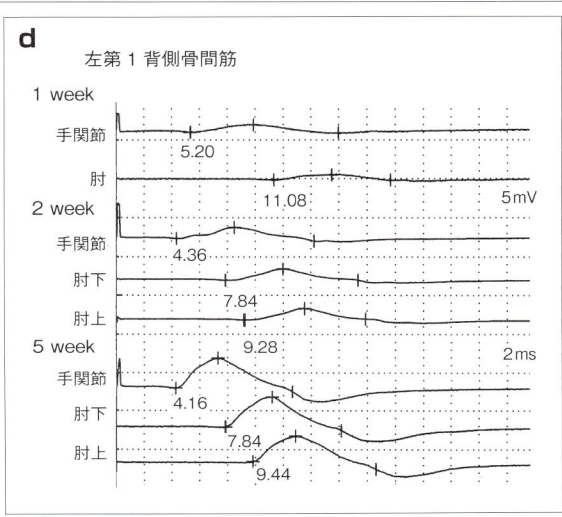

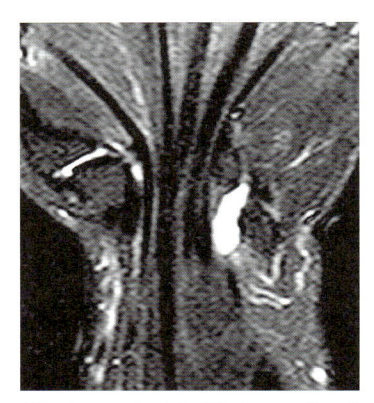

図 3-2-16 左豆鈎裂孔入口のガングリオン

MRI-T1強調画像で高信号のガングリオンが確認されている．ギヨン管症候群の4型で，尺骨神経末梢分枝がすべて侵されている（熊本機能病院 松永薫，中西亮二先生から提供を受ける）．

❷ ギヨン管症候群

手関節の豆鈎裂孔での圧迫性神経損傷で，ゴルフ，野球などの微小外傷による損傷，血腫やガングリオンなどの圧迫によって生じる．深運動枝が選択的に損傷されるタイプの頻度が高い（図1-1-20参照）．通常の尺骨神経伝導検査では，小指外転筋に記録電極を設置するが，小指外転筋への分枝や感覚終末枝は温存されることが多いために，豆鈎裂孔での病変が疑われた時には，記録電極を第1背側骨間筋にも設置することが重要である（**図3-2-14**，**図3-2-15**）．また，画像診断で圧迫ガングリオンを確認できる（**図3-2-16**）．

3章 橈骨神経障害

目標
1. 下垂手と下垂指の相違を説明できる.
2. 松葉杖麻痺の症候を記述できる.
3. 手錠麻痺で生じる症状は何かについて説明できる.
4. 中心前回ノブ部病変とは何かについて説明できる.

橈骨神経は，腕神経叢後束から腋窩神経が分枝した後の主要枝である．上腕で上腕三頭筋と腕橈骨筋に支配枝を出している．肘近位部で肘関節に感覚分枝を出し，さらに後前腕皮神経を分枝している．さらに肘を越えて，橈骨管/トンネル（radial tunnel）と呼ばれる潜在性空間に入っていく．橈骨管の遠位部で手関節および手指伸筋へ支配分枝を出して，さらに浅枝は手背外側からの感覚を運んでいる．橈骨神経の解剖については図1-1-24を参照.

1 土曜日の夜の麻痺

橈骨神経病変は，上腕骨神経（ラセン）溝（spiral groove）でもっとも頻度が高い．意識障害や睡眠中に圧迫損傷され，土曜日の夜の麻痺（Saturday night palsy）あるいは新婚旅行麻痺（honeymoon palsy）と呼ばれている（**図3-3-1**）．上腕

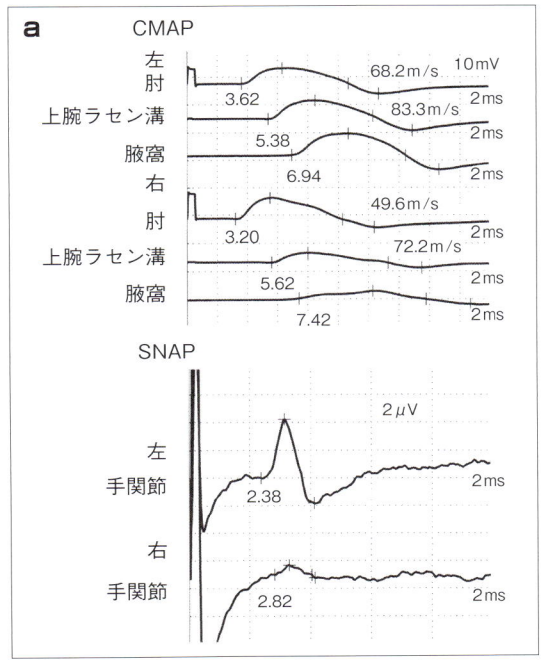

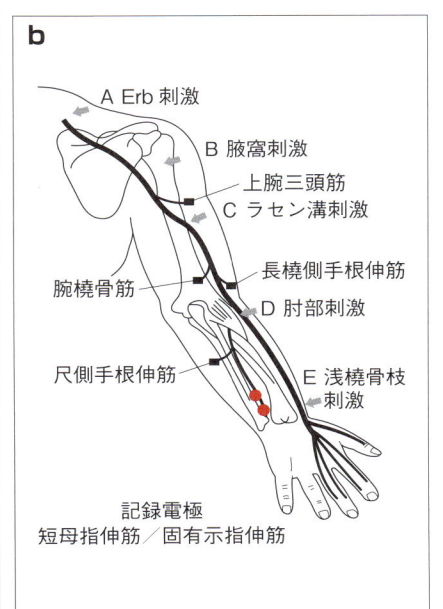

図3-3-1 土曜日の夜の麻痺の伝導検査
ラセン溝刺激で右橈骨神経CMAPは低振幅になっている．手関節での右浅橈骨神経SNAPの潜時は遅延し，振幅は低下している.

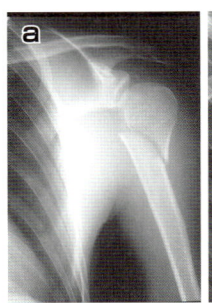

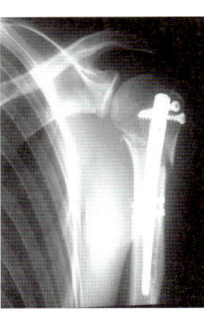

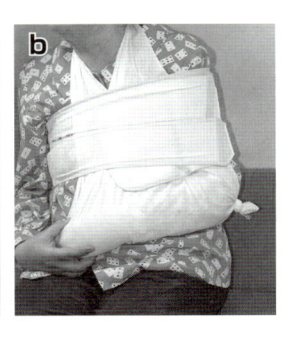

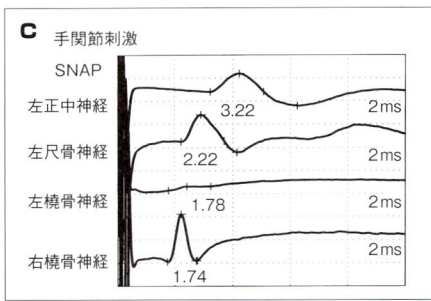

図 3-3-2 左上腕骨外科頸骨折
　a：術前後の X 線像．上腕骨外科頸骨折では通常橈骨神経麻痺は生じない．しかし，術中に開創器を強く引っ張ると橈骨神経への血行不全によって麻痺をきたすことがある．
　b：術後の上肢固定．上腕骨幹骨折あるいは外科頸骨折でも，術後上肢の固定が必要であり，神経伝導検査の施行はむずかしい．
　c：SNAP による軸索変性の評価．浅橈骨神経 SNAP を左右で比較することによって，患側の軸索変性の程度を推定することができる．さらに示指伸筋の針筋電図で，安静時，異常自発電位（急性期では線維自発電位と陽性鋭波）を検索し，随意運動による MUP の導出をフォローアップする．

> **メモ 3-3-1**
>
> **Saturday night palsy の語源について**
>
> 　土曜日は古今より，宴会が多く飲酒をする機会が多い．帰宅後，椅子やソファーで寝てしまうと，上腕が手すりや固い物体に圧迫されることがあるが酩酊状態のために痛みやしびれの危険徴候に気づかず，ラセン溝での圧迫で橈骨神経麻痺が生じる（図）．
>
> 　新しい説として，Saturnine palsy（鉛麻痺）の言い間違いというものがある．鉛中毒では，橈骨神経麻痺が発生することは古くからよく知られていた．Saturn は土星，ローマ時代の農耕神である．その形容詞である saturnine は，鉛に似た鉛毒を表している．
>
> （Spinner, R. J., et al.：The origin of "Saturday night palsy"? Neurosurgery, 51(3): 737-741, 2002）
>
> 右下垂手

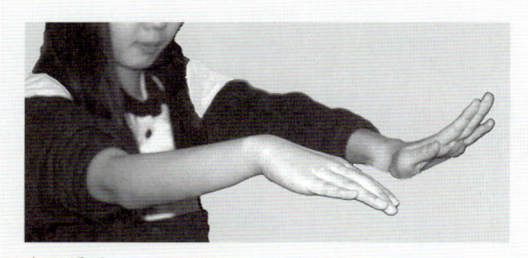

骨骨幹部の近くを走行していることから，上腕骨骨折に合併することが多い．また，外科頸骨折の治療の際にも，開創器あるいは開創器鉤による血行不全によって橈骨神経麻痺が生じることもある（**図 3-3-2**）．

　臨床所見として，手関節や手指の伸展障害である下垂手（wrist drop）と腕橈骨筋の筋力低下が認められる．典型例では，上腕三頭筋は侵されない．感覚障害は手背の母指と示指の指間部に限局するが，さらに中指の近位部まで及ぶことがある．

2　松葉杖麻痺

　松葉杖の誤用によって腋窩部に加重をかけてしまうと，腕神経叢のうち橈骨神経がもっとも損傷を受けやすく，橈骨神経麻痺が出現する（**図 3-3-3**）．ラセン溝病変との相違は，上腕三頭筋や後前腕皮神経も侵されることである．

3　後骨間神経症候群

　橈骨神経は肘近位部で肘関節に分枝を出してい

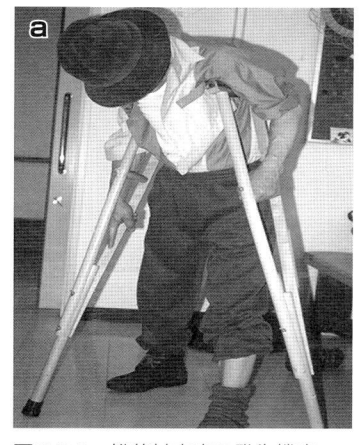

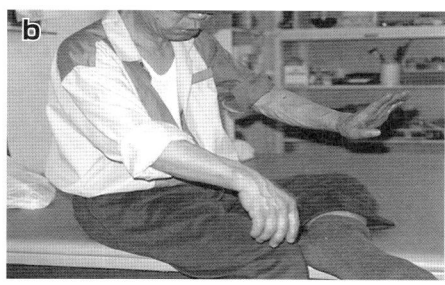

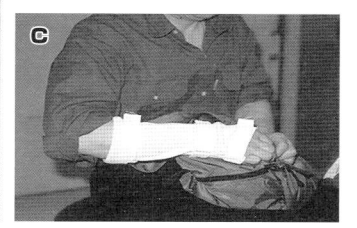

図 3-3-3　松葉杖麻痺の発生機序
　アルコール依存症があり歩行障害が出現したことから，松葉杖を使えば歩行は改善すると考えてこれを使った．しかし，腋窩部に加重をしたために橈骨神経麻痺が出現した．上腕三頭筋と後前腕皮神経領域の感覚障害も加わっている．下垂手に対してカックアップ（cock-up）スプリントを装着している．

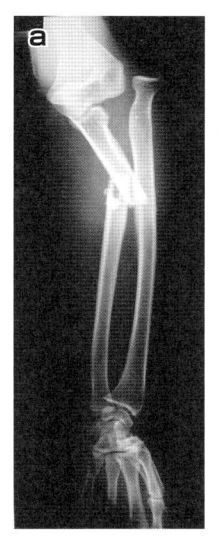

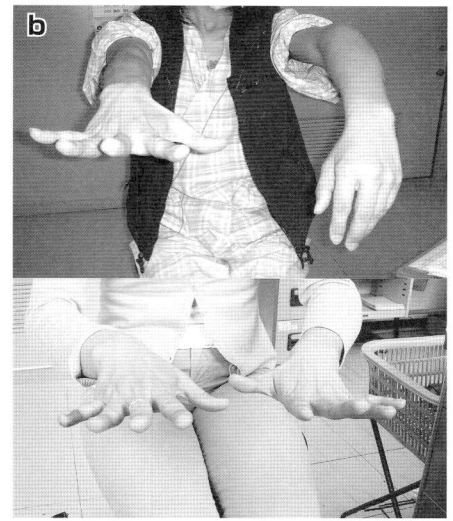

図 3-3-4　モンティジア（Montaggia）骨折
　a：術前．尺骨骨折と橈骨頭の脱臼である．橈骨管病変であるが，症状は橈骨神経麻痺による下垂手となっている．
　b：骨折術後の症状．術直後の下垂手（上）と2カ月後に回復している様子（下）．

る．肘遠位部で潜在空間である橈骨管に入り，さらにフロッセ（Frohse）アーケードに入り，回外筋を貫通している．橈骨管では関節枝，浅橈骨神経枝，後骨間神経枝の3つの成分が走行している．フロッセアーケードを通過し，回外筋に入って走行している後骨間神経枝は運動枝である．神経病変は外傷や橈骨頭骨折によって起こる（**図 1-1-24** 参照，**図 3-3-4**）．臨床症状は，手関節伸展はできるが，橈側偏位を伴っている．橈側手根伸筋は，回外筋より近位部で橈骨神経分枝支配を受けていることから，この筋は侵されない（**図 3-3-5**）．テニス肘で後骨間神経麻痺と肘の痛みを訴える症例では，フロッセアーケードでの絞扼障害病変をとり，むしろ少し近位部の橈骨管での病

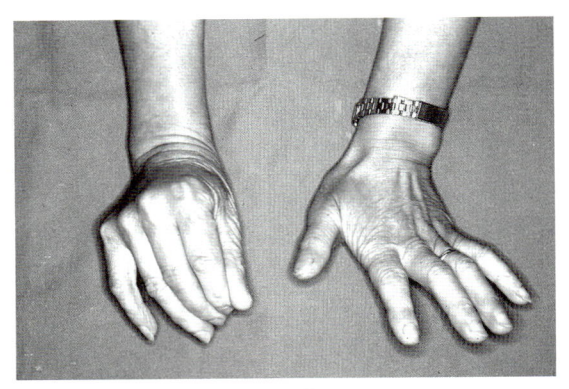

図 3-3-5 後骨間神経麻痺の症状
右後骨間神経麻痺で手関節伸展可能で下垂指（drop fingers）になっている．

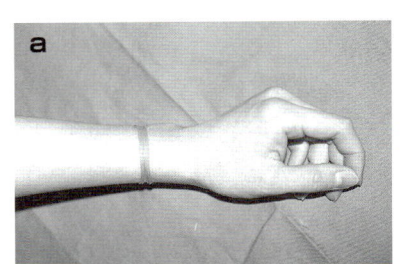

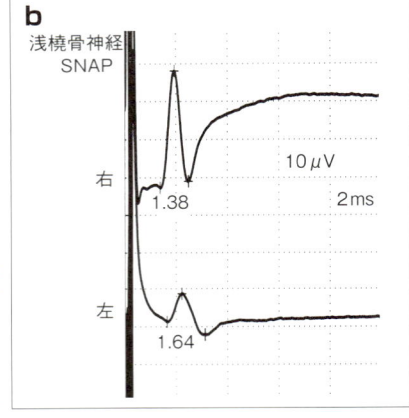

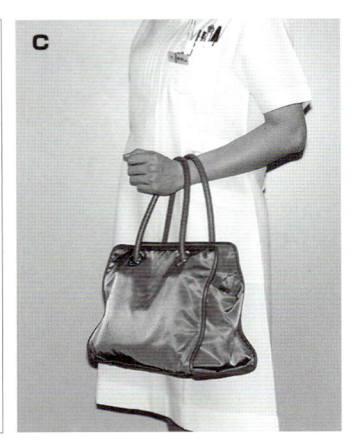

図 3-3-6 手錠麻痺
a：7歳男児．左手関節に輪ゴムを一晩中付けていた．
b：浅橈骨神経 SNAP では伝導遅延と振幅低下が確認される．回復には3週間ほどを要した．
c：手提げカバンも手錠麻痺の原因となる．

変と考えられる．

④ 手錠麻痺

前腕最遠位部で浅枝損傷が起こり，運動障害を伴わない限局性しびれ感と痛みを訴える．これは異常感覚性手有痛症（cheiralgia paresthetica）あるいは Wartenberg 病と呼ばれている．前腕の浅橈骨神経走行部に Tinel 徴候があり，症状は手関節屈曲し前腕を回内すると増悪する．締めつける腕時計，小児では輪ゴム，手提げハンドバッグなどが原因となる（**図 3-3-6**）．

⑤ 橈骨神経麻痺の治療

基本的に，外傷断裂でなければ圧迫性障害であり，機能予後は良好である．運動療法を行うとともに，下垂手に対してはカックアップ・スプリント（副子）を装着して，回復を待つ保存療法である．筋力が回復してきたらスプリントを掌側支持から手背支持にすると，麻痺手でも実用的に使うことができる（**図 3-3-7**）．

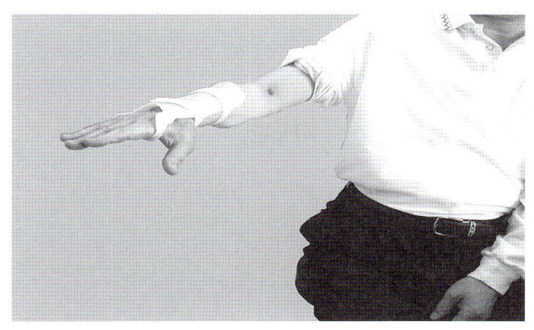

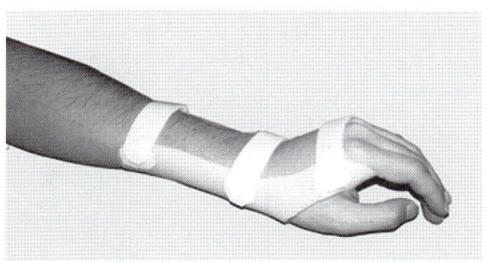

図 3-3-7 下垂手に対するカックアップ・スプリント
　手関節を伸展位にし，手指伸筋の腱固定効果によって，手指屈曲など巧緻動作が可能になる．麻痺が軽ければ背側支持がよい．

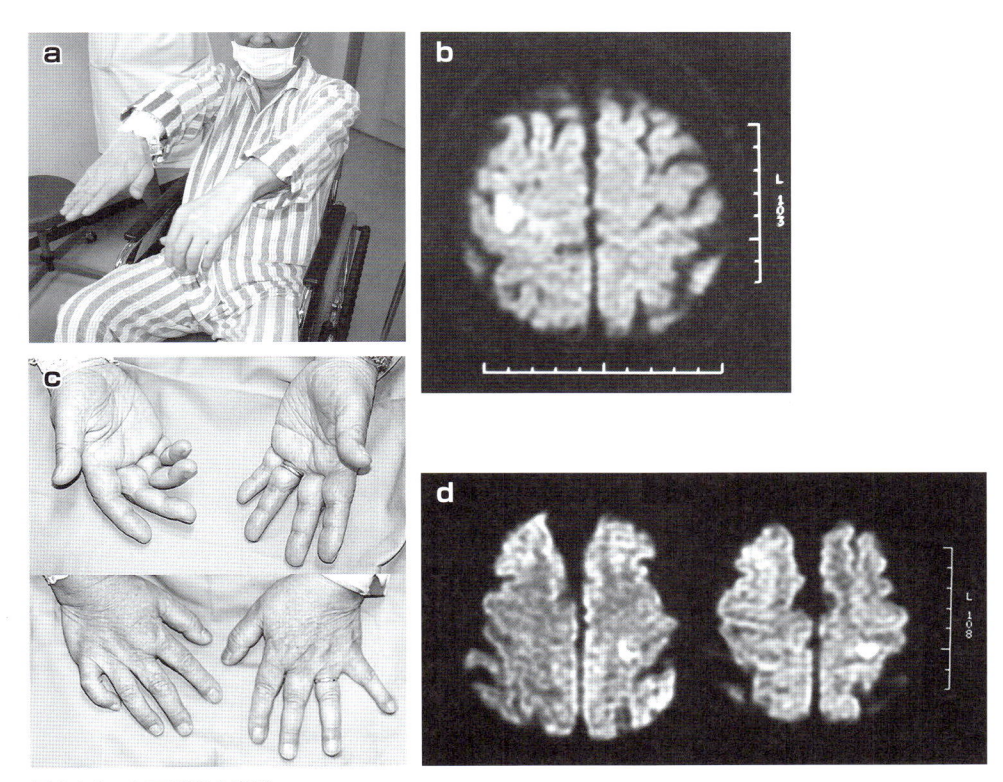

図 3-3-8 左下垂指の変形
　a：一見，後橈骨神経麻痺による左下垂指になっている．
　b：右 precentral knob 病変．本症例は MRI-diffusion 像で右中心前回（中心前回ノブ部：ドアの取手）の病変によって左下垂指が生じている．
　c：かぎ爪手変形．右手のかぎ爪手変形と考えられ尺骨神経障害が考えられたが，伝導検査は正常所見であった．
　d：脳梗塞による左中心前回病変．MRI-diffusion 画像で左中心前回病変が確認されている．

⑥ 手の変形の鑑別

　脳梗塞によって手支配皮質領（precentral knob）が侵されると，下垂指やかぎ爪手などの後骨間神経麻痺や尺骨神経麻痺と同じような変形をきたす．手の変形ばかり診ていると，脳梗塞病変を見落としてしまうので留意する必要がある（**図 3-3-8**）．

メモ 3-3-2

四谷怪談のお岩さん

両側下垂手で「恨めしや」と現れる，日本の幽霊の原型となっているのが四谷怪談のお岩さんである（**図a〜c**）．ラセン溝の圧迫あるいは打撲による「土曜日の夜の麻痺」であり，今風に言うと家庭内暴力（domestic violence）が原因と推測される．なお，橈骨神経麻痺の最初の記述として，旧約聖書の列王伝（Kings）Ⅰ 13：4-6の中に，ヤコブアム王（King Jeroboam—古代イスラエル王）の手は「彼に向けて伸ばした手はしなび，それを再び手許に引き寄せることができなかった」，さらに「王の手は回復し，前のように戻った」というものがある．

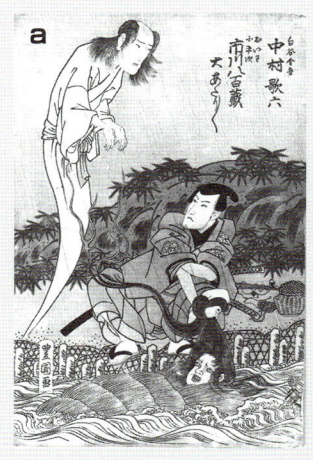

a：江戸時代の歌舞伎の錦絵．鶴屋南北（1755〜1829）71歳の時の作品「東海道四谷怪談」の歌舞伎の宣伝用ポスターである．

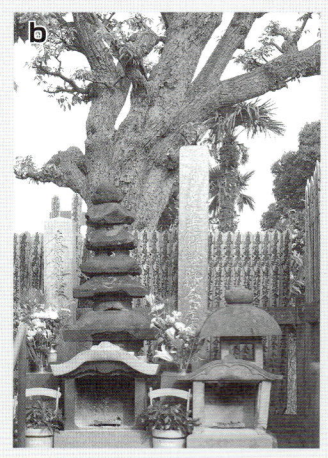

b：お岩さんのお墓は西巣鴨の妙行寺にある．

ところで，東京都に路面電車が走っていることを知らない人も少なくない．都電荒川線は早稲田から浅草の三ノ輪橋まで走っている．王子駅でこれに乗り，江戸時代の桜の名所であった飛鳥山を通過し，4つめの新庚申塚で下車をすれば徒歩5分のところに妙行寺がある．ちなみに浅野家のお墓もあり，浅野内匠頭の奥さんらが眠っている．

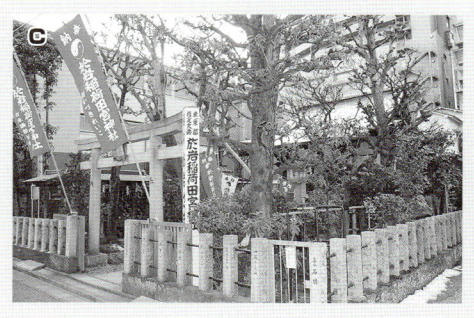

c：於岩稲荷田宮神社．歌舞伎におけるお岩さんはフィクションである．実在のお岩さんは，嫁ぎ先の田宮家の田宮神社の中に祀られている．明治時代の神仏分離令によって，お墓は西巣鴨の妙行寺に移されている．於岩稲荷田宮神社は，地下鉄四谷三丁目駅にて下車し徒歩5分ほどのところにあり，民家やマンションの中にこぢんまりとたたずんでいる．

メモ 3-3-3

腱固定効果（tenodesis）

　橈骨神経病変によって非橈骨神経支配筋の筋力低下をきたす．正常の手の機能は，橈骨神経，正中神経，および尺骨神経支配筋間の適切な共同運動と手関節の固定に依存している．手関節伸筋の筋力低下があると，手関節が固定されていないために，手関節や手指の屈筋も筋力低下があるようにみえ，もちろん屈筋群が関与する手の握力も低下する（図）．

　図の右手は橈骨神経麻痺になっている．握力は右患側 7.0 kg, 左健側は 22.5 kg であった．

　握力は正中神経や尺骨神経支配の手指屈筋が主要な関与筋であるが，橈骨神経支配の手関節伸筋で手関節を固定し，さらに手指伸筋が作用していないと，手関節屈筋や手指屈筋は十分に筋力を発揮できない．

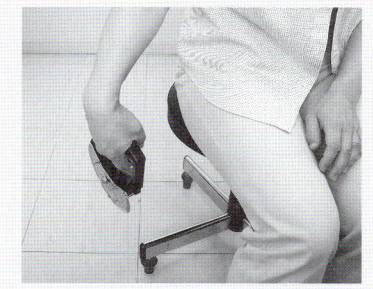

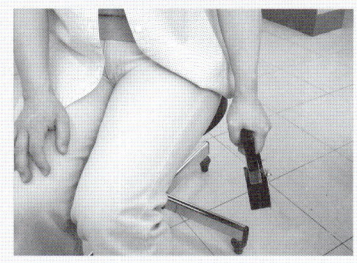

腱固定効果

4章 腕神経叢障害

> **目標**
> 1. 節前損傷と節後損傷の相違を説明できる.
> 2. 分娩麻痺の機能予後を説明できる.
> 3. リュックサック麻痺の2つの病態を記述できる.
> 4. 胸郭出口症候群の4つの病態を列挙できる.

腕神経叢病変は，絞扼神経障害や神経根症と比べてその頻度は低い．特発性腕神経叢炎，緩徐進行性腕神経叢障害を呈する腫瘍や放射線照射後の病変もある（**表3-1-3**，**図3-1-14** 参照）.

本章では，腕神経叢障害について，いくつかの大切な留意点について記述する.

1 腕神経叢損傷

外傷性腕神経叢損傷では，節前損傷か節後損傷かの鑑別が重要である（**図3-4-1**）.

節前損傷である「引き抜き損傷」は，過大な頸部側屈力が加わり腕神経叢を牽引伸張するために生じると考えられる（**図3-4-2**）．重度の感覚脱出や運動麻痺があるにもかかわらず，支配領域の神経伝導検査でSNAPが正常であれば，後根神経節より中枢側の病変を示唆している．引き抜き損傷は予後不良である.

これに対して節後損傷では，軸索変性のためにSNAPは導出されない．節後損傷では断裂神経に対して神経移植吻合術を行う．節前損傷に対しては神経再建術の適応はなく，肘屈曲機能再建のために第3～5肋間神経を筋皮神経に神経移行術を実施することもある（**図3-4-3**）.

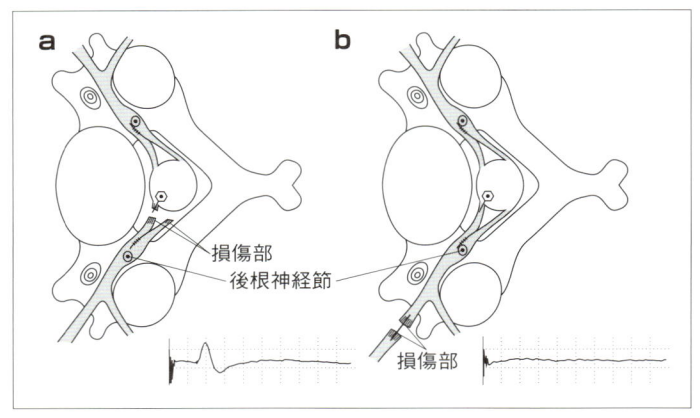

図3-4-1　腕神経叢節前損傷と節後損傷
a：節前損傷，b：節後損傷.
運動神経細胞は脊髄前角にあるが，感覚神経細胞は後根神経節にある．これより末梢側損傷は節後損傷であり，これより中枢側損傷を節前損傷と呼んでいる．節前損傷は脊髄からの「引き抜き」損傷になり，修復不能で予後不良である．奇妙であるが，むしろ正中神経，尺骨神経，あるいは橈骨神経の手関節刺激SNAPは正常に出現する.

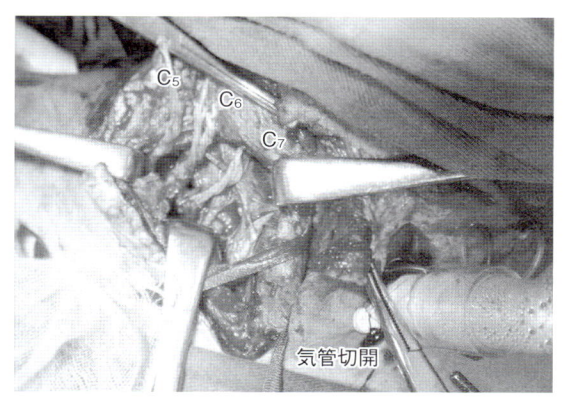

図 3-4-2　腕神経叢引き抜き損傷
オートバイ事故による腕神経叢引き抜き損傷である．神経移植吻合術の適応はない．

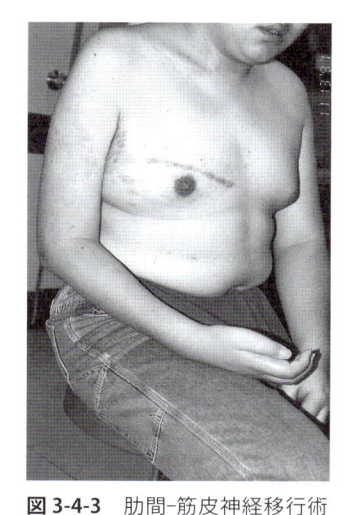

図 3-4-3　肋間-筋皮神経移行術による右肘屈曲機能再建
上腕二頭筋による肘屈曲実現するために，第3～5肋間神経を筋皮神経に神経移行術を行っている．リハビリテーションでは呼吸に同期しながら肘屈曲筋の筋力強化を行う．

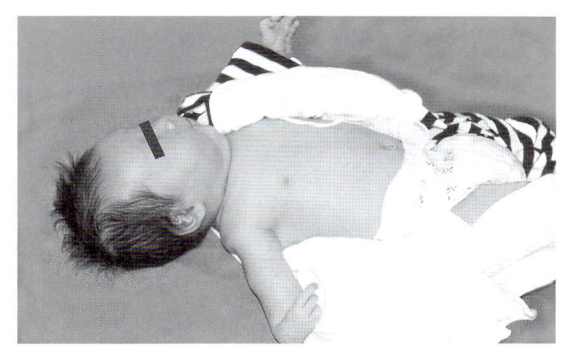

図 3-4-4　分娩麻痺
右分娩麻痺は手関節伸展筋も麻痺しており，C_7 神経根レベル中位幹まで及んでいる．

❷ 分娩麻痺

最近は難産の場合，帝王切開を行うことが多いこともあり，分娩麻痺はほとんど診なくなった．正常分娩でも肩甲難産（shoulder dystonia, 児頭が娩出された後に肩甲娩出が困難な状態）では，片方ずつ肩甲を娩出し，頸部を側屈しながら強力に児頭を牽引するために，腕神経叢損傷や鎖骨骨折などが生じる．また，骨盤位分娩ではより娩出のむずかしい肩甲から引き出すために，上肢に強い圧迫や牽引が必要になり，腕神経叢は両側性に重度に損傷される．とくに C_5, C_6 神経根に対応する腕神経叢上位幹が侵されやすい．一般に損傷が上位幹に限局している場合，予後は良好である．これに対して，C_7, C_8 神経根に対応している中～下位幹まで損傷が及んでいる症例では，予後は不良である（**図 3-4-4**）．成長とともに神経損傷が改善しても，迷入再生によって上肢屈筋群と伸筋群との神経過誤支配が生じて，上肢を伸ばそうとすると，同時に屈曲力が作用するために，いわゆる「金縛り状態」に陥ってしまう．

❸ リュックサック麻痺

日常診療でリュックサック（rucksack/backpack）麻痺に遭遇する機会は少ない．従来，日本独特の習慣である赤ん坊をおんぶすることに随伴する肩こり，上肢のしびれなどの発症機序は，リュックサック麻痺と同様である．基本的に重いリュックサックを背負い，両手に重いものを持つことによって上位幹が牽引され，上肢の麻痺が生じる．さらにリュックサックが著しく重い場合，鎖骨からの直達圧迫によって腕神経叢，とくに下位幹が圧迫されやすい．体型的になで肩（droopy

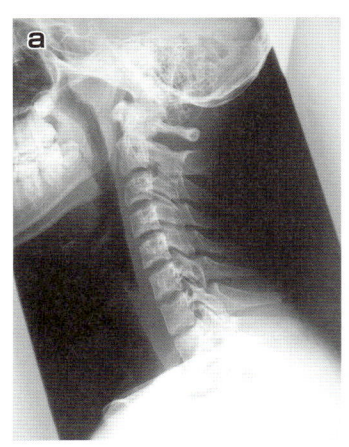

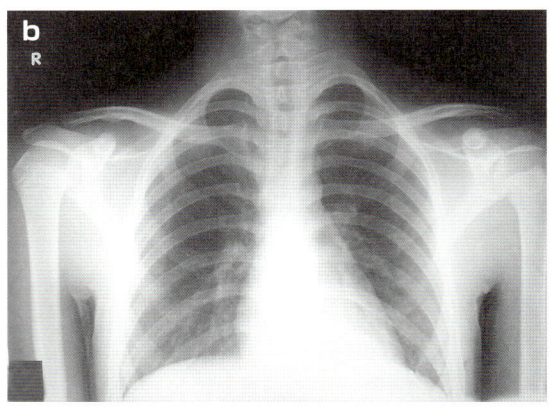

図 3-4-5 なで肩の人の頸椎 X 線像（17 歳，男性）
　a：側面像．男子としては首が長く，T_1 椎体が観察され「白鳥の首」のようである．
　b：正面像．胸郭はなで肩になっており，鎖骨は水平になっている．C_5, C_6 神経根からの上位幹は，水平よりむしろ急峻角度で垂直方向に走行して，上肢に荷物をもつことによって牽引損傷が起こりやすい．また，水平の鎖骨に重量が加わると下位幹や末梢神経が圧迫されやすい．

shoulder）や白鳥の首（swan neck）の人に起こりやすい（図 3-4-5）．

④ 胸郭出口症候群

頸部から上肢に移行する胸郭出口（thoracic outlet）には，神経血管構造が走行している．胸郭出口は前斜角筋，中斜角筋，鎖骨，さらに小胸筋に境界される空間であり，神経血管構造を圧迫する 4 つの独立した疾患を含んでいる（図 3-4-6）．①頸肋－頸椎の胎生期痕跡肋骨で第 1 肋骨と線維性バンドで結合している，②前斜角筋症候群，③肋鎖症候群，④過外転症候群である．なで肩や白鳥の首をもつ女性に発症しやすい．

真性神経原性胸郭出口症候群はきわめてまれで，発生率は 100 万人当たり 1 人の割合である．肩，上腕，前腕，手，ときには胸部の痛みを訴える．疼痛は夜間増悪したり，手を挙上する活動で増悪する．しびれ感も特徴の 1 つである．とりわけ前腕内側や手指内側 2 指で生じる．腕神経叢下位幹がもっともよく侵される．感覚障害や筋力低下は基本的に C_8, T_1 神経根支配領域である．し

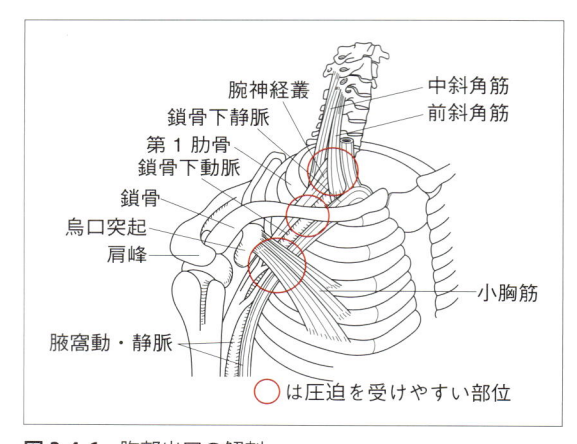

図 3-4-6 胸郭出口の解剖

かし，これらの症状は内束病変あるいは尺骨神経と正中神経の末梢神経部分病変である．重症の症例では，筋力低下や筋萎縮も生じ，外側母指球筋がもっとも著明で，次いで手内在筋である．また，動脈圧迫が加われば，鎖骨下動脈の延長枝である腋窩動脈や橈骨動脈での脈拍が触知できなくなる．

胸郭出口の直径を変化させ，橈骨動脈の拍動減弱あるいは消失と，神経刺激再現性を調べる手技がある（図 3-4-7）．しかし，電気診断学的に明

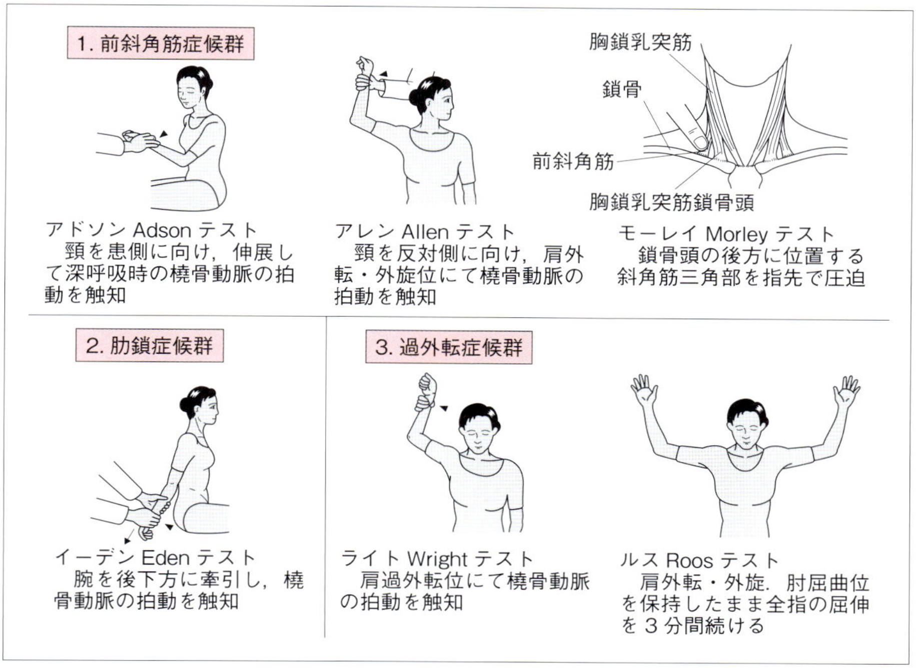

図 3-4-7　胸郭出口症候群の臨床診断
　図の手技によって橈骨動脈の拍動の減弱や消失，あるいはしびれ感や痛みが出現すれば，陽性である．
（柏森良二：末梢神経障害．三上真弘，出江紳一編集，リハビリテーション医学テキスト第3版．207〜220，南江堂，2010）

確な異常徴候に関しては論争がある．
　第1肋骨切除術や斜角筋切開術後に合併症が出現したり，あるいは症状の増悪した症例も報告されている（**図 1-6-2c，d** 参照）．

5章 下肢の神経障害

> **目標**
> 1. 下垂足をきたす疾患や病変部位を列挙し，それぞれの特徴を記述できる．
> 2. ダッシュボード損傷の病態を説明できる．
> 3. 間欠跛行をきたす2つの病態を記述できる．

下肢の神経伝導検査については第1部第2章で記述したので，ここではより臨床的な留意点について記述する．

1 下垂足の鑑別

神経筋疾患のなかで頻度が高い症候は下垂足 (drop foot) である．局所病変ばかりでなく，いくつかの系統疾患でも，神経長が長く脱髄や軸索変性病変を多く含むことから下垂足が発現する．リハビリテーションの観点からは，短下肢装具による装具療法が第1選択である．弛緩性麻痺では，簡便な，通常の靴が履けるタイプを処方する (**図3-5-1**)．

針筋電図による病変部位診断の留意点を**表3-5-1**に記載する．神経根症，総腓骨麻痺，坐骨神経障害などの頻度が高い．

2 ALSの電気診断基準

運動ニューロン疾患であるALS（筋萎縮性側索硬化症）は予後が不良であり，早期診断が重要になる（**表3-5-2**）．電気診断の役割は下位運動ニューロン徴候を検出することである．従来，急性期の異常自発電位である線維自発電位や陽性鋭波の重要性が強調されてきたが，最近は慢性神経原性変化，線維束電位やMUP波形の不安定性も，これらの急性期脱神経電位と並んで重要であることが強調されている（**CD-ROM ビデオ2-2-4**参照，**図3-5-2**）．

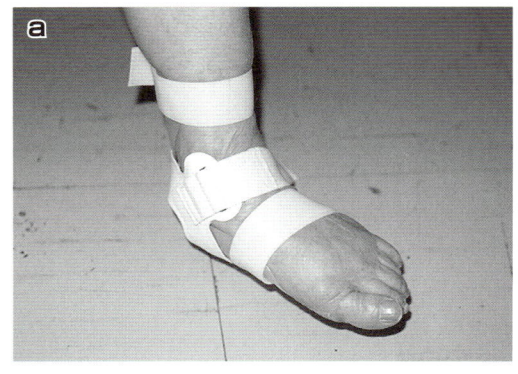

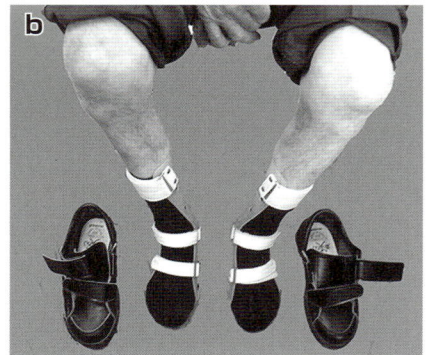

図3-5-1 下垂足に対する短下肢装具
筋力低下の拡がりや重症度によって短下肢装具の種類が異なる．
a：総腓骨神経麻痺に対する短下肢装具．
b：シャルコー・マリー・ツース病に対する短下肢装具．

表 3-5-1 下垂足の針筋電図による病変診断

	必須項目	追加項目
L₅神経根症	腰椎傍脊柱筋	大殿筋（下殿神経），大腿筋膜張筋（上殿神経）も異常
腰仙骨神経叢病変	坐骨神経とくに腓骨枝支配筋	傍脊柱筋は正常，大殿筋（下殿神経），上殿神経（上殿神経）も異常
坐骨神経病変	脛骨枝と腓骨枝支配筋	大腿二頭筋短頭（腓骨枝支配）は異常
総腓骨神経損傷	深・浅腓骨神経支配筋	大腿二頭筋短頭（腓骨枝支配）は正常
深腓骨神経病変	深腓骨神経支配筋	浅腓骨神経支配筋－長・短腓骨筋は正常，感覚障害は第1～2足趾間に限定される
多発ニューロパチー：CMT など	神経伝導遅延	筋電図異常は少ない
痙性片麻痺／対麻痺	臨床所見から診断	筋電図は基本的には急性期を除いて正常所見
運動ニューロン疾患	全身性の筋	表 3-5-2 の ALS の診断基準を参照
筋緊張性ジストロフィー	筋強直性放電	
筋疾患	早期動員パターン	急性脱神経電位の出現／慢性期に短持続低振幅 MUP

表 3-5-2 ALS の診断基準

	a. 脳神経領域	b. 頸部・上肢領域	c. 体幹領域（胸髄領域）	d. 腰部・下肢領域
上位運動ニューロン徴候	下顎反射亢進	上肢腱反射亢進	腹壁皮膚反射消失	下肢腱反射亢進
	口尖らし反射亢進	ホフマン反射陽性	体幹部腱反射亢進	下肢痙縮
	偽性球麻痺	上肢痙縮		バビンスキー徴候
	強制泣き・笑い	萎縮筋の腱反射残存		萎縮筋の腱反射残存
下位運動ニューロン徴候	顎，顔面，舌，咽・喉頭の筋	頸部，上肢帯，上肢の筋	胸腹部，背部の筋	腰帯，大腿，下腿，足の筋

1つ以上の領域に上位運動ニューロン徴候を認め，かつ2つ以上の領域に下位運動ニューロン徴候（筋力低下，筋萎縮，線維束性収縮）がある．下位運動ニューロン徴候は，針筋電図所見でも代用できる．

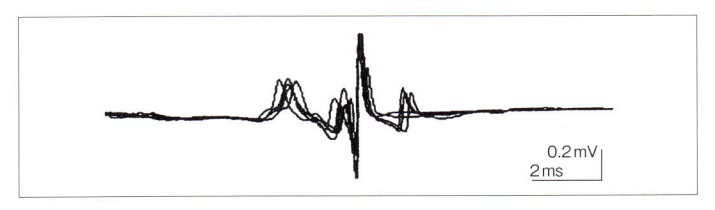

図 3-5-2　不安性 MUP
　MUP の波形が少しずつ異なっており，揺れ（jiggle）が増している（de Carvalho, M., et al.: Electrodiagnostic criteria for diagnosis of ALS. Clin Neurophysiology, 119：497-503，2008 より）．

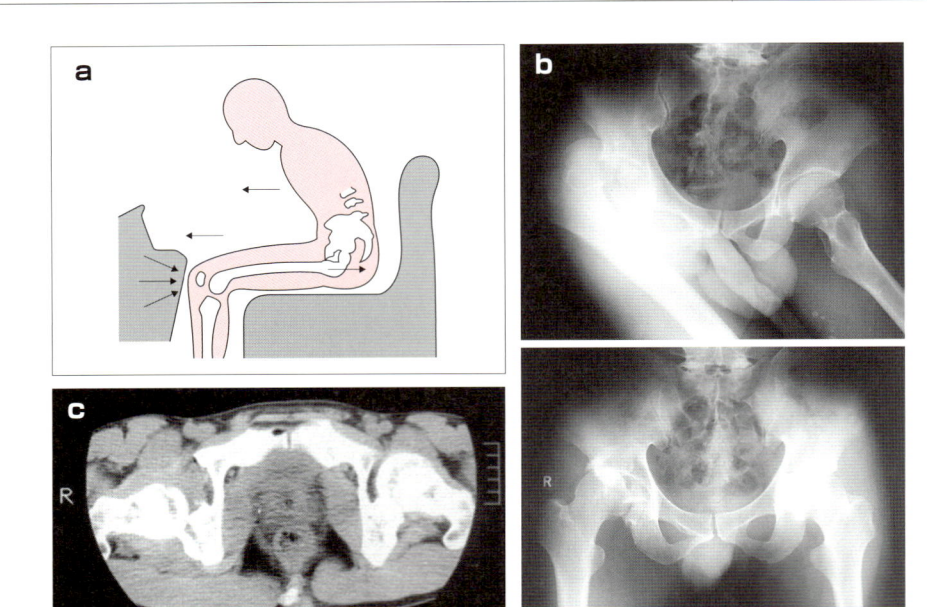

図 3-5-3 ダッシュボード損傷
　a：発症機序.
　b：右股関節後方脱臼の整復前後. 右股関節が後方に脱臼している.
　c：CT 画像. 右股関節が後方に脱臼し右坐骨神経が損傷されている. しかし, おもに外側枝が損傷されており下垂足になっている. 針筋電図では, 大腿二頭筋短頭にも異常自発電位が出現している.

❸ ダッシュボード損傷

　自動車運転中に追突した際に, ダッシュボードに膝を強打し, 大腿骨が臼蓋骨から後方に脱臼するものである. このために臼蓋後方に走行している坐骨神経が損傷される（**図 3-5-3**）.

❹ 後足根管症候群

　明確な腫瘤で脛骨神経が内果後方で圧迫されて後足根管症候群を呈することはあまり多くない（**図 3-5-4**）. むしろ足の裏のしびれで電気診断を行い, DM ニューロパチーと診断されることが多い.

❺ 腰神経叢損傷と大腿神経障害

　抗凝固剤の使用に伴って骨盤内出血が起こる, あるいは悪性リンパ腫によって腰神経叢損傷を生じることが少なくない. 腰神経叢損傷では, 大腿神経支配筋（腰筋, 腸骨筋, 大腿四頭筋）, 感覚神経枝と伏在神経, 閉鎖神経筋（股内転筋群）, 外側大腿皮神経の 4 つの成分がむしろ選択的に侵される症例が多い（**図 1-2-2〜図 1-2-5** 参照）. これらの病変は電気診断よりむしろ CT や MRI による画像診断が有用である（**図 3-5-5**, **図 3-5-6**）.
　さらに, 大腿神経損傷の多くは手術に関連した医原性が多い. とくに, 神経線維腫症で大腿神経が侵されることもあり, 外科的摘出術には神経外膜を縦切開し腫瘍核出術を実施し, 神経線維束を温存することが重要である（**図 3-5-7**）. 糖尿病患者のなかで, 有痛性非対称性近位筋の筋力低下を呈する DM 性筋萎縮症（diabetic amyotrophy）は大腿神経病変と考えられているが, 広範な針筋電図検査を行うと, 股内転筋や傍脊柱筋も同時に侵されていることがあり, むしろ上位腰椎神経根症と診断が可能である（**図 3-5-8**）.

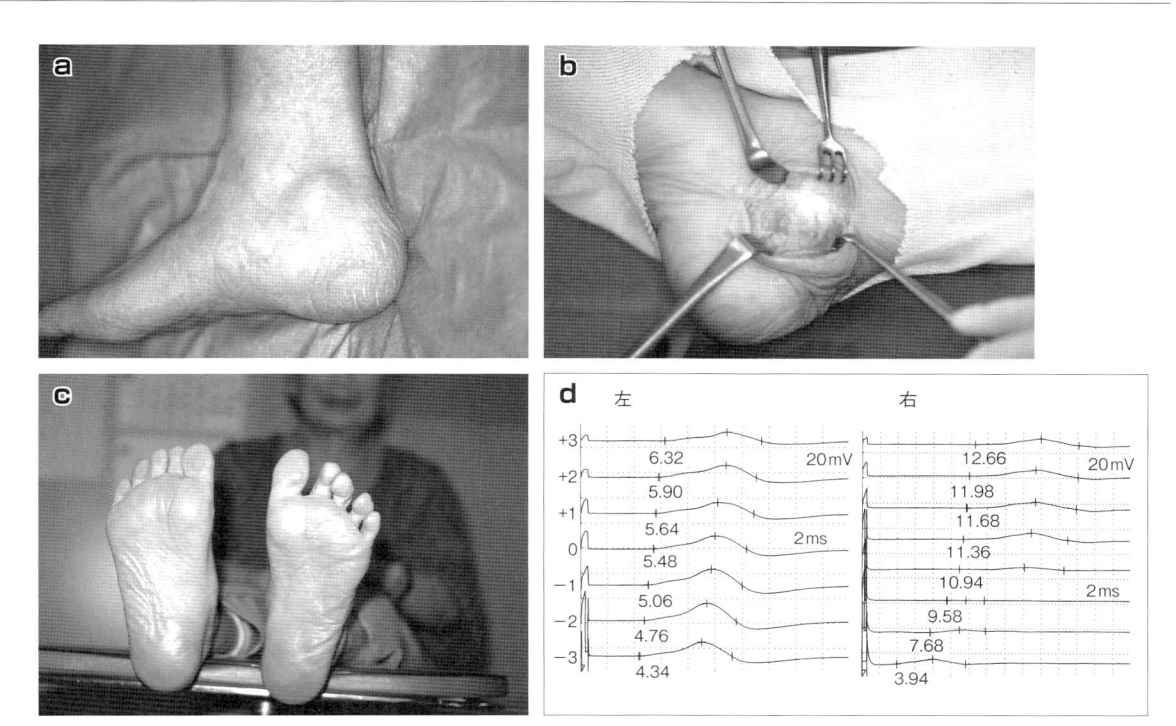

図 3-5-4 右腫瘤による後足根管症候群
 a：術前所見.
 b：術中所見.
 c：右足趾開排障害. 左足趾は開排可能であるが, 右はこれができない. ちょうど手指の手指内在筋の機能と同様であるが, 右足趾は脛骨神経麻痺のために足趾開排ができない.
 d：脛骨神経伝導検査—後足根管インチング法. 内果後方を「0」点として,「-1」から「-3」まで伝導ブロックされている.

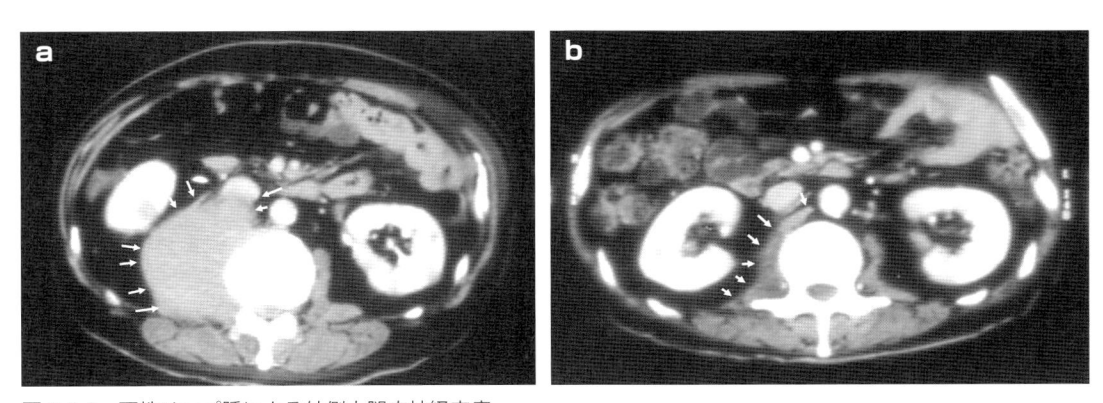

図 3-5-5 悪性リンパ腫による外側大腿皮神経麻痺
 a：化学療法前. 右腰筋部に腫瘍があり, 外側大腿皮神経が圧迫されていた.
 b：化学療法後. 化学療法によって腫瘍は小さくなり, 症状は消失した.

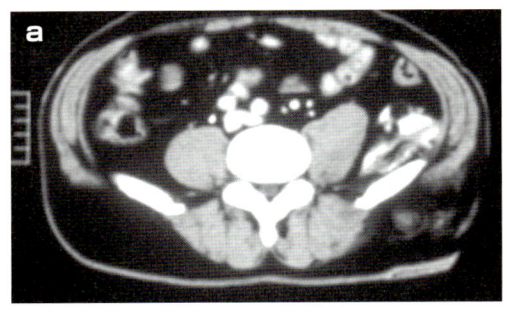

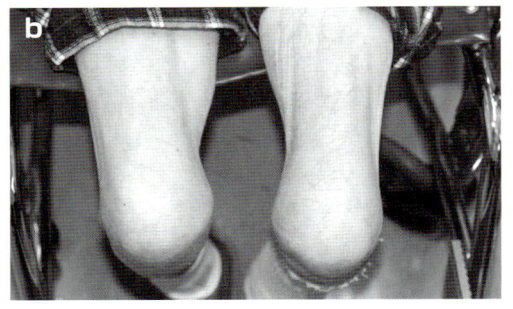

図 3-5-6 骨盤腔内出血
　a：骨盤腔 CT 画像．左骨盤腔出血が腸骨と腰筋との間に起こっている．左大腿神経麻痺を呈している．
　b：左大腿神経支配筋萎縮．

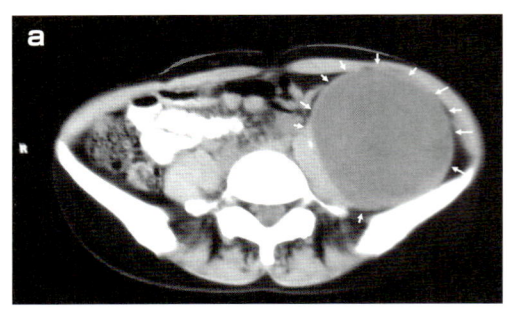

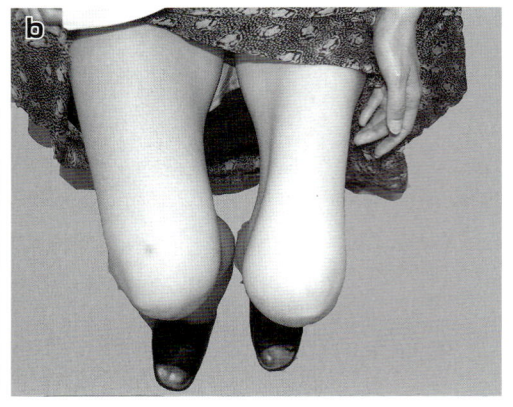

図 3-5-7 医原性大腿神経損傷
　a：神経線維腫症による左大腿神経鞘腫の腹腔内 CT 画像．
　b：術後の大腿神経麻痺．大腿神経運動および感覚障害がある．神経を腫瘍部で切断したために完全麻痺になっている．

表 3-5-3 腰部脊柱管狭窄症の診断基準案

1	殿部から下肢の疼痛やしびれを有する
2	殿部から下肢の疼痛やしびれは立位や歩行の持続によって出現あるいは増悪し，前屈や座位保持で軽快する
3	歩行で増悪する腰痛は単独であれば除外する
4	MRI などの画像で脊柱管の変性狭窄状態が確認され，臨床所見を説明できる

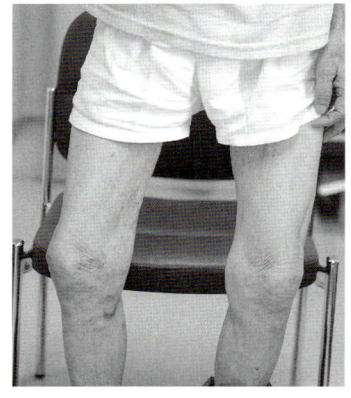

図 3-5-8 糖尿病性大腿筋萎縮症
　右大腿四頭筋の萎縮があり，階段を降りるときに「膝くずれ」の症状がある．

6 腰部脊柱管狭窄症

　定義がむずかしい．日本整形外科学会の 2011 年「腰部脊柱管狭窄症診療ガイドライン」では，「腰椎の椎間板と椎間関節の変性を基礎として神経通路である脊柱管や椎間孔が狭窄することで，特有な症状を呈する症候群である．椎間板ヘルニ

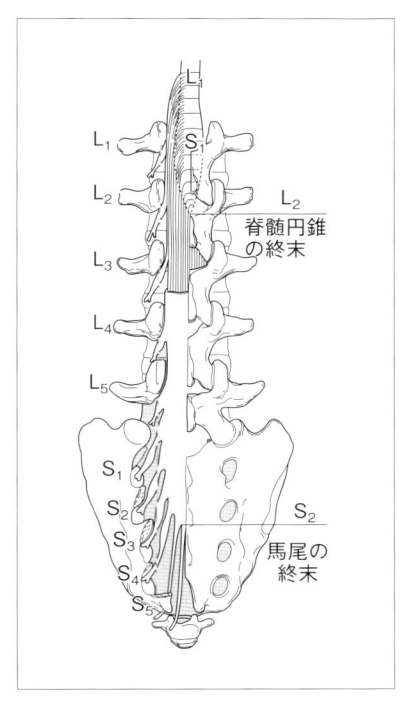

図 3-5-9　脊髄円錐と馬尾

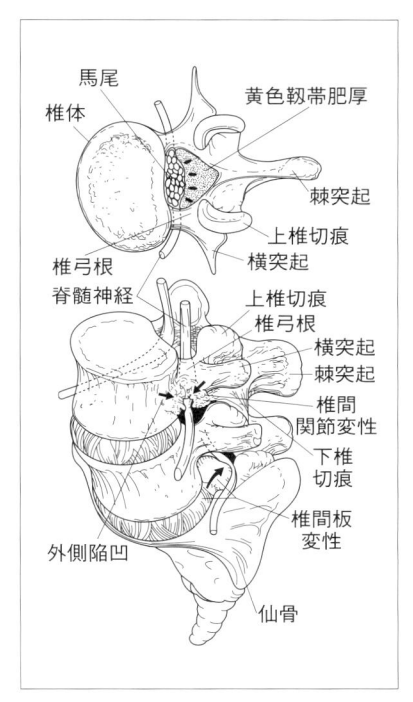

図 3-5-10　腰部脊柱管狭窄症の病態

ア，腰椎すべり症，発育性狭窄症は除外する」とし，診断基準案を提唱している（**表 3-5-3**）．脊髄は L_1〜L_2 椎体レベルで終わり円錐になっていることから，これ以下は神経根の集まった馬尾から構成されている．腰部脊柱管狭窄症は神経根や馬尾が圧迫されて症状が出現する（**図 3-5-9**）．

　Aenoldi らの定義は，「脊柱管，神経根管，椎間孔における部分的，分節的あるいは全体的狭小化であり，骨によるものも軟部組織によるものもあり，骨性の管のみ，硬膜管のみ，あるいは両方が狭小化しているものがある」としている．神経根管とは神経根の分岐部から椎間孔出口までの通過管である（**図 3-1-16** 参照），前面は椎間板および椎体，後面は黄色靱帯，椎弓および関節突起間部で，内側は硬膜嚢，外側は椎弓根で形成されている．椎間板変性，椎間関節変性，黄色靱帯肥厚，さらに外側陥凹（lateral recess）の4つの病態に

よって，神経根圧迫や黄色靱帯による馬尾圧迫が考えられる．外側陥凹とは，脊柱管の側方部分で，前方を椎体後方，外側を椎弓根，後面を上関節突起に囲まれた漏斗状を呈している（**図 3-5-10**）．

　歩行の持続によって殿部から下肢の疼痛やしびれが出現する，という症状は間欠跛行であり，閉塞性動脈硬化症（ASO：arteriosclerosis obliterans）による間欠跛行との鑑別も必要である．前者の神経原性間欠跛行の特徴は，前屈みになると症状軽減がみられる点であり，前傾姿勢になる自転車運転には耐久性がある．これに対して，血管原性間欠跛行では姿勢による症状軽減はなく，むしろ四肢の運動量による血流消費が血行不全によって代償されない状態となる．トレッドミル試験では，傾斜をつけると神経原性では前傾姿勢になって歩行距離の延長がはかれるが，血管原性では距離の延長はない．

メモ 3-5-1

傍脊柱筋の針筋電図

　日本で一般的に使われている同心針電極（concentric needle electrode）と比べて，単極針電極（monopolar needle electrode）は直径が細く，しかも可撓性があるために，長い電極を筋深部に挿入しても疼痛が少ない．とりわけ傍脊柱筋の針筋電図に優れている．

　神経根症による筋力低下パターンは，前枝支配筋の四肢筋や後枝支配筋の傍脊柱筋が侵される．傍脊柱筋サンプリングは基本筋「スクリーニング」として用いる．これに対して，他の四肢筋はより選択的に用いることができる．

　傍脊柱筋が侵されていることは，神経根か前角細胞の病変を示唆している．異常レベルについては，隣接する棘突起との関連で記述されることが多い．傍脊柱筋の支配は，その上6髄節の神経根まで及んでいる．深層傍正中筋の多裂筋の方が，外側浅層筋の所見と比べて隣接棘突起と一致している．

　後枝支配筋である傍脊柱筋の異常所見は，前枝支配筋である四肢筋より早期に出現する．とくに神経根症では陽性鋭波，線維自発電位，複合反復放電が急性期に出現する．

　ルーチン針筋電図では，上肢筋では傍脊柱筋を含めて7筋，下肢筋では5筋の検査が必要である．

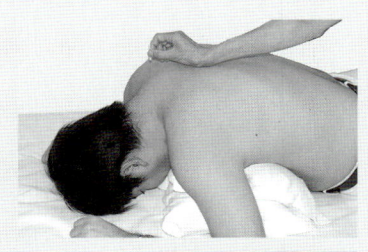

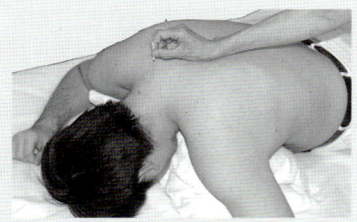

頸部傍脊柱筋の針筋電図．前胸部に高めの枕を入れて頸部傍脊柱筋の緊張をとる．

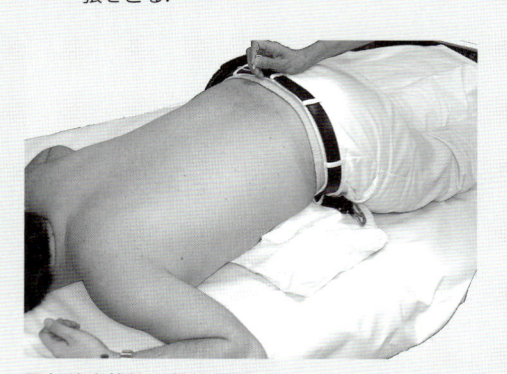

腰部傍脊柱筋の針筋電図．

付録 CD-ROM　筋電図波形の読み方

　筋電図波形の基本的な読み方については「第2部第2章　針筋電図の基礎」を参照いただきたい．ここでは，付録 CD-ROM に収載されている筋電図の読みとりと解釈について説明する．

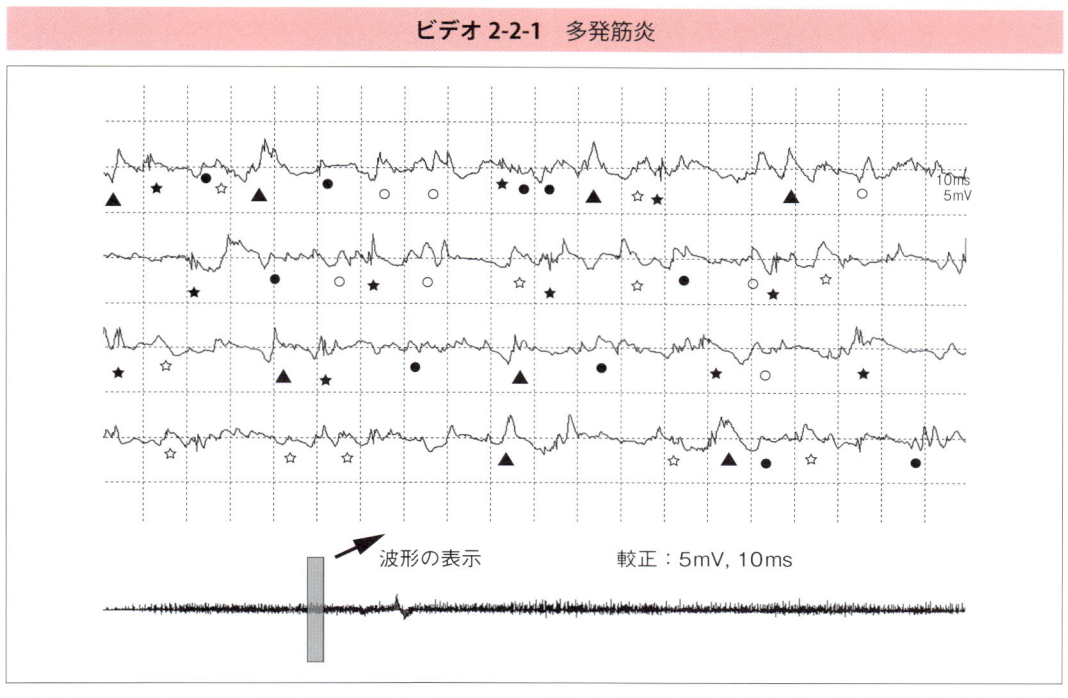

ビデオ 2-2-1　多発筋炎

　大腿四頭筋内側広筋．随意収縮開始1~2秒後に，種々の MUP が動員されている早期動員パターンである．多くは持続時間 5 ms 以内の短持続，低振幅であるが，なかには 2 mV の高振幅 MUP もみられる．随意収縮後半では，疲労のために早期動員パターンはあまりみられない．

ビデオ 2-2-2　下顎枝外傷性損傷–亜急性期（左口輪筋）

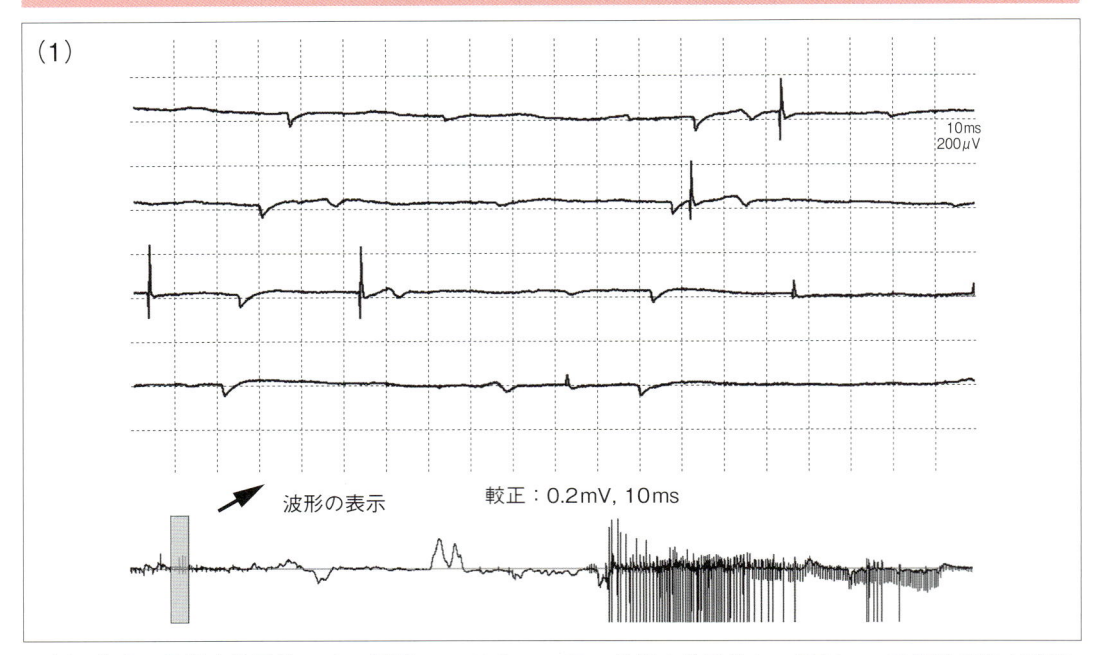

（1）

（1）前半の異常自発電位では，振幅 300 μV と 50 μV の線維自発電位と，振幅 50 μV 陽性鋭波が出現している．

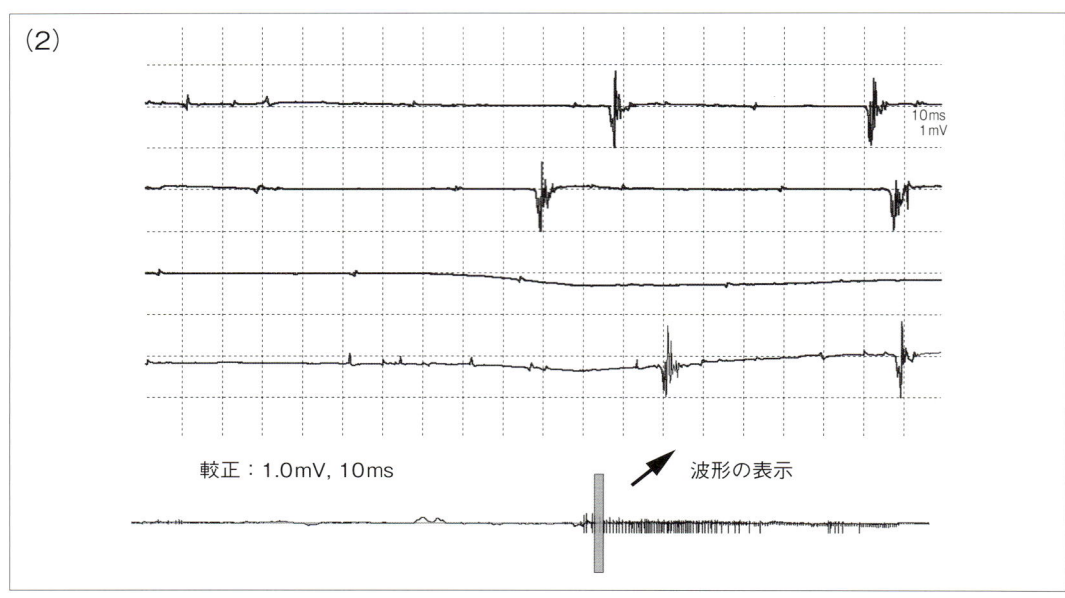

（2）

（2）後半の随意収縮では，低振幅の自発電位とともに，振幅 2 mV，持続時間 15 ms の多相性あるいは鋸歯状 MUP が出現している．これらは回復電位である．

ビデオ 2-2-3　ポリオ後症候群

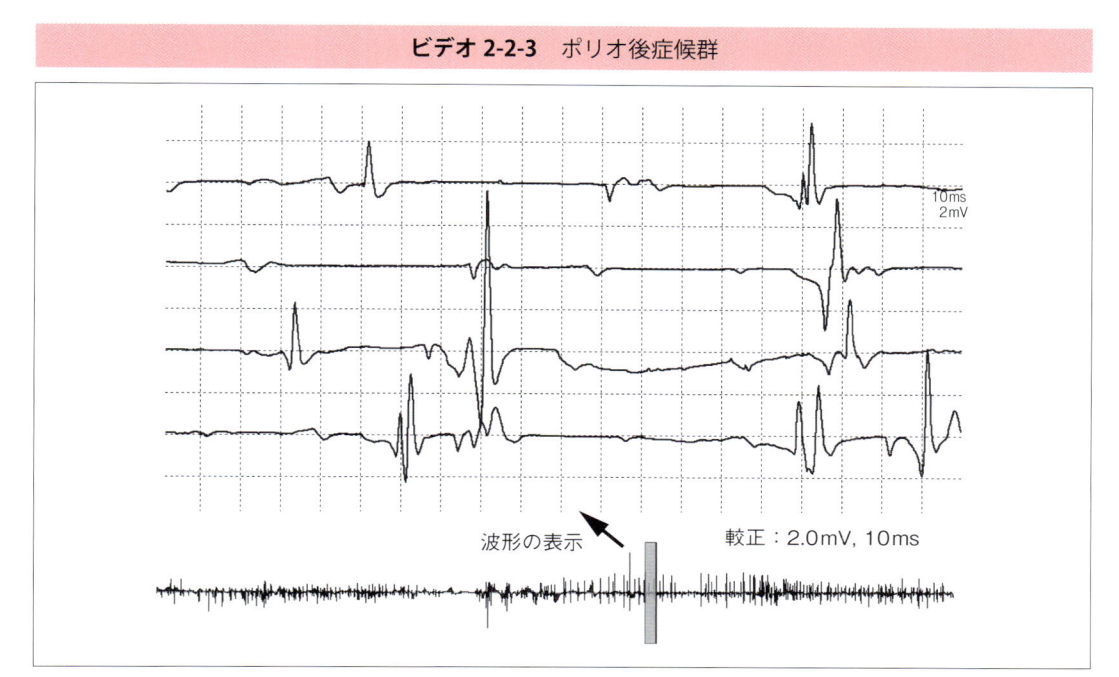

大腿四頭筋内側広筋．随意収縮時，2～5 mV 高振幅，持続時間 20 ms に及ぶ MUP が出現している．動員パターンは減少しており，神経原性，慢性パターンを呈している．

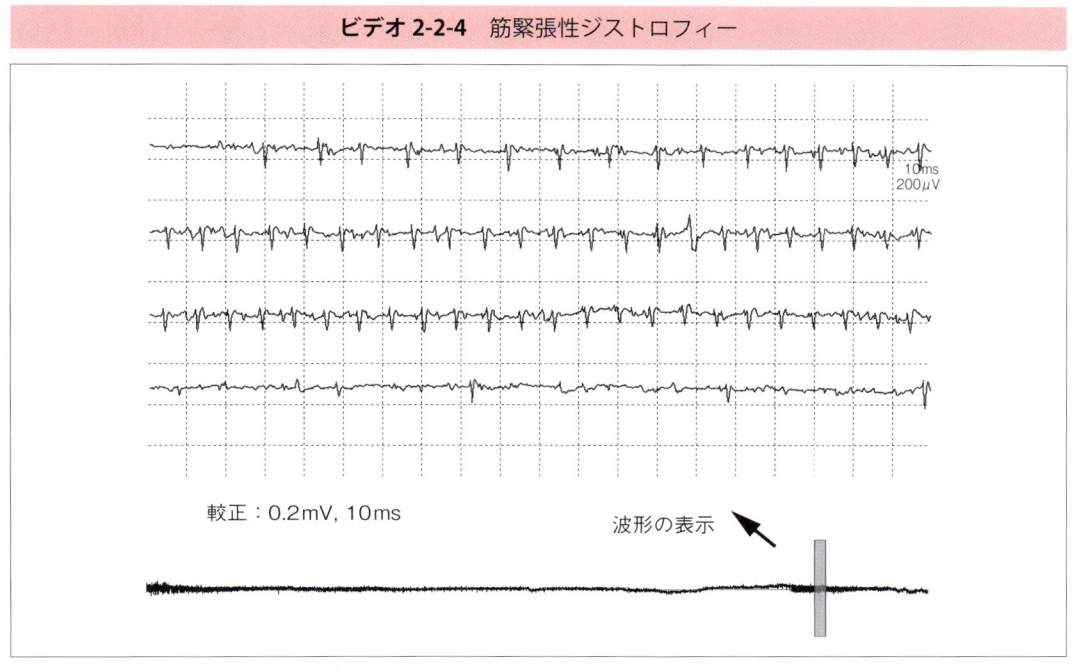

ビデオ 2-2-4　筋緊張性ジストロフィー

左前脛骨筋．最初と最後に振幅 100 μV，持続時間 7 ms の MUP が 10 ms に 1 個，つまり 100 Hz の放電頻度の急降下爆撃音を伴ったミオトニー放電が観察される．

ビデオ 2-2-5 運動ニューロン疾患（左前脛骨筋．下垂足で受診する）

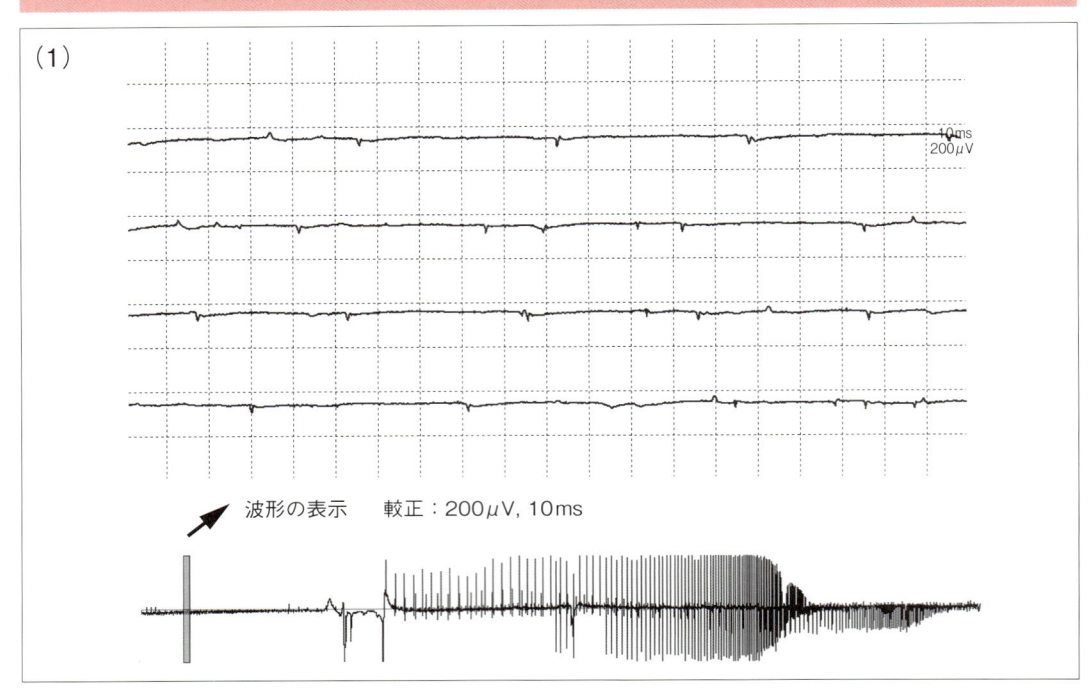

(1)

(1) 前半部に，安静時，振幅 30 μV，持続時間 3～5 ms の線維自発電位と陽性鋭波が検出されている．

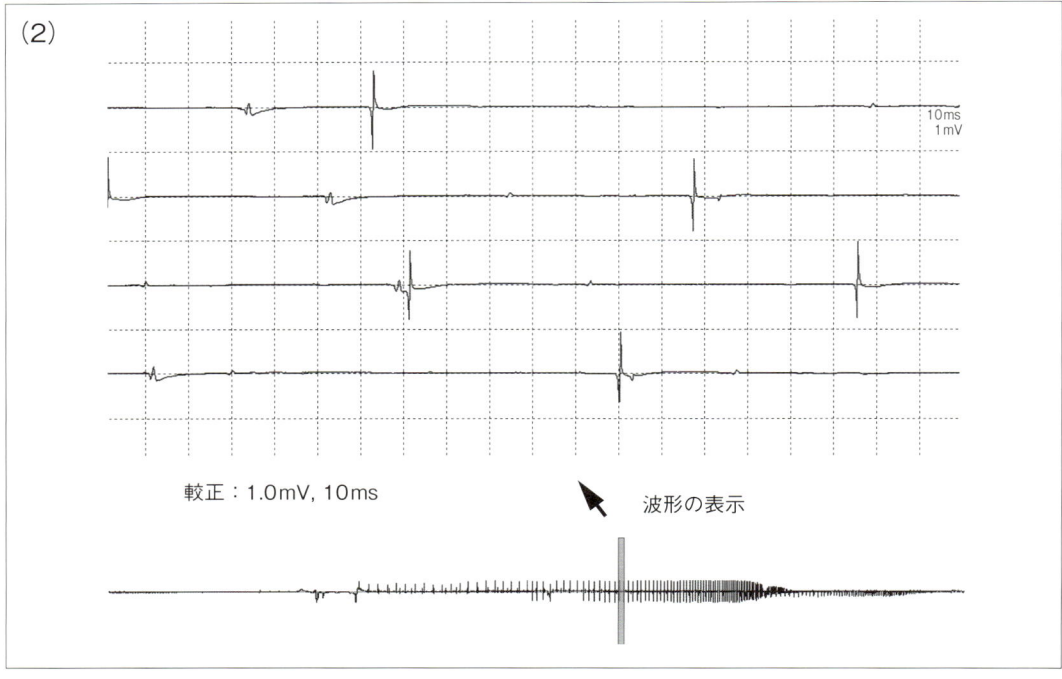

(2)

(2) 後半部に入ると，0.1 mV と 1.5 mV，持続時間が 10 ms の MUP が認められる．前半部の線維自発電位と比べて振幅が大きいことから神経束電位と考えやすいが，これも線維自発電位である．

ビデオ 2-2-5 運動ニューロン疾患（左前脛骨筋．下垂足で受診する）

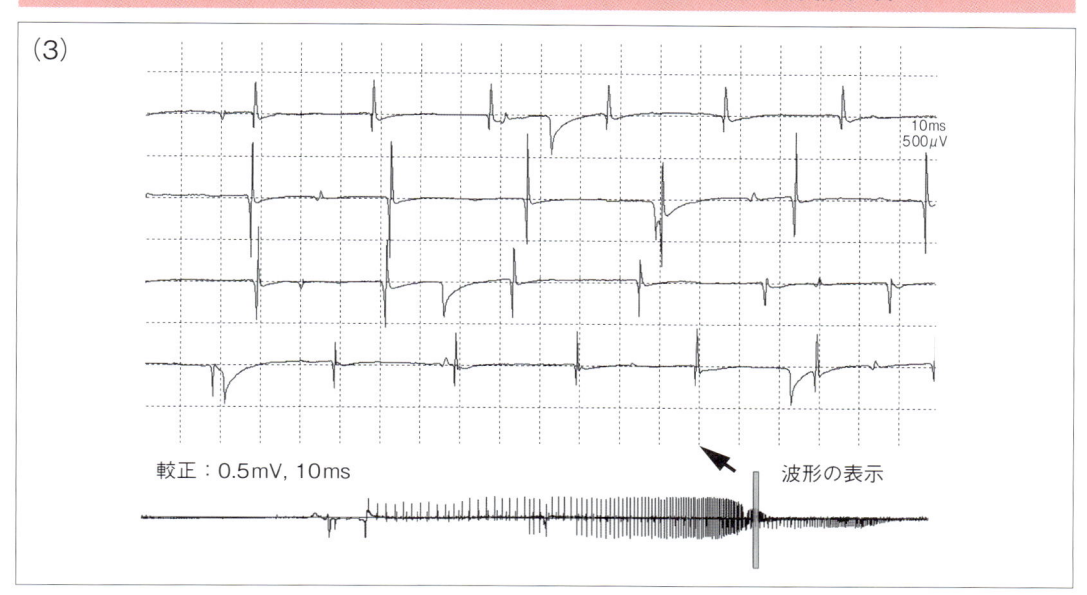

(3)

(3) (2) に引き続き MUP は振幅 0.5〜1.0 mV，持続時間 10 ms で，規則正しい 25〜30 Hz 放電頻度であり，従来，仮性ミオトニー放電と呼ばれていた複合反復放電が観察される．

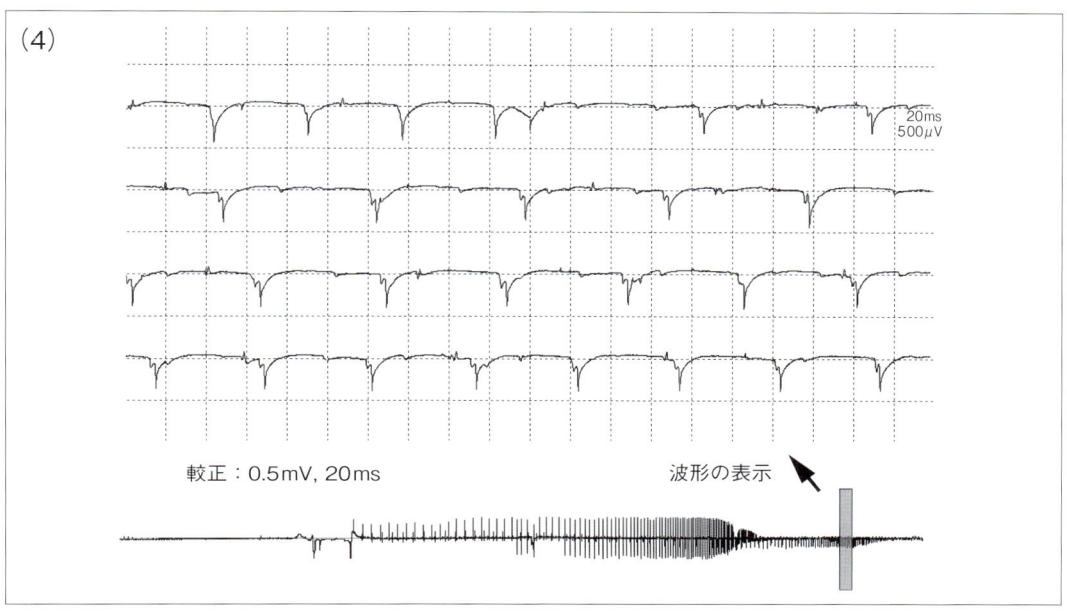

(4)

(4) 最後の部分は，振幅 0.3 mV，持続時間 10 ms の陽性鋭波が規則正しく 30〜40 Hz の放電頻度で観察される．

参考文献

第1部　基礎技術編

第1章　上肢の伝導検査

1) Kimura, J. : Electrodiagnosis in diseases of nerve and muscle : Principles and practice. F. A.Davis, Philadelphia, 1983.
（栢森良二訳：電気診断学：その原理と実際，第1版．西村書店，1989.）
2) Kimura, J. : Electrodiagnosis in diseases of nerve and muscle : Principles and practice. 3rd ed. Oxford University Press, Oxford, 2001.
3) Ma, D.M., Liveson, J.A.（栢森良二訳）：神経伝導検査ハンドブック．西村書店，1992.

第2章　下肢の伝導検査

1) Liveson, J.A.（栢森良二訳）：末梢神経学：ケーススタディ，第3版．西村書店，2010.
2) Ma, D.M., Liveson, J.A.（栢森良二訳）：神経伝導検査ハンドブック．西村書店，1992.
3) Sunderland, S. : Nerves and nerve injuries. 2nd ed, Churchill Livingstone, Edinburgh London, 1978.

第3章　顔面神経の伝導検査

1) 栢森良二：瞬目反射の臨床応用．医歯薬出版，1993.
2) 栢森良二：顔面神経の機能検査：臨床神経生理学的検査マニュアル：末梢神経伝導検査．神経内科，64(suppl 4)：220〜226, 2006.
3) 栢森良二：顔面神経麻痺のリハビリテーション．医歯薬出版，2010.
4) 栢森良二：顔面神経麻痺が起きたらすぐに読む本．AMS出版，2011.

第4章　後期応答

1) Kimura, J. : Electrodiagnosis in diseases of nerve and muscle : Principles and practice. 3rd ed. Oxford University Press, Oxford, 2001.
2) 桑原　聡：ギラン・バレー症候群の病型－脱髄型と軸索型．医学のあゆみ，226(2)：157〜160, 2008.
3) Liveson, J.A.（栢森良二訳）：末梢神経学：ケーススタディ，第3版．西村書店，2010.
4) Ma, D.M., Liveson, J.A.（栢森良二訳）：神経伝導検査ハンドブック．西村書店，1992.
（A波について）
1) Bischoff, C., Stalberg, E., Falck, B., Puksa, L. : Significance of A-waves recorded in routine motor nerve conduction studies. Electroencephalogr. Clin. Neurophysiol., 101：528〜533, 1996.
2) Fullerton, P.M., Gilliatt, R.W. : Axon reflexes in human motor nerve fibres. J. Neurol. Neurosurg. Psychiatry, 28：1〜11, 1965.
3) Magistris, M.R., Roth, G. : Motor axon reflex and indirect double discharge : Ephaptic transmission? A reappraisal. Electroencephalogr. Clin. Neurophysiol., 85：124〜130, 1992.

第5章　神経筋接合部の伝導検査

1) Liveson, J.A.（栢森良二訳）：末梢神経学：ケーススタディ，第3版．西村書店，2010.
2) 畑中裕己：重症筋無力症，筋無力症症候群の波形は帝京大学神経内科畑中裕己先生から借用した．

第6章　その他の伝導検査

1) Kayamori, R. : A case of bilateral phrenic paralysis : Electrophysiological evaluation. 脳波と筋電図，15：242～246，1987.
2) Kayamori, R., Orii, K. : Schmidt syndrome due to idiopathic accessory nerve paralysis Electromyogr. Clin. Neurophysiol., 31：199～201，1991.
3) 栢森良二，三上真弘：Vernet症候群を合併したRamsay Hunt症候群の顔面神経麻痺の電気生理学的所見．末梢神経，16(1)：41～48，2005.
4) MacLean, I.C., Mattioni, T.A. : Phrenic nerve conduction studies : A new technique and its application in quadriplegic patients. Arch. Phys. Med. Rehabil., 62：70～73，1981.

第2部　誘発電位の波形分析の基礎
第1章　神経伝導の基礎

1) 栢森良二，三上真弘：透析患者のQOL向上のために：症例にみるリハビリテーション―末梢神経障害．臨床リハ，15(3)：226～231，2006.
2) 栢森良二：絞扼症候群―電気診断と病態　1．神経伝導検査の基礎―神経変性と波形分析．臨床脳波，50(11)：685～695，2008.
3) Kimura, J., et al. : Stationary peaks from a moving source in far-field recording. Electroencephalogr. Clin. Neurophysiol., 58：351～361，1984.
4) Kimura, J., et al. : Relation between size of compound sensory or muscle action potentials and lengthe of nerve segment. Neurology, 36：647～652，1986.
5) 桑原聡，三澤園子：末梢神経伝導検査の臨床応用．脱髄性ニューロパチー，Guillain-Barré症候群・慢性炎症性脱髄性多発ニューロパチー．神経内科［Suppl 4］：240～247，2006.
6) 慶應義塾大学医学部リハビリテーション医学教室：第14回臨床筋電図・電気診断学講習会テキスト，2011.
7) 山田徹，栢森良二：体性感覚誘発電位―その臨床応用．西村書店，1986.

第2章　針筋電図の基礎

1) 栢森良二：顔面神経麻痺のリハビリテーション．医歯薬出版，2010.
2) Kimura, J. : Electrodiagnosis in diseases of nerve and muscle : Principles and practice. F.A. Davis, Philadelphia, 1983.（栢森良二訳：電気診断学：その原理と実際．西村書店，1989.）
3) Liveson, J.A.（栢森良二訳）：末梢神経学：ケーススタディ，第3版．西村書店，2010.
4) 廣瀬和彦：筋電図判読テキスト．文光堂，1992.

第3章　神経変性と再生

1) 栢森良二：顔面神経麻痺のリハビリテーション．医歯薬出版，2010.
2) 栢森良二：表情筋に筋紡錘がないということは本当ですか？　Clinical Neuroscience, 29(5)：605，2011.
3) 栢森良二：顔面神経麻痺が起こったらすぐに読む本．AMS出版，2011.

第3部　臨床から学ぶ
第1章　正中神経障害

1) 栢森良二：Martin-Gruber吻合の電気診断学．日整会誌，61(12)：1367～1372，1987.
2) 栢森良二，三上真弘：特異的な神経痛性筋萎縮症の一例．臨床脳波，34(1)：62～64，1992.

3) 栢森良二：サリドマイド物語．医歯薬出版，1997．
4) 栢森良二，三上真弘，阿方　裕：急性手根管症候群と外科的適応．臨床脳波，44：675～677，2002．
5) 栢森良二，三上真弘，丸山俊行：妊娠による手根管症候群の電気生理学的特徴．末梢神経，19(1)：95～102，2008．
6) 栢森良二：絞扼症候群―電気診断と病態 2．手根管症候群の神経伝導検査．臨床脳波，50(12)：749～757，2008．
7) 栢森良二，三上真弘：サリドマイド先天性顔面神経麻痺のMRI画像と電気生理学所見．Facial N. Res. Jpn., 28：197～199，2008．
8) 栢森良二：神経痛性筋萎縮症―Parsonage-Turner症候群．神経内科，70(6)：545～553，2009．
9) 佐藤達夫，坂本裕和，平馬貞明：前腕における正中神経―Martin-Gruber吻合との関連．臨床リハ，4(4)：304～307，1995．
10) 佐藤達夫，平馬貞明：手クビにおける正中神経―手根管症候群との関連．臨床リハ，4(5)：400～403，1995．
11) Stewart, J.D.：Focal peripheral neuropathies. 4th ed. JBJ Publishing, West Vancouver, 2010.

第2章　尺骨神経障害

1) 栢森良二，中屋愛作，藤野圭司，山本康行，石坂真樹，草野　望，成沢弘子，田中隆明，勝見　裕：肘部尺骨神経麻痺の電気診断学．整形外科，41(5)：617～624，1990．
2) 栢森良二：肘部尺骨神経麻痺．栢森良二ほか編：末梢神経麻痺の評価：電気診断学とリハビリテーション．153～173，医歯薬出版，1992．
3) 栢森良二，三上真弘：上肢の絞扼性神経障害の電気診断学．臨床神経生理学，31(1)：55～64，2003．
4) 栢森良二：絞扼症候群―電気診断と病態　3．肘部尺骨神経障害．臨床脳波，51(1)：61～67，2009．
5) Liveson, J.A.（栢森良二訳）：末梢神経学：ケーススタディ，第3版．西村書店，2010．
6) 佐藤達夫，平馬貞明：尺骨神経の走路と位置関係―肘部管症候群，Guyon管症候群との関連．臨床リハ，4(3)：206～209，1995．
7) Stewart, J.D.：Focal peripheral neuropathies. 4th ed. JBJ Publishing, West Vancouver, 2010.

第3章　橈骨神経障害

1) Liveson, J.A.（栢森良二訳）：末梢神経学：ケーススタディ，第3版．西村書店，2010．

第4章　腕神経叢障害

1) 栢森良二，九里達夫，三上真弘：リュックサック麻痺．整形外科，41(12)：1944～1947，1990．
2) 栢森良二：末梢神経障害．三上真弘，出江紳一編集：リハビリテーション医学テキスト，第3版，207～222，南江堂，2010．
3) Liveson, J.A.（栢森良二訳）：末梢神経学：ケーススタディ，第3版．西村書店，2010．

第5章　下肢の神経障害

1) Liveson, J.A.（栢森良二訳）：末梢神経学：ケーススタディ，第3版．西村書店，2010．
2) 日本整形外科学会診療ガイドライン委員会，腰部脊柱管狭窄症診療ガイドライン策定委員会：腰部脊柱管狭窄症診療ガイドライン2011．南江堂，2011．

索 引

あ
アセチルコリン ……………………………… 48

い
イオンチャネル ……………………………… 57
インチング法 ………………………………… 19
異所性放電 …………………………………… 46

う
運動ニューロン ……………………………… 74
運動神経 ……………………………………… 74
運動線維伝導検査 …………………………… 12
運動単位 ……………………………………… 74

え
エレクトロニューログラム ………………… 40
腋窩刺激 ……………………………………… 14
円回内筋 ……………………………………… 17
円回内筋症候群 …………………………… 103
遠位部伝導速度 ……………………………… 13
遠隔電場電位 ………………………………… 61

お
オーバーシュート …………………………… 58
横隔神経 ……………………………………… 51
大きさ原理 …………………………………… 76

か
かぎ爪手 …………………………………… 108
下垂手 ……………………………………… 120
下垂足 ……………………………………… 130
過分極 ………………………………………… 58
嗅ぎタバコ入れ ……………………………… 23
外側前腕皮神経 ……………………………… 25
外側足底神経 ………………………………… 34
外側大腿皮神経 ………………………… 28, 30
外閉鎖筋 ……………………………………… 29
活性電極 ……………………………………… 10
活動電位 ………………………………… 57, 59
完全動員パターン …………………………… 77
感覚神経活動電位 …………………………… 10
感覚線維伝導検査 …………………………… 10
顔面神経 ………………………………… 40, 80

き
ギヨン管 ……………………………………… 21
ギヨン管症候群 …………………………… 118
ギラン・バレー症候群 ………………… 69, 70
基準電極 ……………………………………… 10
急降下爆撃音 ………………………………… 78
胸郭出口症候群 …………………………… 128
近傍電場電位 ………………………………… 61
筋萎縮性側索硬化症 ……………………… 130

け
脛骨神経 ……………………………………… 32

こ
後期応答 ……………………………………… 43
後骨間神経症候群 ………………………… 120
後足根管症候群 ………………………… 33, 132
絞扼性神経障害 ……………………………… 69
骨格筋 ………………………………………… 80

さ
サリドマイド胎芽病 ………………………… 96
坐骨神経 ……………………………………… 31
再分極 ………………………………………… 58
細胞膜イオンチャネル ……………………… 56
最大上刺激 …………………………………… 11
猿線 …………………………………………… 95

し
シナプス ……………………………………… 48
シナプス後疾患 ……………………………… 48
シナプス前疾患 ……………………………… 50
シャルコー・マリー・ツース病 …………… 68
軸索断裂 ………………………………… 84, 85
軸索変性 ……………………………… 40, 68, 84
膝神経節 ……………………………………… 86
手根管症候群 ………………………………… 66
尺側手根管屈筋 ……………………………… 18

145

尺骨神経	18
手根管症候群	92
手掌刺激	14
手内在筋	21
重症筋無力症	48, 63
瞬目反射	42
神経筋接合部	48, 74
神経再生	85
神経再生突起	86
神経終末	74
神経断裂	84, 85
神経変性	83
深腓骨神経	36

す

水痘・帯状疱疹ウイルス	83

せ

正中神経	10
正中神経障害	92
生理的持続時間依存性位相相殺現象	67
静止膜電位	56
脊髄前角細胞	74
接触伝導	46
節後損傷	126
節前損傷	126
浅橈骨神経	22
浅腓骨神経	37
線維自発電位	78
前骨間神経症候群	105
前足根管症候群	36

そ

相	78
総腓骨神経	35
側副再支配	46

た

ターン	78
ダッシュボード損傷	132
多発ニューロパチー	47
体性感覚誘発電位	62
大腿四頭筋	28
大腿神経	28, 29
大内転筋	29

第2虫様筋-骨間筋潜時差法	14, 94
脱髄	40, 62, 66, 67
脱髄性神経障害	69
脱分極	58
単一動員パターン	76
単極針電極	75
単純ヘルペスウイルス	83

ち

恥骨筋	28
肘部尺骨神経障害	108
長・短内転筋	28
腸腰筋	28
跳躍伝導	59

て

手錠麻痺	122
伝導ブロック	68
伝導速度	12
電位作動性チャネル	57
電気的瞬目反射	41

と

土曜日の夜の麻痺	119
豆鉤裂孔	21
橈骨神経運動枝	25
橈骨神経溝	24
橈骨神経障害	119
同心針電極	75

な

内側前腕皮神経	26
内側足底神経	34

は

薄筋	28
針筋電図	75

ひ

びっくり反射	80, 83
引き抜き損傷	126
腓腹神経	38
表情筋	40, 80

索 引

ふ
フロッセのアーケード ... 25
フロマン徴候 ... 108
不応期 ... 58
伏在神経 ... 29
副神経 ... 51
副深腓骨神経 ... 37
複合筋活動電位 ... 10
複合反復放電 ... 78
分娩麻痺 ... 127

へ
ヘルペス顔面神経炎 ... 83
ベル麻痺 ... 83
閉鎖神経 ... 28

ほ
ホルネル徴候 ... 110
縫工筋 ... 28

ま
松葉杖麻痺 ... 120
慢性炎症性脱髄性多発神経炎 ... 72

み
ミオトニー放電 ... 78

む
無症候性 DM ニューロパチーの診断 ... 69
無症候性 DM 多発ニューロパチー ... 47
無髄神経 ... 62

め
迷入再生 ... 84
免疫性ニューロパチー ... 47

も
モートン病 ... 33

や
柳原 40 点法 ... 87

ゆ
有髄神経 ... 62
有髄線維 ... 59

よ
容積導体 ... 59
容積導体電位 ... 59
陽性鋭波 ... 78
腰神経叢 ... 28
腰仙骨神経叢 ... 28, 31
腰部脊柱管狭窄症 ... 134

ら
ラムゼイ・ハント症候群 ... 83
ランヴィエ絞輪 ... 59

り
リガンド作動チャネル ... 57
リュックサック麻痺 ... 127

わ
腕神経叢炎 ... 105
腕神経叢障害 ... 126

欧 文

A
ALS ... 130
A 波 ... 45

C
CMAP ... 10
compound muscle action potential ... 10
CTS ... 92

E
ENoG ... 40
Erb 点刺激 ... 14

F
F 波 ... 16, 43, 44

H
Henneman の大きさ原理 ... 76
House-Brackmann グレード分類 ... 89
H 波 ... 43
H 反射 ... 43

L
Lambert-Eaton 筋無力症候群 ……………… 50

M
Martin-Gruber 吻合 ………………………… 99
motor unit …………………………………… 74
MU …………………………………………… 74

MUP ………………………………………… 76
M 波 ………………………………………… 10

S
sensory nerve action potential …………… 10
SNAP ……………………………………… 10
Sunnybrook 法 …………………………… 88

【著者略歴】

栢森 良二
(かや もり りょう じ)

1974 年	新潟大学医学部卒業
1974 年	米国横須賀海軍病院にてインターン修了
1975 年	新潟大学医学部整形外科教室で研修医
1976 年	東京都老人医療センター（養育院附属病院）リハビリテーション科レジデント
1979 年	テキサス大学サンアントニオ校リハビリテーション科で臨床フェロー修了
1980 年	アイオワ大学神経内科で臨床フェロー修了
1981 年	新潟県立六日町病院リハビリテーション科医長
1989 年	帝京大学医学部リハビリテーション科講師
1995 年	帝京大学医学部リハビリテーション科助教授
2008 年	帝京大学医学部リハビリテーション科教授
2014 年	帝京平成大学健康メディカル学部教授 帝京大学医学部客員教授

神経伝導検査テキスト
筋電図 CD-ROM 付　　　　ISBN978-4-263-22599-8

2012 年 8 月 10 日　第 1 版第 1 刷発行
2016 年 5 月 20 日　第 1 版第 3 刷発行

著　者　栢　森　良　二
発行者　大　畑　秀　穂
発行所　医歯薬出版株式会社

〒113-8612　東京都文京区本駒込 1－7－10
TEL.（03）5395-7620（編集）・7616（販売）
FAX.（03）5395-7603（編集）・8563（販売）
http://www.ishiyaku.co.jp/
郵便振替番号 00190-5-13816

乱丁，落丁の際はお取り替えいたします　　　印刷・あづま堂印刷／製本・愛千製本所

Ⓒ Ishiyaku Publishers, Inc., 2012. Printed in Japan

本書の複製権・翻訳権・翻案権・上映権・譲渡権・貸与権・公衆送信権（送信可能化権を含む）・口述権は，医歯薬出版（株）が保有します．
本書を無断で複製する行為（コピー，スキャン，デジタルデータ化など）は，「私的使用のための複製」などの著作権法上の限られた例外を除き禁じられています．また私的使用に該当する場合であっても，請負業者等の第三者に依頼し上記の行為を行うことは違法となります．

JCOPY ＜(社)出版者著作権管理機構 委託出版物＞
本書をコピーやスキャン等により複製される場合は，そのつど事前に（社）出版者著作権管理機構（電話 03-3513-6969，FAX 03-3513-6979，e-mail：info@jcopy.or.jp）の許諾を得てください．

付録 CD-ROM の使い方

■本 CD-ROM について
・本 CD-ROM には筋電図データファイル（拡張子 .pwv）5 点と専用再生プレイヤーである EMG Player を収載しています．EMG Player を使用することで，感度やフィルターの設定などを自由に変更し，繰り返し筋電図波形を学習することができます．
・筋電図データファイル名は，書籍本文に対応しています．

■本 CD-ROM の使い方
＜筋電図データファイルの読み込み・再生＞
・CD-ROM 内の "EmgPlayerLE2.exe" のアイコン をダブルクリックしてプレイヤーを起動します．
・EMG Player の画面上部にある File > Open Wave を選択，あるいはデータファイル読み込みボタン をクリックします．
・［ファイルを開く］ウィンドウが表示されるので，表示・再生したい筋電図データファイル（拡張子 .pwv）を選択します．

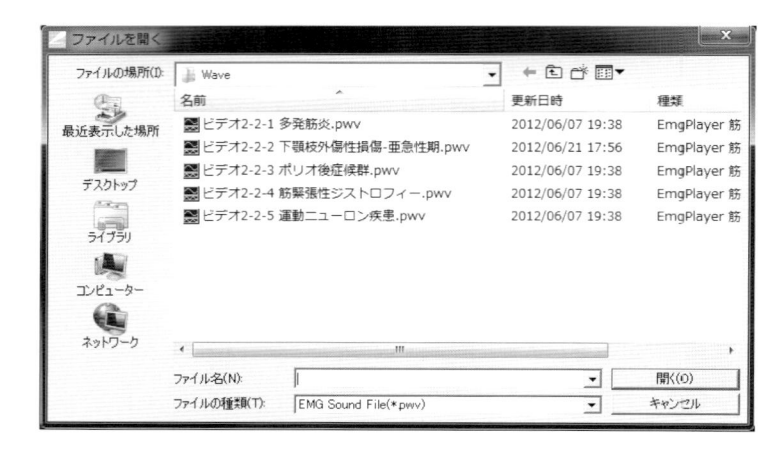

・Cascade（Raster）モード，カスケード本数，波形の表示感度，画面のタイムスケール等を必要に応じて設定します．（詳細は後述の＜EMG Player の機能の説明＞を参照）
・プレイヤー画面上部にある再生ボタン PLAY ▶ をクリックすると，筋電図およびその音声が再生されます．

＜EMG Player の機能の説明＞

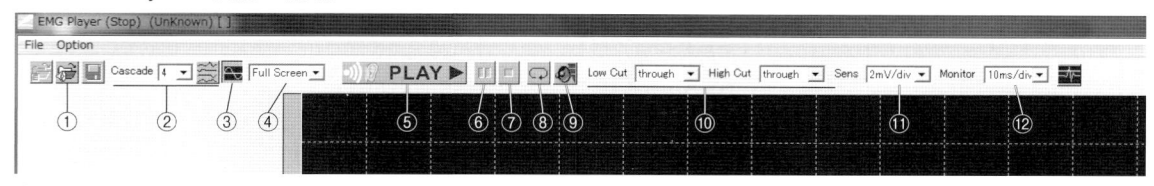

① データファイル読み込み
② Cascade（Raster）モードへの切り替え．カスケード本数はプルダウンメニューで変更可
③ 画面下部の WAVE 音声波形の表示・非表示
④ プレイヤー画面を折りたたむ（ツールバー化）
⑤ 再生
⑥ 再生の一時停止
⑦ 再生停止
⑧ 繰り返し再生
⑨ 音量の調整
⑩ ロー・ハイカットフィルターの周波数設定
⑪ 波形の表示感度の設定
⑫ 画面のタイムスケールの設定
※上記以外のボタンやメニューは本書では使用しません．

■動作環境（必要システム構成）
・OS：日本語版 Windows 10/8.1/7/Vista　※ Mac OS では動作しません．
・ディスプレイ：1280 × 800 ドット以上
・CD-ROM が読み込めるドライブ
・音声出力ができる機器（スピーカーあるいはヘッドフォンなど）

■使用上のご注意
・本 CD-ROM は，本書の購入者が個人の学習のために使用する場合を除き，無断で複製・公に上映・公衆送信（送信可能化を含む）・翻訳・翻案することは法律により禁止されています．
・本 CD-ROM は，図書館およびそれに準ずる施設において，館外へ貸し出しすることを禁止します．
・本 CD-ROM を運用した結果，お客様に直接・間接の損害が生じた際には，いかなる原因においても，医歯薬出版および日本光電工業㈱と著者は一切の責任を負いません．
・Microsoft および Windows は Microsoft Corporation の米国及びその他の国における登録商標です．
・EMG Player は日本光電工業㈱が著作権を有しています．EMG Player は日本光電工業㈱の登録商標です．
・本 CD-ROM を利用することにより，上記の使用上の注意事項に同意したものとみなします．

■お問い合わせ先
・弊社ホームページ http://www.ishiyaku.co.jp/ebooks/ からお問い合わせください．ホームページにアクセスできない場合は，FAX（03-5395-7606）にてお受けいたします．